1

SISTEMA DE OFTALMOLOGÍA

ENFERMEDADES DEL SISTEMA LAGRIMAL

María de los Reyes García Portilla

Luís García Expósito

Contenido

Parte Primera

ENFERMEDADES DE LA GLÁNDULA LAGRIMAL

Parte Segunda

ENFERMEDADES DE LA VÍA LAGRIMAL

a) Insuficiencia de los puntos.

b) Insuficiencia del saco lagrimal.

c) Insuficiencia valvular (pneumatocele).

III.- *Inflamaciones de la vía lagrimal* (70).

a) Canaliculitis.

b) Dacriocistitis.

IV.- *Quistes y divertículos* (111).

V.- *Dacrioestenosis* (114).

VI.- *Cuerpos extraños* (118).

Parte segunda

Tumores y pseudo-tumores de la glándula lagrimal (120)

- Características clínicas generales (120)

a.- Pseudo-tumores (122).

b.- Tumores: - epiteliales (124).

- Linfo-reticulares: Linfomas, leucemias, enfermedad de Hodgkin, linfosarcoma, linfoma folicular gigante, plasmocito

- Otros tumores: angioma, melanoma, ganglioneuroma.

- Tumores secundarios.

- Carcinoma metastásico.

Tumores y pseudotumores de la vía lagrimal

a.- Tumores y pseudo-tumores de los canalículos (147):

Granuloma inespecífico

Tumores: Papiloma, nevus, tumores malignos, tumores secundarios.

b.- Tumores y pseudo-tumores del saco lagrimal.

Granuloma inespecífico: Pseudo-tumores.

Tumores epiteliales: - Transicionales; - Adenoma; -Adenoma pleomórfico; Oncocitoma.

Tumores linfo-reticulares: Linfoma, linfosarcoma, linfoma de células gigantes, sarcoma de células reticulares, enfermedad de Hodgkin.

Tumores pigmentados (161).

Tumores raros: Fibroma, hemangioma, glomus, sarcoma de Kaposi; linfangio-endotelioma, neurofibroma, schwanoma, sarcomas.

Tumores secundarios.

Tumores metastásicos.

GLÁNDULA LAGRIMAL

Ya hemos considerado bastante información sobre el aparato lagrimal –su evolución y características en diferentes especies de animales, su anatomía, embriología, anomalías congénitas, etc. En estos apuntes me limitaré a comentar su patología, dejando su patología tumoral, traumatismos y afectaciones neurológicas para otros apuntes.

Alteraciones de la secreción

Recordemos que la secreción lagrimal es de dos tipos, básica y refleja; la primera, derivada principalmente de las glándulas tarsales y conjuntivales; de las glándulas accesorias de Krause y Wolfring, y de las glándulas de Zeis y Moll, debe mantener la hidratación normal de la superficie externa del ojo y producir los componentes de la película pre-corneal; la secreción refleja, derivada de las glándulas lagrimales principal y accesorias (palpebral); se excita principalmente a través de su inervación parasimpática por diversos factores. La secreción basal se presenta en todos los vertebrados terrestres (y las ballenas), se produce durante el sueño, es la única secreción lagrimal en el infante durante las primeras semanas de vida, y después permanece relativamente constante hasta casi los 60 años de edad cuando comienza gradualmente a disminuir; el tipo de secreción refleja se produce por estímulos sensoriales, retinianos (lumínicos) y psicógenos (centrales).

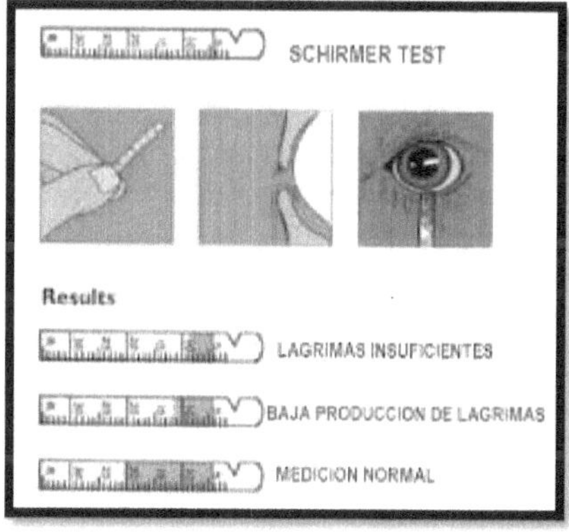

Un método clínico útil de investigación de la secreción lagrimal total es el test de papel de filtro de Schirmer (1903). Una tira de papel de filtro (0´5 cm por 3´5 cm; actualmente ya vienen preparados) se pliega 5 mm desde uno de sus extremos para que esta pequeña plegadura se pueda insertar en el fornix inferior y que el pliegue sobrelape el margen ciliar; cuando el paciente se encuentra en penumbra debería mojar al menos 1'5 cms de tira desde el pliegue en el margen ciliar en 5 minutos. Esta prueba tiene la desventaja de que puede producirse una hipersecreción debido a la irritación conjuntival causada por la tira de papel (un factor muy variable) pero, como no pretende ser una medición precisa, proporciona una indicación de una hipersecreción excesiva o de una hiposecreción[1].

---

[1] De Roth, 1941; Gifford SR et al. 1943; Eisner G, 1960; Wright JC y Meger GE, 1962; Jones LT, 1966; Jones LT y Linn ML, 1969; otros.

Si se encuentra una hiposecreción, el test de la secreción basal de Jones (1966) puede analizar su naturaleza. Se repite el test de Schirmer en penumbras o en una habitación oscura después de anestesiar la conjuntiva con un anestésico tópico aplicado con una torunda en la zona donde se va a insertar la tirita de papel. De esta manera se elimina la irritación producida por la luz y el papel; debería producir unos 10 mm de humedad en el papel de filtro. Si la secreción basal es deficiente, la ausencia de sus constituyentes resulta en una cantidad considerable de irritación; si se produce una lagrimación excesiva en estas circunstancias, se debe a un aumento en el reflejo de lagrimeo (pseudo-epífora, Jones LT, 1966).

Si la secreción basal es normal y la refleja aparentemente defectuosa, se debería realizar el test de Schirmer nº2 (1903) donde este elemento del lagrimeo se estimula anormalmente a través de la mucosa nasal oliendo amoníaco, cebolla o estimulándola con una torundita de algodón colocada en la terminación anterior del cornete medio. Si el papel de filtro se moja dentro de 2 minutos hay un "bloqueo por fatiga" para estímulos conjuntivales pero no desde los nervios sensoriales nasales; si no moja hay un fallo completo del mecanismo secretor.

En la práctica clínica, el uso del test de Schirmer se ve obstaculizado por la escasa repetibilidad, que se ha atribuido principalmente a una presunta variabilidad natural en la tasa de producción de lágrimas (Nichols KK et al, 2004). Sin embargo, esta suposición puede reflejar una comprensión incompleta de lo que la prueba evalúa actualmente. Estudios recientes destacan dos problemas que contribuyen al rendimiento del test. El primer problema aborda si el test de Schirmer tradicional mide solo la producción de lágrima basal o si también mide algún grado de lágrima refleja residual y / o la captación del menisco lagrimal. Hay dos fases informadas durante la realización del test: una rápida humectación después de la inserción inicial, seguida de un aumento más lento, típicamente lineal, con el tiempo (Li S et al, 2018). En la tradicional prueba de la tira de Schirmer sin anestesia, esta observación se atribuye a la rápida humectación inicial por lagrimeo reflejo tras la inserción de la tira, seguida de una humectación más lenta debido a la producción basal lacrimógena y la disminución del lagrimeo reflejo (Holly FJ et al, 1982-1994; Beebe WE et al, 1988).

Li et al (2018), sin embargo, observaron una variabilidad significativa en la fase de humectación inicial a pesar de que los ojos habían sido anestesiados con dos gotas de proparacaína, un anestésico que debería anular la mayoría o todos los lagrimeo reflejo (Li N et al, 2012). En base a esta observación, los autores argumentaron que, además de la producción de lágrimas reflejas, la fase de humectación inicial está influenciada por el depósito de lágrimas preexistente detrás del párpado inferior (Li S et al, 2018); estableció que la longitud humedecida de 5 minutos de una tira de Schirmer no siempre se correlaciona con la tasa de producción de lágrimas basales. Debido a la variación significativa entre pacientes y pacientes internos en el volumen de lágrimas contenidas en el depósito de lágrimas, que probablemente está influenciado por el origen étnico (Sakamoto R et al, 1993), el uso de medicamentos (Kuriki R et al, 2018), tareas realizadas inmediatamente antes de pruebas (por ejemplo, uso de computadora) (Kojima T et al, 2011) y variación diurna (Yokoi N et al, 2004; Srinivasan S et al, 2007), la producción de lágrimas basales solo puede evaluarse en la segunda fase, durante la cual se observa un aumento lineal más lento en la humectación.

El segundo problema es que las condiciones ambientales impactan sobre la longitud mojada. Por ejemplo, la realización de un test de Schirmer en baja humedad ambiental puede conducir a una evaporación excesiva de la tira de Schirmer mojada que puede contribuir a una longitud mojada artificialmente corta. Esto contrasta con la longitud humedecida medida en un ambiente de alta humedad (Buckmaster F y Pearce EI, 2016), este problema ha sido ampliamente ignorado en la práctica clínica. Por el contrario, el modelo mecanicista de Telles et al (2017) estima el índice de producción de lágrima basal teniendo en cuenta las fuerzas físicas que actúan sobre la tira durante la imbibición de humectación y cuantifica el impacto específico que tiene la evaporación en la longitud del humedecido. Según los cálculos de Telles et al (2017) y los estudios in vitro de Li S et al (2018), la evaporación puede ralentizar significativamente la dinámica de humectación. Li S et al (2018) recomiendan que, además de la aplicación de anestésico, las tiras Schirmer se enfunden con cinta de plástico transparente para inhibir la evaporación. Nos referimos a este procedimiento como test de Schirmer modificado (Telles R et al, 2017; Li S et al, 2018). La eliminación de estos factores deben dar resultados más reales de la producción lagrimal basal, además de poseer mayor repetibilidad (Kim YH et al, 2019).

Se han propuesto otras técnicas basadas en la introducción de colorantes en el saco conjuntival y la determinación del índice en que desaparece, que puede realizarse mediante fotometría (Norn MS, 1965-66; Mishima S et al, 1966; Maurice DM, 1967). Es interesante que los valores medios del flujo lagrimal se aproximan a los del test de Schirmer, mediando de 0´5 a 0´75 g en 16 horas de vigilia, aunque se han obtenido valores superiores (Thaysen JH y Thorn NA, 1954; Norn MS, 1965).

Debemos señalar que hay que diferenciar entre hiperlagrimación y epífora debida la bloqueo de la vía lagrimal; para ello es útil comprobar el paso de un colorante (fluoresceína) aplicada en el fornix del párpado inferior después de dos minutos desde su aplicación, colocando una bolita de algodón en un aplicador que se inserta unos 2´5 cm en el meato inferior (test de la tinción primaria de Jones LT, 1962). Si la prueba es positiva es que no existe obstrucción de la vía lagrimal.

Hipersecreción lagrimal

El lagrimeo excesivo no es tan común como la epífora ni habitualmente produce tanta angustia. Con frecuencia se produce en paroxismos intermitentes en cuyo caso no produce efectos nocivos aparte de molestias y una posible incomodidad social o cosmética. Una sobre-secreción constante de lágrimas, como en una epífora constante, tiende finalmente a producir una irritación crónica y la maceración del párpado inferior produciendo una conjuntivitis "lagrimal" con cambios hipertróficos en la mucosa (Capolongo, 1950), una blefaritis crónica y, a veces, un eczema palpebral. No obstante, son raras las complicaciones orgánicas de esta clase.

La etiología del lagrimeo es variada; las causas se pueden clasificar como primarias (debidas a un disturbio de la propia glándula lagrimal), central o psíquica (incluyendo la histeria), neurógena (provocado por procesos reflejos), irritativo (como en el lagrimeo por gases) y sintomático (produciéndose en el curso de ciertas enfermedades). Todas ellas menos la primaria se han ido describiendo en otros apuntes.

El *lagrimeo primario,* es decir, el lagrimeo debido a la alteración directa de la glándula lagrimal, es raro y no un síntoma clínico marcado. Puede producirse farmacológicamente con la administración de parasimpaticomiméticos, así el cloruro de acetil-beta-metil colina, administrado intra-peritonealmente en ratas, induce después de dos minutos y flujo lagrimal que continua durante 5 minutos (Winbury MM et al, 1949). Este tipo de lagrimeo se puede inhibir con fármacos parasimpaticolíticos (atropina, etc.). Un lagrimeo excesivo similar sigue a la administración de potentes inhibidores de la colinesterasa como el tetra-etil-pirofosfato (Grob D y Harvey AM, 1949). También se puede producir lagrimeo en enfermedades de la glándula lagrimal. Se ve particularmente en las primeras etapas del desarrollo de quistes, tumores o en el síndrome de Mikulicz; en realidad, la presencia de lagrimeo es un signo valioso en el diagnóstico de una hinchazón en la fosa de la glándula lagrimal sugerente de que la propia glándula se encuentra afectada.

Es conveniente resumir otros factores causantes de lagrimación, aunque se hallan discutidos en otros apuntes:

- Lagrimeo central (psicógeno), que se produce sólo después de unos pocos minutos de vida, asociado con estados emocionales, pero que se puede exagerar para que se produzca con estímulos relativamente pequeños.

- Lagrimeo neurogénico, resultado de la estimulación de cualquier rama del nervio trigémino pero de manera más profusa en aquellos que inervan al propio ojo. La estimulación mecánica de la mucosa endo-nasal con una sonda en el margen inferior del cornete medio y del tubérculo septal también produce un lagrimeo persistente (reflejo naso-lagrimal).

La estimulación del simpático cervical puede provocar la secreción lagrimal pero el efecto es inconstante e inconsecuente.

Un reflejo de lagrimeo acompaña a algunas acciones fisiológicas como la risa o el vómito; mientras que se dice que se produce una reacción similar con un reflejo hiperactivo del seno carotideo o con la presión de nódulos linfáticos agrandados sobre el nervio vago.

El tratamiento consistente en la extirpación de la glándula o preferentemente del lóbulo palpebral es peligrosamente drástico ya que si la conjuntiva se encuentra enferma y, a veces, incluso sana, se corre el riesgo de convertir un ojo húmedo en uno seco, y convertir una enfermedad funcional relativamente inofensiva pero molesta, en una enfermedad orgánica e incapacitante (Sjögren y Kronning, 1951); al mismo tiempo, se ha realizado una dacrioadenectomía con buenos resultados en una gran serie de pacientes que desarrollaron sólo casos de xeroftalmía leve (Taiara C y Smith B, 1973). La alternativa de la destrucción palpebral del lóbulo palpebral por rayo X o mediante la inyección de alcohol son impredecibles en sus resultados, así como la sección de nervios que estimulan la secreción –el nervio esfeno-palatino, el petroso superficial mayor, la rama timpánica del gloso-faríngeo o el vidiano. El uso de gotas o lociones astringentes habitualmente son ineficaces.

En el global, el tratamiento debe realizarse a regañadientes y por etapas.

Hiposecreción lagrimal

Mientras que la hipersecreción lagrimal no tiene efectos serios aparte de molestias e incomodidades, una seria disminución o falta de lágrimas puede producir una querato-conjuntivitis seca que puede originar una cantidad considerable de molestias y terminar con el desarrollo de una infiltración corneal que afecte a la visión. También debemos recordar que, aunque sea menos dramático, la falta de lágrimas conlleva la ausencia de lisozima lagrimal.

La hiposecreción no es infrecuente y aparece en diversas enfermedades que podemos clasificar como primarias (debido a enfermedades de la glándula), paralítico (debido a la destrucción o parálisis de uno u otro de los nervios que inervan la glándula) y tóxicas; su presencia como defecto congénito ya lo hemos comentado en los apuntes de Teratología Ocular.

Hiposecreción primaria. Las enfermedades agudas de la glándula lagrimal como regla no afectan seriamente la secreción de lágrimas, aunque se puede notar su disminución en etapas posteriores de tumores glandulares –un punto que puede tener importancia diagnóstica- y se ve con frecuencia en casos desarrollados del síndrome de Mikulicz asociado en estos casos con un fallo en la secreción salivar. Sin embargo, en las fases atróficas inflamatorias severas y en otras enfermedades, es habitual la deficiencia de lagrimeo.

La *atrofia de la glándula lagrimal* se asocia con una disminución de la secreción. Se produce típicamente en dos situaciones – la atrofia senil y la idiopática (síndrome de Sjögren) que comentaremos más tarde.

La *escisión de la glándula lagrimal* o, lo que equivale a los mismo, del lóbulo palpebral, en la mayoría de los casos no tiene efectos serios; se obtiene una lubricación suficiente de la secreción básica derivada de las glándulas accesorias de Krause y de la secreción mucosa de la conjuntiva; en realidad, Calderaro (1917) encontró que existe un aumento compensatorio en la secreción de moco conjuntival. No obstante, como rareza, se desarrolla una querato-conjuntivitis seca problemática y estas excepciones, aunque es cierto que raras, debe pausar las ideas demasiados alegres de extirpar la glándula lagrimal particularmente en casos en los que la enfermedad crónica ha disminuido la función de las glándulas conjuntivales[2].

La *obstrucción de los conductos lagrimales* en sus orificios conjuntivales puede seguir a una severa conjuntivitis que conlleve la cicatrización del fornix superior, conduciendo a la disminución o la falta completa de secreción lagrimal. Esto mismo puede suceder en lesiones como quemaduras, pénfigo o conjuntivitis diftérica, pero la causa más común era el tracoma. En estos casos la falta de lubricación indudablemente actúa como un factor contribuyente en la determinación de la enfermedad generalizada de la conjuntiva y la córnea con desecación y xerosis, aumentando la tendencia de las complicaciones corneales; en realidad, debido a esto, algunos escritores consideran con mucha razón que una extirpación de la glándula o del fornix superior es injustificable en enfermedades como el tracoma en la que las glándulas conjuntivales se encuentran muy destruidas y son incapaces de neutralizar la tendencia a la xerosis que ya existe (Calderaro, 1917; Stock, 1925; Avizonis, 1928).

La *hiposecreción tóxica.* Las intoxicaciones pueden conducir a una falta de lagrimeo probablemente por una acción directa sobre las propias células secretoras. El más común de los tóxicos es la belladona que también produce una disminución de la secreción

---

[2] Wagenmann, 1893; Avizonis, 1928; Weve, 1928; Engelking, 1928; Knapp, 1929; Sjögren y Kronning, 1951; otros.

salival. El más interesante es el botulismo que también se asocia con sequedad de boca[3]. En la anestesia profunda también cae la secreción lagrimal, un punto que hay que señalar en vista de conseguir una protección corneal adecuada (Bülbring y Dawes, 1945).

Las *enfermedades debilitantes* asociadas con toxemia frecuentemente se acompañan de una lagrimación disminuida –tifus, cólera y fiebres altas (Berger, 1894; Schirmer, 1903). Alessandro (1913) lo señaló en la inanición. También se ha señalado en pacientes que reciben diálisis crónica (Ignat F et al, 1999; Popa M y Nicoara S, 2000).

La *hiposecreción neurógena,* se describe en los apuntes sobre la neurología ocular con detalle. Es el resultado de una parálisis, con mayor frecuencia del nervio facial, a veces debida a una lesión en el mesencéfalo entre el núcleo lagrimal facial y el ganglio geniculado, pero es más común afectando a las vías autónomas eferentes –el nervio petroso superficial mayor, el ganglio esfeno-palatino y su rama lagrimal. Las lesiones del trigémino pueden tener un efecto similar, conduciendo no sólo a la abolición del reflejo sensorial del lagrimeo sino a una disminución general de la secreción; este es un factor potente en la determinación del daño corneal en la queratitis neuro-paralítica. Las lesiones del simpático tienen efectos variables pero en la mayoría de los casos no hay resultados observables. En esta relación es interesante la disautonomía familiar de Riley-Day adscrita a alteraciones autónomas centrales.

El tratamiento se comenta extensamente en el síndrome de ojo seco correspondiente a las alteraciones de la superficie ocular.

El fenómeno de las lágrimas de sangre ya se ha comentado. Banta y Seltzer (1973) resumieron la literatura hasta su tiempo y describieron un caso a un sangrado retrógrado desde el conducto naso-lagrimal en el curso de una epistaxis secundaria a hipertensión vascular.

---

[3] Kerner, 1817-20; Leber, 1880; Ruge, 1902; Schumacher, 1913; otros.

Dacrioadenitis aguda

Las inflamaciones agudas de la glándula lagrimal son raras; así Seeligsohn (1891) encontró 2 casos entre 24,000 casos oftalmológicos, Weeks (1911) calculó una incidencia de 1 por cada 10,000 casos oftalmológicos, Slock (1925) 5 entre 70,000 y Busacca (1933) 3 entre 30,000. Algunos autores tuvieron una experiencia más amplia, Galezowski (1886) vio 5 casos, Salvati (1932) observó 14 casos en 10 años, Nicolau (1933) estudió 11 casos y reunió 254 informes de Dacrioadenitis aguda de la literatura, Wilson (1951) vio 4 casos en 6 meses y Jones BR (1952) informó de 12 casos estudiados en el Moorfields Eye Hospital en 2 años. Sin embargo, a pesar de su rareza comparativa, la enfermedad se conoce como una entidad clínica propia desde los primeros tiempos; Schmidt (1803) en su histórico tratado de enfermedades de los órganos lagrimales introdujo el término de "Dacrioadenitis", y el primer informe de un caso bien detallado se puede atribuir a Todd (1922) de Dublín cuyas descripciones son vívidas y completas.

Cuadro clínico. La inflamación puede afectar tanto al lóbulo palpebral como al orbitario por separado, o afectar a ambos.

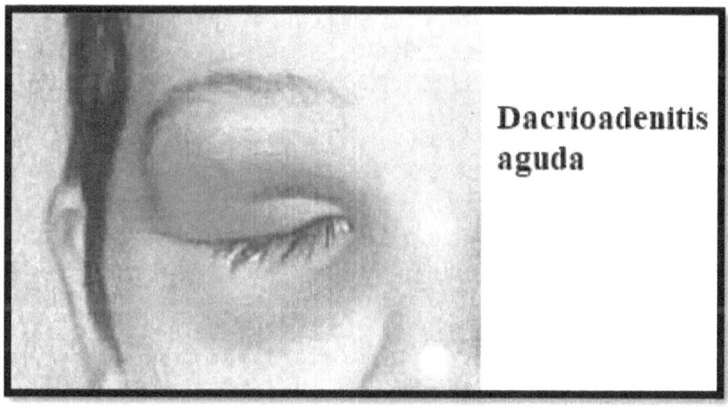

La *Dacrioadenitis palpebral aguda* presenta un cuadro clínico característico. La enfermedad comienza con una sensación de plenitud o dolor en la parte superior y externa de la órbita que se sigue a las pocas horas de una hinchazón edematosa inflamatoria en el tercio externo del párpado superior, produciendo una ptosis mecánica y la típica curva en forma de S tumbada del margen palpebral superior.

Al aumentar la hinchazón y la rojez, se produce el cierre completo de los párpados y el edema se puede extender hacia la sien y mejilla para alcanzar la oreja; el ganglio pre-auricular se puede palpar y ser sensible. Mientras tanto, la palpación del párpado muestra una hinchazón sensible, tierna y con forma de nuez que no se continúa con el margen orbitario o ciliar.

En realidad, el cuadro recuerda al de un absceso palpebral. Cuando se abre el ojo, la conjuntiva se encuentra inyectada con una quemosis localizada característica en el cuadrante superior y externo. Puede existir una descarga mucoide intensa y, si se evierte el párpado, la glándula hinchada se puede ver abultando bajo su superficie. No existe alteración en los movimientos oculares aunque los movimientos hacia arriba o abajo pueden provocar algo de dolor, así como el movimiento del propio párpado. Los síntomas generales de enfermedad, como dolor de cabeza y fiebre, habitualmente acompañan a la alteración local.

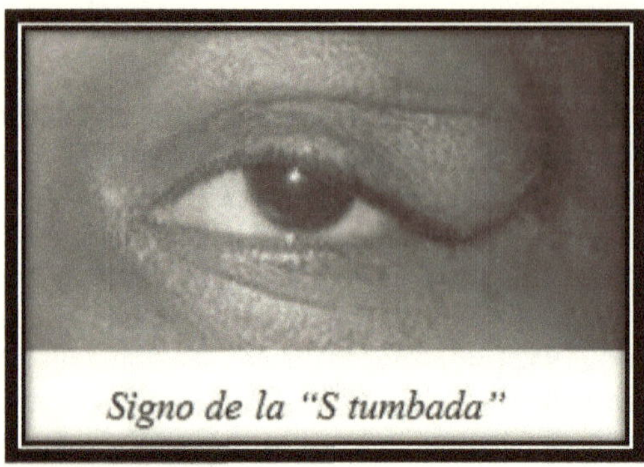

La enfermedad puede evolucionar de tres maneras. Habitualmente sigue un breve curso agudo, resolviéndose completamente en una o dos semanas (Dacrioadenitis simple aguda). Alternativamente puede sobrevenir supuración, pero es raro (Dacrioadenitis supurativa aguda). En estos casos aumentan todos los síntomas y signos, aparece un punto amarillo en el fornix superior y descarga pus en el saco conjuntival; su aparición se sigue de una mejoría inmediata de los síntomas. Puede quedar una fístula conjuntival temporal abierta al fondo de saco, pero habitualmente desaparecen todos los síntomas en un plazo de dos o tres semanas desde su inicio. Finalmente puede sobrevenir una dacrioadenitis subaguda en cuyo caso la enfermedad se resuelve lentamente en 1 a 3 meses.

La *Dacrioadenitis orbitaria aguda* es más rara que la de localización palpebral. Aparecen los mismos síntomas locales y generales pero más acentuados, aunque la quemosis es menos intensa. El dolor es mayor debido a la constricción de la glándula por la fascia que la rodea, y la palpación revela una hinchazón exquisitamente tierna en forma de almendra que se extiende debajo del borde orbitario, terminando abruptamente en la unión entre sus 2/5 externos y 3/5 internos. Además, habitualmente existe algo de proptosis; el globo se encuentra desplazado hacia abajo y adentro, y existe una limitación del movimiento con diplopía en la mirada hacia arriba y afuera; a veces con un estrabismo convergente. El cuadro general es el de una celulitis orbitaria.

La enfermedad puede evolucionar de las mismas tres formas anteriores: una resolución completa, una evolución subaguda o supurante, donde el pus habitualmente se libera a través de la piel del párpado superior donde se establece una fístula.

La *Dacrioadenitis órbito-palpebral aguda* combina los síntomas de ambas variedades, todos ellos acentuados; debemos señalar que la inflamación de un lóbulo puede extenderse al otro.

El **pronóstico** en el global es bueno, siendo la regla una resolución rápida. En el tipo purulento la formación de una fístula puede producir un problema posterior. Se ha informado de un caso mortal donde el pus, en lugar de evacuarse hacia el exterior, marchó a través de la órbita para infectar el seno cavernoso con el desarrollo de una meningitis basal (Skydsgaard H, 1936-37).

Las *complicaciones* en general son raras. Se ha señalado la atrofia consecutiva con disminución de la lagrimación, afectando particularmente al llanto (Fuchs, 1919; Devtscmann, 1921), y la destrucción de los acinos glandulares puede terminar en una queratitis seca (Tantjeloff, 1968). Pueden desarrollarse quistes (Sourdille, 1899-1900) o una fístula lagrimal. Puede ocasionar una alarma importante la aparición de un severo edema reactivo en el tejido orbitario.

El *diagnóstico*, en general, es fácil. La inflamación de la glándula palpebral se debe distinguir de un absceso, un orzuelo o una infección aguda de una glándula de Meibomio, mientras que en los casos donde la descarga es completa se puede simular una conjuntivitis supurativa aguda. La hinchazón blanda de la glándula y la quemosis localizada son características.

La afectación de la glándula orbitaria saca a relucir la cuestión de la posible existencia de un absceso orbitario o de un seno a través de la órbita. La osteomielitis del frontal es fácil de distinguir ya que la sensibilidad es mayor al presionar sobre el margen orbitario y no inmediatamente por debajo, aparte de que las técnicas de imagen ayudan a la diferenciación.

Patología. Los informes sobre la dacrioadenitis aguda son escasos debido a la dificultad para obtener el material[4]. En la fase aguda el epitelio de los conductos se encuentran hinchados y proliferan en varias capas; muchas células degeneran y se descaman hacia la luz y el resto se encuentra rodeado de células infiltrativas –linfocitos, polimorfonucleares y células plasmáticas. El parénquima secretor se encuentra menos afectado. Las lesiones vasculares incluyen trombosis, necrosis y arteritis y flebitis obliterantes. El tejido conectivo entre los alveolos y los vasos y nervios se encuentran muy infiltrados, y el subsiguiente engrosamiento por la fibrosis y esclerosis afecta a la porción secretora de la glándula secundariamente.

Cuando se forman quistes se afectan los conductos secretores y se asocia con una infiltración peri-ductal y la luz se bloquea con exudados mucosos y celulares. La supuración presenta el habitual cuadro histológico, mientras que puede sobrevenir una necrosis completa.

La *etiología* de la dacrioadenitis aguda es variada, pero la gran mayoría de los casos se producen en el curso de infecciones sistémicas. A veces la enfermedad general puede oscurecer la enfermedad de la glándula y en otros casos ser tan leves como para pasar desapercibida en cuyo caso se dice generalmente que la inflamación es primaria.

Por lo tanto, la *Dacrioadenitis aguda primaria* es una inflamación aguda de la glándula lagrimal en ausencia de cualquier otra causa evidente. Estos casos se presentan particularmente en niños y adolescentes. Habitualmente son unilaterales y leves, afectando sólo al lóbulo palpebral y tiende a resolverse con rapidez. En algunos casos que parecen ser primarios, la infección puede alcanzar el epitelio secretor o el tejido linfo-reticular de la glándula desde el saco conjuntival a través del conducto lagrimal, o desde la corriente sanguínea durante una toxemia oscura (Jones, 1955); en otros casos una infección aguda del tracto respiratorio superior precede el inicio de la enfermedad glandular (Wilson, 1951; Korolev, 1970).

La *Dacrioadenitis epidémica aguda* se estableció como entidad clínica en Rumanía por parte de Nicolau (1933) y, afectando a la población europea en Argelia, por Toulant et al (1947). Previamente la enfermedad se había producido en epidemias (Galezowski, 1881; Lor, 1901; Beavieux, 1909) y se consideró generalmente debida a la influenza. Sin embargo, la incidencia estacional epidémica durante los meses fríos, el curso clínico

---

[4] Sgrosso, 1890; Buck, 1896; Sourdille, 1899; Morax, 1902; von Krüdener, 1903; Stock, 1925; Seidel, 1931; Busacca, 1933; Herken, 1937; Laval, 1938; Radnót, 1939; Richardson, 1942; Böles, 1972; otros.

uniforme afectando bilateralmente a los lóbulos palpebrales en forma leve pero con un curso inflamatorio inusualmente prolongado que invariablemente terminaba en resolución en 1 a 3 meses, a veces después de una o más exacerbaciones, la presencia de alteraciones sistémicas como malestar general, astenia, perspiración, dolor de cabeza, albuminuria, linfadenitis, eosinofília, y de una afectación nerviosa general con la aparición de una neuralgia del trigémino, irritabilidad facial o paresias, ocasionales disparidades de las pupilas, fallos en la acomodación y una leve reacción meningítica en el líquido cefalorraquídeo, parecen indicar una entidad específica.

Jones BR (1955), en Londres, informó de casos parecidos, caracterizados por una Dacrioadenitis unilateral aguda afectando tanto al lóbulo parietal como al orbitario, con una linfadenitis superior a lo explicable sobre la base de una reacción regional al drenaje, un desprendimiento corio-retiniano temporal y una pirexia leve. Se desconoce la etiología de estas enfermedades.

La *dacrioadenitis secundaria* se puede deber a infecciones locales o, con mayor frecuencia, generales.

La infección local puede deberse a traumas como una quemadura o un traumatismo directo penetrante. En el último caso la supuración es una terminación común; mientras que si se retiene algún cuerpo extraño puede producirse una necrosis (Laval, 1938). Mawn LA et al (1997) informó de una dacrioadenitis por pseudomona secundaria a una piedra del ducto lagrimal.

Se ha informado que la erisipela de la cara ha producido una infección lagrimal (Moretti, 1905; Stock, 1925).

Las infecciones locales ciliares y conjuntivales probablemente pueden excitar una dacrioadenitis aguda; la infección viaja por el conducto para alcanzar el lóbulo palpebral. Así, la inflamación puede seguir a un orzuelo, a infecciones de las glándulas tarsales o a una conjuntivitis estafilocócica (Jones BR, 1955). Los casos auténticos de esta naturaleza son escasos. Wright RE y Nayar KK (1937) informaron de un caso no supurativo agudo donde el ganglio pre-auricular agrandado contenía bacilos de Morax-Axenfeld. Chamberlain (1940) observó una infección de Vincent con bacilos fusiformes asociados con una conjuntivitis purulenta. La dacrioadenitis puede acompañar a una conjuntivitis de Koch-Week (Rogol, 1937), al tracoma (Mortada A, 1967) o a una conjuntivitis gonocócica purulenta[5] pero en este último caso no se puede descartar una diseminación hemática ya que pueden existir metástasis gonocócicas en otros órganos.

La celulitis orbitaria también puede afectar a la glándula lagrimal por extensión directa, y esta extensión puede provenir de focos más lejanos (otitis media, Busacca, 1933).

La infección metastásica es la causa más común de dacrioadenitis aguda; en realidad, la inflamación de la glándula puede complicar a prácticamente cualquier infección general, las más comunes son la gonorrea y las paperas.

- Dacrioadenitis gonocócica. El primero en señalar la inflamación de las glándulas lagrimales en un paciente con gonorrea fue Miller (1884); Panas (1894) fue el primero en adscribir su etiología a la gonorrea y Pes (1898) a infección metastásica. Desde entonces han aparecido en la literatura muchos casos asociados a uretritis o cervicitis[6]. Morax

---

[5] Panas, 1894; Gonella, 1898; Ferry, 1902; Vujtech, 1929.

[6] Armaignac, 1900; Terson, 1900; Étiévant, 1903; Panico, 1930; de Petri, 1932; Salvati, 1932, 7 casos; Richardson, 1942; otros.

(1902) y Richardson (1942) proporcionaron informes patológicos. A pesar de exámenes repetidos y punciones[7] sólo en el caso de Étiévant (1903) se encontraron gonococos en la glándula aunque Richardson (1942) vio lo que podrían haber sido gonococos desintegrados; por lo tanto, es probable que sea la gonotoxina, en lugar del organismo, el agente causal. La afectación lagrimal se puede producir en la fase aguda de la gonorrea, durante un intervalo de relativa tranquilidad o en una recrudescencia. La enfermedad habitualmente se presenta en varones (5 a 1) en la tercera década de la vida y habitualmente es bilateral. Los síntomas son agudos, pero a pesar de su rápida severidad la resolución es la regla en unos pocos días hasta tres semanas; las complicaciones y secuelas son raras –supuración (Sgrosso, 1899; Maklakoff, 1901; Étiévant, 1903) y dacriops (quistes) (Richardson, 1942)- y las recaídas y recurrencias son excepcionales (Seeligsohn, 1891; Richardson, 1942). Sin embargo son comunes otras manifestaciones metastásicas simultáneas –parotiditis, iritis, conjuntivitis, epididimitis y artritis.

- Paperas (parotiditis epidémica). Hirchberg (1890) fue el primero en describir una dacrioadenitis complicando a las paperas y es una relativamente común[8], por ejemplo, July (1903) señaló 7 infecciones lagrimales en 37 casos de paperas epidémicas. Habitualmente acompaña a la hinchazón de la parótida pero puede precederla, mientras que algunos autores consideran que la "papera lagrimal" puede producirse sin afectación parotídea. La enfermedad es casi siempre bilateral, aguda y disminuye en unos pocos días pero la resolución completa puede retrasarse algunas semanas, a veces con recaídas. La afectación unilateral es rara (Paufique et al, 1955). Nunca se produce supuración y el pronóstico es bueno.

Las infecciones generales ocasionalmente afectan a las glándulas lagrimales en forma de una inflamación metastásica aguda; habitualmente estos casos son unilaterales y con frecuencia son supurativos.

Pueden ser responsable las infecciones estafilocócicas asociadas con forunculosis u otitis media (Seidel, 1930) o estreptocócicas (von Krüdener, 1903); escarlatinas (Bock, 1896; Favory, 1932); pneumococcis[9] o E. Coli (Busacca, 1933).

Se ha asociado con enfermedades infecciosas nasales (von Krüdener, 1903), tonsilares (1921) o dentales (Foster, 1925; San Martín, 1953) o una pielonefritis (Salvati, 1932). La difteria se ha acompañado de esta complicación (Pooley, 1884; Kerken, 1937), también la malaria (Iankevich, 1936) y la fiebre tifoidea (Lindner, 1891; Radnót, 1939). La tuberculosis habitualmente causa una inflamación crónica; habitualmente son raras las dacrioadenitis bilaterales agudas debidas a esta causa (Pujol Canicio, 1958); a este respecto Hina K et al (2018) informó de una caso rarísimo donde una dacrioadenitis aguda unilateral de origen tuberculoso en una muchacha se presentó con extensión intracraneal. La tomografía computarizada de contraste aumentado (CECT) de la órbita reveló una lesión masiva de 2.6 × 1.6 cm que involucraba el cuadrante superolateral de la órbita izquierda y que surge de la parte orbital de la glándula lagrimal izquierda con erosión de los huesos del techo de la órbita y se extiende intracranealmente colindando con el lóbulo

---

[7] Vujtech, 1929; Panico, 1930; de Petri, 1932; Salvati, 1932.

[8] Villard, 1927; Galpine JF y Walkowski J, 1952; Jones BR, 1955; Krishna N y Lyda W, 1958; Riffenburgh, 1961; otros.

[9] von Krüdener, 1903; Orlandini, 1905; Beauvieux, 1909; Morton, 1923; Stock, 1925; de Sanchs, 1937, un caso recurrente anual durante 9 años después de una neumonía.

frontal izquierdo. Michaïl (1938) informó de una hiperplasia linfática después de fiebre tifoidea; Pagliaran N (1951) de una dacrioadenitis subaguda bilateral con brucelosis.

Las enfermedades virales también se pueden complicar con una dacrioadenitis – sarampión (Brière, 1874; Lindner, 1891; Bock, 1896), influenza[10] y fiebre dengue (Anargyros, 1929). Se han implicado con menor frecuencia otros virus como el Epstein-Barr (Rhem MN et al, 2000).

La *mononucleosis infecciosa* (fiebre glandular) es una causa importante de dacrioadenitis, particularmente en pacientes jóvenes (Aburn NS y Sulliban TJ, 1996). En la forma aguda puede ser uni o bilateral, a veces asociada con una afectación similar de las glándulas salivares. El test de Paul Bunnel da resultados variables y las características oculares pueden quedar ocultas por la enfermedad sistémica (Jones BR, 1955; Appelmans M y van den Abeele L, 1967).

Se ha informado del zoster como causa de dacrioadenitis (Paufique et al, 1965; Ravault MP et al, 1967); en realidad, la asociación puede ser más común de lo que se supone ya que la enfermedad de la glándula lagrimal puede quedar enmascarada por la intensidad del dolor y la reacción local que habitualmente se atribuye a la enfermedad de la piel (Jones Br, 1955). El herpes puede producir una dacrioadenitis aguda que se puede asociar con úlceras dendríticas en la córnea (2 casos, Zarrabi, 1958).

- Histoplasmosis. Olurin O et al (1969) informó de un caso interesante de histoplasmosis de la glándula lagrimal en África en una niña nigeriana de 6 años de edad que se presentó con el cuadro clínico de una dacrioadenitis supurativa aguda. La infección parecía encontrarse localizada en la glándula lagrimal y la tibia derecha. Se realizó un tratamiento intensivo con anfotericina B junto con la exploración quirúrgica de la fosa lagrimal; el drenaje de un pus teñido de sangre y la eliminación del hueso necrótico se siguieron de una recuperación sin incidentes. La lesión histológica mostraba el cuadro característico de la histoplasmosis africana con tejido de granulación con células gigantes y fueron plenamente identificadas las típicas levaduras de H. duboisii.

- Las dacrioadenitis micóticas agudas son raras. Kwan CC et al (2019) informó de un caso, presentado en una mujer de 51 años de edad con historia de blastomicosis diseminada. Tenía una hinchazón aguda en el párpado superior de su ojo derecho acompañado de eritema y dolor. La resonancia magnética mostró el agrandamiento de la glándula lagrimal y la presencia de una lesión quística en su cara anterior. Se realizó una incisión para drenar el quiste y su cultivó demostró la presencia de blastomices.

Sen DK (1982) informó de una dacrioadenitis supurativa aguda causada por cisticercos cellulosa en un varón de 20 años de edad. El diagnóstico se estableció mediante examen histopatológico del quiste que escapó junto con pus durante el drenaje del absceso. Este absceso del lóbulo palpebral de la glándula lagrimal estaba producido por una larva intacta de cisticerco cellulosa.

El *tratamiento,* aparte de dirigirse hacia el agente causal si es posible, sigue los principios quirúrgicos generales –aplicación de calor y lavados del saco conjuntival con lociones suaves si se presentan las descargas. Si sobreviene supuración está indicada una incisión de descarga a través de la conjuntiva en el caso del lóbulo palpebral y a través de la piel si está afectado el lóbulo orbitario.

---

[10] Lindner, 1891; Pignatari, 1894; Augstein, 1919; Nicolau, 1933; Gát, 1947; Talea L, 1991; otros.

Dacrioadenitis crónica

Cuadro clínico general

La dacrioadenitis crónica fue descrita por Todd en 1882, y señalada por Mackenzie (1840) en su *Practical Treatise on Diseases of the Eye* como una ingurgitación crónica y una hipertrofia simple de la glándula lagrimal, y su presencia es bien reconocida desde entonces.

Como regla falta el dolor, pero es muy evidente la hinchazón en la parte superior y externa del párpado superior acompañada de una ptosis. Se palpa una masa lobulada, dura y móvil, bajo el anillo superior y externo de la órbita. Puede ser sensible a la palpación y, si el lóbulo palpebral se encuentra afectado, se puede ver la masa al levantar el párpado superior. El desplazamiento del globo hacia abajo y adentro produce una diplopía en la mirada hacia arriba y afuera, pero la proptosis es rara; en un caso informado por Bendenritter F (1934) de una goma, se produjo un desprendimiento de retina. Como regla la lagrimación es normal aunque a veces puede encontrarse aumentada o disminuida.

La tomografía computarizada muestra el agrandamiento glandular pero no suele diferenciar la enfermedad de tumores benignos.

La dacrioadenitis crónica muestra una importante proliferación de tejido conectivo e infiltración local de monocitos, linfocitos y eosinófilos. En la microscopía electrónica, la lámina basal de las células mioepiteliales de algunos acinos se engruesa. En algunos acinos, los espacios intercelulares entre las células epiteliales o las células epiteliales y mioepiteliales son amplios, pero la unión intercelular parece intacta (Amemiya T et al, 1983).

La *etiología* de la dacrioadenitis crónica es variada. Puede presentarse como secuela de una inflamación aguda y la hinchazón puede persistir durante algunos meses. Las inflamaciones crónicas locales de la conjuntiva pueden afectar secundariamente a las glándulas; así Beigelman (1928) encontró una infiltración inflamatoria crónica en glándulas escindidas por epífora persistente, y es probable que se pueda producir una infección secundaria en el tracoma. Una causa común de dacrioadenitis crónica son las enfermedades sistémicas del tipo de la tuberculosis, sífilis o sarcoidosis.

El *diagnóstico* de estos casos siempre es difícil. La presencia de una hinchazón y su asociación con la glándula lagrimal habitualmente es fácil de establecer; una masa móvil situada entre el globo y la órbita puede confundirse fácilmente con un dermoide, un quiste sebáceo, una tarsitis o una osteomielitis de la órbita. Lo dificultoso es decidir si la masa es inflamatoria, quística o neoplásica; y, si es inflamatoria, determinar su naturaleza que con frecuencia se basa en datos tan sutiles como para hacer necesario recurrir a la biopsia. La situación general puede proporcionar alguna indicación, como en los casos de tuberculosis o sífilis, y esperar los resultados favorables de un tratamiento adecuado. La afectación de otras glándulas, particularmente de la parótida, abre el diferencial del síndrome Mikulicz.

Siempre se revería realizar un examen sistémico del tejido linfoide en otros órganos y del cuadro sanguíneo para excluir enfermedades retículo-endoteliales y enfermedades relacionadas. No obstante, en aquellos casos donde todas las investigaciones son inconclusas, la escisión es un tratamiento eficaz, aunque quizás demasiado drástico.

Dacrioadenitis tracomatosa

Se dice que en el tracoma la glándula lagrimal se afecta de dos maneras: secundariamente puede esclerosarse debido a la obliteración de los conductos por la cicatrización tracomatosa de los tejidos subconjuntivales o, se afirma, ser invadida directamente por la infección causando una verdadera adenitis tracomatosa. En el primer caso la enfermedad es esencialmente atrófica, caracterizada histológicamente por una infiltración del tejido conectivo con linfocitos y células plasmáticas, una degeneración vacuolar y grasa de las células epiteliales y una dilatación de los conductos (Ischeyt, 1903; Kreiker, 1922) y clínicamente por una disminución de la secreción lagrimal que intensifica la xerosis ocular. Sin embargo, se trataría de una inflamación incidental complicando al tracoma.

Una extensión ascendente a través de los túbulos o de los linfáticos puede ocasionar una verdadera adenitis; y puede actuar como una fuente de re-infecciones determinando recaídas de la enfermedad, lo que ha sido afirmado por varios autores.

Se han descrito unas ricas infiltraciones celulares de linfocitos y células plasmáticas agrupadas en agregaciones foliculares, rodeando los conductos en la fase aguda de la enfermedad, que se siguen posteriormente de una esclerosis que induce una atrofia secundaria del epitelio, cambios que se han interpretado como indicativos de una verdadera adenitis[11]. No obstante, se ha cuestionado la existencia de esta extensión. En algunos casos, es cierto, ya que puede ser difícil distinguir la infiltración folicular del contenido linfático normal de la glándula y la subsiguiente cicatrización de un tipo atrófico inespecífico resultante de la extensión del tejido fibroso subconjuntival (Kreiker, 1922; Mohamed, 1936); la cuestión sigue abierta pero es significativo que Michaïl (1936) mostrara que se puede inducir cambios específicos experimentalmente después de la inoculación del tracoma en las glándulas de Harder de animales.

Dacrioadenitis tuberculosa

La dacrioadenitis tuberculosa es de ocurrencia frecuente. Habitualmente la infección es hematógena y sistémica, cuya posibilidad fue demostrada experimentalmente en las glándulas harderianas de animales por Stock (1903-7) y Moscardi (1928).

En escasísimos caso se ha demostrado una extensión desde la conjuntiva. Haemers (1900) lo demostró en un caso de un niño con enteritis tuberculosa que desarrolló una aparente tuberculosis de la conjuntiva y una subsiguiente adenitis, presumiblemente por la transmisión con los dedos de la infección, una posibilidad que Igersheimer y Pöllot (1910) verificaron experimentalmente en animales.

La tuberculosis fue demostrada clínicamente afectando a la glándula lagrimal por Abadie en 1881, y desde entonces han aparecido numerosos casos en la literatura[12]. La enfermedad se puede mostrar de tres maneras:

Como *tuberculosis miliar aguda* que afecta las glándulas en su diseminación universal (Axenfeld, 1899).

Como *tuberculosis aislada localizada*, es la más importante clínicamente y se produce por extensión hematógena en personas que muestran otras manifestaciones de

---

[11] Baquis, 1894; Basso, 1906; True y Peretz, 1908; Marongin, 1912; Michaïl, 1921; Gangi, 1923; Mérida Nicolich, 1923; Charamis, 1957; otros.

[12] De Lapersonne, 1892; Baas, 1894; Salzer, 1894; van Duyse, 1896; Jessop, 1900; Igersheimer y Pöllot, 1910; Würdemann, 1919; Beauvieux y Pesme, 1922; Lauber, 1925; Zeidler, 1927; Moscardi, 1928; Motto y Rowen, 1929; Santori, 1930; Wilson, 1936; Skydsgaard, 1937; Heath, 1947; Masini C, 1948; MacDonald, 1949; Madrid de Obeid I y Catella MR, 1951; Sabbadini, 1951; Pujol Canicio, 1958; Vancea P y Balan N, 1959; Andreescu et al, 1968; Mortada A, 1971; Török M et al, 1971; Boudet C et al, 1971; Baghdasrian SA et al, 1972; Sen DK, 1980; Madhukar K et al, 1991; Rezzoug B et al, 2015; otros.

tuberculosis que pueden verse con frecuencia como lesiones curadas en los pulmones, nódulos linfáticos o huesos. Como regla afecta a adolescentes jóvenes pero puede verse hasta los 40 o 50 años de edad.

Puede asumir dos características –una esclerosis atenuada leve y un tipo caseoso más activo. El tipo escleroso de tuberculosis, formando un granuloma crónico indoloro, es la

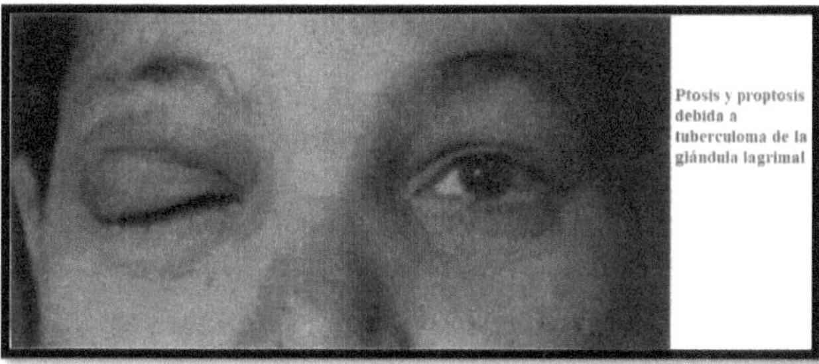
Ptosis y proptosis debida a tuberculoma de la glándula lagrimal

variedad más común. Puede ser uni o bilateral y aparece como una masa dura, lobulada, indolora, de crecimiento lento, sin causar alteración funcional salvo algo de ptosis o proptosis, y una limitación del movimiento especialmente de la elevación con edema de los párpados y de la conjuntiva (Mortada A, 1971). Puede encontrarse afectado el ganglio pre-auricular. Su evolución generalmente es benigna, puede producirse una curación espontánea, la caseificación final es rara, se pueden desarrollar quistes lagrimales, la calcificación es un desarrollo inusual (Igersheimer, 1933) pero, como regla, la masa permanece estacionaria hasta que se elimina quirúrgicamente. En este caso no aparecen recurrencias locales.

En la forma caseosa más virulenta, después de un inicio insidioso y un curso lento progresivo, se extiende sobre el párpado un edema y enrojecimiento con fluctuación y aparecen todos los signos de un absceso frio. En ocasiones la enfermedad se extiende a la piel de alrededor como una tuberculosis coligativa y la muerte sobreviene como resultado de una diseminación general (Achard y Leblanc, 1918).

Patológicamente es evidente la típica infiltración tuberculosa con células gigantes y tejido de granulación pero no se ha demostrado el bacilo en todos los casos y, cuando se encuentran suelen ser escasos. Habitualmente se encuentra aumentado el tejido

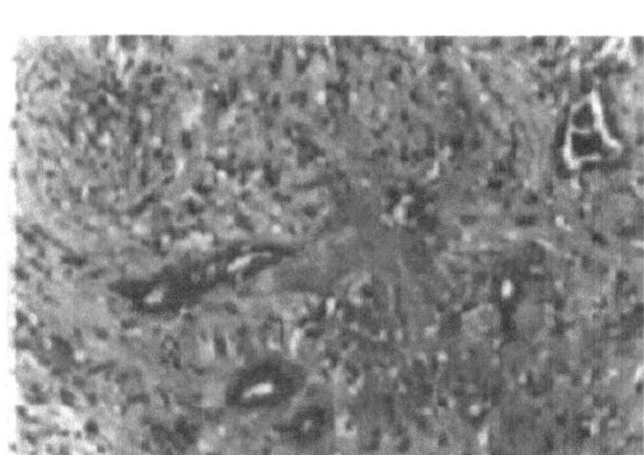
Granuloma epiteloide y células gigantes asociado con necrosis caseosa

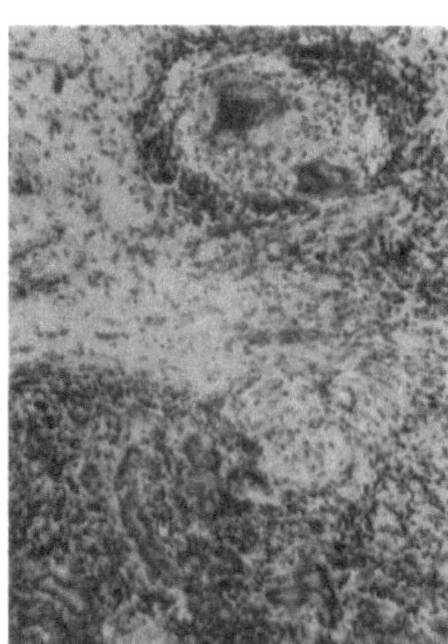
Tuberculoma de la glándula lagrimal mostrando infiltración de células gigantes entre los acinos

intersticial, y el epitelio tubular y glandular se encuentran comprimidos y destruidos por la esclerosis[13].

El *diagnóstico diferencial* incluye neoplasias, dacriops (quistes), sífilis y sarcoidosis, así como lo señalado en el síndrome de Mikulicz. Sin embargo, en la mayoría de los casos el diagnóstico definitivo sólo se puede realizar después de la escisión de la glándula, encontrando los bacilos específicos o por inoculación animal. Como imitadora de la tuberculosis, la enfermedad de Kikuchi-Fujimoto es una linfadenitis necrotizante benigna que muchas veces se confunde con tuberculosis y linfoma, descrita de manera independiente por Kikuchi y Fujimoto en 1972. Habitualmente es más común en adultos jóvenes asiáticos. Se suele presentar con fiebre y linfadenopatía cervical pero puede manifestarse con síntomas inusuales, como ocurre en el caso descrito por Lo KB et al (2018) donde la tomografía computarizada reveló un agrandamiento leve de las glándulas lagrimales y parótidas.

Tuvo que ser diagnosticada mediante biopsia ya que no respondía a antibióticas y la serología fue negativa para Epstein-Barr y mononucleosis entre otras. La histología mostró la típica necrosis geográfica con depósitos fibrinoides y células apoptóticas rodeadas por un infiltrado mononuclear característicamente sin neutrófilos y eosinófilos. Se trató exitosamente con esteroides.

El *tratamiento* en tanto en cuanto la enfermedad es secundaria es legítimo utilizar fármacos antituberculosos cuando nos centramos en la enfermedad general, pero como el diagnóstico rara vez es posible sin un examen histológico es admisible la escisión de toda la glándula.

Dacrioadenitis leprosa

La literatura es escasa sobre la invasión por la lepra de las glándulas lagrimales, pero es prácticamente cierto que este tejido se afecta como otros en la distribución casi universal del bacilo (Amendola, 1944-45). López (1891) señaló que con frecuencia faltaba la

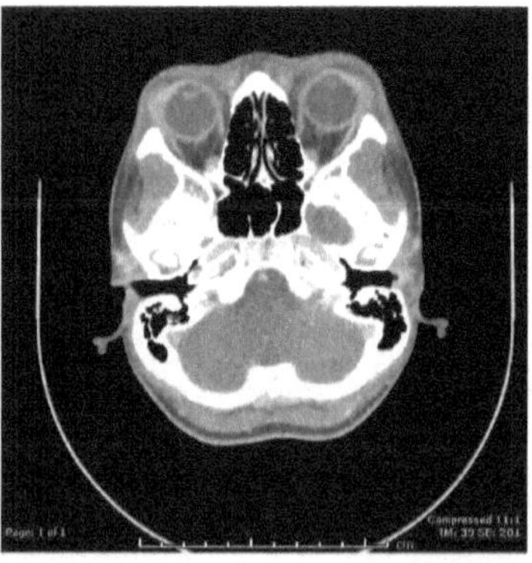

secreción de lágrimas o eran escasas, lo que sugería la afectación glandular, pero los casos informados son raros (Cochrane y Sloan, 1940). Atkinson (1934) informó de un caso de lepra nodular donde la rápida hipertrofia de la glándula condujo a su dislocación. La

---

[13] Baas, 1894; van Duyse, 1896; Süsskind, 1897; Plii, 1905; Redslob y Hoechstetter, 1927; van Duyse y van Weymeersch, 1928; Wilson, 1936; Mortada A, 1971; Török M et al, 1971; Baghdassarian SA et al, 1972; Sen DK, 1980; Chakraborti C et al, 2011; Rezzoug B et al, 2015; otros.

enfermedad puede no reconocerse hasta la realización del examen histológico (Zimmerman, 1970).

Dacrioadenitis sifilítica

La dacrioadenitis sifilítica es rara, pero puede producirse en todas las fases de la enfermedad.

Se ha informado de la lesión sifilítica primaria. Anargyros (1901) señaló una hinchazón indolora del lóbulo palpebral asociado con la típica adenopatía, cuyo examen mostró la habitual infiltración sifilítica. Se curó con mercurio una periostitis localizada posterior, y 4 semanas más tarde aparecieron los síntomas característicos generales de la sífilis secundaria. De Lapersonne (1902) informó de un cuadro parecido en un trabajador después de la eliminación de un cuerpo extraño bajo el párpado superior por parte de un amigo mediante lengüetazos. En ambos casos la glándula se afectó secundariamente desde una infección primaria conjuntival no observada.

La sífilis secundaria puede asociarse en raras ocasiones con una hinchazón de las glándulas lagrimales, habitualmente de naturaleza leve e insidiosa, sin acompañarse de dolor o de alteración funcional (Bock, 1896; Aubineau, 1902; Hudelo et al, 1926). La hinchazón puede ser uni o bilateral, se mueve libremente y sin dificultad; puede permanecer durante meses dependiendo de la efectividad del tratamiento pero cura sin dejar rastro.

En la sífilis terciaria, la dacrioadenitis gomosa se presenta como una rareza tanto en la enfermedad adquirida como en la congénita[14]. En ambas condiciones la afectación glandular puede ser la única manifestación clínica de la enfermedad o puede asociarse con otras manifestaciones. Los síntomas y signos clínicos son los de una dacrioadenitis crónica, y la afectación con frecuencia es bilateral. La enfermedad puede resolverse completamente o involucionar por esclerosis, a veces produciendo un agrandamiento quístico de la glándula (Cowper, 1922) o puede terminar en supuración para formar una fístula de descarga lenta que tiende a persistir indefinidamente a menos que se instaure un tratamiento adecuado.

Patológicamente existe la típica infiltración sifilítica con endarteritis proliferante obliterans, abundante infiltración perivascular con células redondeadas, epiteliales, gigantes y fibroblastos, y necrosis y degeneración caseosa centralmente. El tejido glandular desaparece en la destrucción general, mientras que en la sífilis hereditaria Wood (1905) la encontró muy afectada con degeneración grasa. El tratamiento es el propio de la sífilis.

- Jenkins TL et al (2019) informó de un caso de dacrioadenitis sifilítica con una conjuntivitis por continuidad donde se afectó la córnea de manera tan rápida que perforó y necesito de una queratoplastia penetrante antes de confirmarse el diagnóstico microbiológico.

Otras causas

Se ha informado de una dacrioadenitis actinomicética (Christopherson y Archibald, 1918). La infección en un sudanés estuvo causada por Nocardia lutea que presuntamente accedió a la glándula desde la conjuntiva. La glándula se encontraba hinchada, de

---

[14] Stieatfeild, 1882; Albini, 1887; Alexander, 1889; Wood, 1905; Méndez, 1910; Hudelo et al, 1926; Bendenritter, 1934; Meyer, 1939; Heath, 1947; Nicholls, 1952; Fencl, 1953; Jones BR, 1955; otros.

consistencia pastosa e indolora, y descargaba pus abundantemente al saco conjuntival. La histología mostraba una infiltración masiva de células plasmáticas con fibroblastos, con granos del organismo situados en el tejido y agregados en masas en los conductos. Así es posible que algunos casos de cálculos del conducto tengan un origen actinomicético.

Jacobiec FA et al (1977) informó de un caso donde se desarrolló una masa en la glándula lagrimal izquierda un año después de un trauma en la ceja, la histología demostró una dacrioadenitis granulomatosa causad por Schistosoma haemotobium.

Sarcoidosis de la glándula lagrimal

Ya hemos comentado la naturaleza del sarcoide de Boeck y, aunque no puede ser de naturaleza infecciosa, su etiología sigue siendo desconocida y es conveniente considerarla en este punto. Los informes sobre la afectación de la glándula lagrimal son escasos[15]; pero las glándulas lagrimales y salivares se afectan en un número significativo de casos (10% y 6% respectivamente, James et al, 1964). La afectación de la glándula lagrimal y de las salivares, a veces es responsable de los molestos síntomas de un síndrome de Sjögren. La enfermedad puede ser uni y bilateral, y la glándula afectada aparece como una hinchazón nodular de consistencia firme asociado a los tejidos orbitarios, lentamente progresiva, indolora pero móvil bajo la piel y el anillo orbitario. Se han informado de casos donde la afectación lagrimal fue la primera manifestación de la sarcoidosis[16].

La enzima convertidora de angiotensina es un marcador poco fiable de sarcoidosis.

Patológicamente el cuadro histológico habitual es la de una inflamación granulomatosa demostrada por alteraciones del sistema retículo-endotelial –existen masas de una ordenación irregular de células endoteliales con algunas células gigantes, mucho colágeno intercelular y considerables agregaciones periféricas de linfocitos. Los acinos glandulares sufren una compresión secundaria. Además de las manifestaciones generales de la enfermedad, particularmente de los ganglios linfáticos, bazo, pulmones, mediastino y huesos, pueden aparecer como complicaciones una iridociclitis así como una parotiditis[17].

Esta última asociación originó la cuestión de un paralelismo con ciertos casos de síndrome de Heefordt de uveítis y parotiditis; en realidad pudiera ser que algunos casos de síndrome de Mikulicz sean ejemplos de sarcoidosis[18].

La enfermedad habitualmente es progresiva y la escisión a menudo es el tratamiento deseable, parcialmente para confirmar el diagnóstico. Sin embargo, Sniderman (1941) obtuvo respuesta al tratamiento con rayos X, mientras que Cook et al (1972) encontró que la enfermedad responde favorablemente a los esteroides sistémicos.

---

[15] Stallard, 1940; Wexler, 1940; Rosenbaum, 1941; Sniderman, 1941; Cullon y Goodpasture, 1941; Reisner, 1944; Schultz, 1945; Heath, 1947; Givner, 1948; Gruber, 1956; Jones y Stevenson, 1957; Anton et al, 1959; Lorentzen, 1960; Riu R et al, 1966; Ardouin y Urvoy, 1966; Cook et al, 1972; Malthieu D et al, 1985; Bodelon I y Chaine G, 2001; Yanardag H y Pamuk ON, 2003; Derrar R y Cherkaoui W, 2014.

[16] Nowinski T et al, 1983, en un caso de sarcoidosis familiar; Yanardag H y Pamuk ON, 2003; Nebrass C et al, 2013; Sakačová P et al, 2018; Roca M et al, 2018.

[17] Pautrier, 1938; Sniderman, 1941; Schultz, 1945; Hayashi, 1964.

[18] Hamburger y Schaffer, 1928; Longcope y Pierson, 1937; Scott, 1938; Walsh, 1939; King, 1939; Schultz, 1945; Manning, 1962, otros.

En 1888 Johan Mikulicz, en la Sociedad Médica de Königsberg, describió una enfermedad caracterizada por una hinchazón de las glándulas lagrimales y salivares y 4 años más tarde definió las características esenciales de la enfermedad como un agrandamiento simétrico y asintomático de las glándulas de una naturaleza inflamatoria crónica sin leucocitosis o linfadenopatía de causa desconocida. Postuló que la enfermedad se debía a una infección externa que alcanza la glándula lagrimal desde el saco conjuntival y, desde aquí, se extiende a través de la vía lagrimal hacia la boca y a las glándulas salivares. Más tarde Napp O (1907) informó que estos síntomas se presentaban con leucemia, linfoma, sarcoidosis, tuberculosis y sífilis. Esta enfermedad benigna se conoció durante bastantes años como enfermedad de Mikulicz, independientemente de los hallazgos histológicos, y entre 1900 y 1935, Valiére-Vialeix (1939) reunió 130 artículos de la literatura al respecto donde se sugirieron una multitud de causas. Para aclarar esto, en 1927 Schaffer AJ y Jacobsen AW relacionaron casos con enfermedades obvias que presentaban estos síntomas como síndrome de Mikulicz y los casos idiopáticos como enfermedad de Mikulicz. Es decir, definieron dos grupos principales, la enfermedad de Mikulicz, una enfermedad benigna de etiología desconocida, y el síndrome de Mikulicz, un complejo sintomático, causado por una variedad de enfermedades sistémicas caracterizado por un agrandamiento de las glándulas salivares con o sin agrandamiento de la glándula lagrimal, tales como leucemia, linfosarcoma, tuberculosis, sífilis, sarcoidosis y otras. Desafortunadamente ni el texto ni los dibujos histológicos de Mikulicz permiten un diagnóstico exacto de su caso. No obstante, Godwin JT (1952), describió una serie de casos clínicamente correspondientes a los previamente descritos como enfermedad de Mikulicz que podían clasificarse como una proliferación reactiva de tejido linfoide con un aspecto histológico distintivo que denominó como *lesión linfo-epitelial benigna* que se describirá en la discusión de los tumores de la glándula lagrimal. Por ello fue conveniente abandonar el término de enfermedad de Mikulicz y mantener el de síndrome en un sentido puramente clínico como indicativo de una variedad de condiciones patológicas caracterizadas por el agrandamiento asociado de las glándulas salivares y lagrimales (Font RL et al, 1967). No obstante, En 1953, Morgan WS y Castleman B examinaron muestras de 18 casos diagnosticados como enfermedad de Mikulicz. Después de encontrar similitudes histológicas entre esta enfermedad y el síndrome de Sjögren, anunciaron que la mayoría de los casos informados como enfermedad de Mikulicz podrían considerarse como síndrome de Sjögren (Morgan WS, 1954). Posteriormente, la enfermedad de Mikulicz se consideró como un subtipo de síndrome de Sjögren, y desaparecieron los informes de casos de enfermedad de Mikulicz.

Por lo tanto, es mejor considerar al síndrome de Mikulicz como abarcando varias entidades clínicas que deben tomarse en consideración en el diferencial. Las enfermedades que entran en esta categoría están todas ellas relacionadas con enfermedades sistémicas, y la afectación glandular es secundaria. Es cierto que, a veces, es imposible adoptar algunos casos a cualquier enfermedad definida, pero las más importantes son las siguientes, todas ellas discutidas en sus secciones apropiadas:

(1) Las reticulosis –tanto una benigna y localizada hiperplasia linfoide como una manifestación de leucemia o enfermedad de Hodgkin o un linfosarcoma localmente invasivo[19].

---

[19] Laktić N y Troqrlić K, 1957; Cieslinska, 1962; Woillez et al, 1965; Jezégabel C et al, 1966.

(2) Sarcoidosis.

(3) Tuberculosis (van Duyse, 1905; Detzel, 1917; Heine, 1926).

(4) Sífilis, que puede de manera rara afectar a la glándula parótida y lagrimal[20].

(5) Fiebre úveo-parotídea (de Heerfordt) que se complica con uveítis y puede involucrar muchas glándulas incluyendo la lagrimal.

(6) Parotiditis, aunque esencialmente en la enfermedad aguda, y la mononucleosis infecciosa (Nardio, 1952); puede producir dificultades en el diagnóstico.

(7) Alteraciones de la glándula tiroidea que se puede asociar con una hinchazón de las glándulas parotídea y lagrimal.

(8) Macroglobulinemia de Waldenström (Little JM, 1967).

Con el cambio de siglo se comenzó a cuestionar la inclusión de la enfermedad de Mikulicz dentro del síndrome de Sjögren. Las características histológicas que Morgan informó como comunes entre los 18 casos que estudió fueron las siguientes: (1) degeneración y desaparición de acinos debido a la infiltración severa de células mononucleares, (2) proliferación de células epiteliales ductales y estenosis de los conductos, (3) formación de islas mioepiteliales, y (4) dilatación quística de los conductos periféricos. Sin embargo, se ha informado que estas características se observan no sólo en la síndrome de Sjögren sino también en enfermedades persistentes y destructivas, como la sialolitiasis en las glándulas salivares (Yamamoto M et al, 2005). Por lo tanto, la exclusión de la enfermedad de Mikulicz del síndrome de Sjögren, tal como Morgan definió, estaba bajo una revisión creciente.

Yamamoto M et al (2005) estableció las siguientes características para la enfermedad de Mikulicz (1) confirmación visual de la inflamación simétrica y persistente en más de dos glándulas lagrimales y salivales importantes, (2) infiltración prominente de células mononucleares de las glándulas lagrimales y salivales, y (3) exclusión de otras enfermedades que se presentan con inflamación glandular como la sarcoidosis y la enfermedad linfoproliferativa. El objetivo de esta clasificación era establecer la independencia de la enfermedad y aclarar las diferencias serológicas e histopatológicas entre la enfermedad de Mikulicz y el síndrome de Sjögren (Yamamoto M et al, 2005). En el grupo de pacientes estudiados por Yamamoto M et al (2006) la tomografía computarizada de cabeza al cuello en pacientes con enfermedad de Mikulicz reveló un agrandamiento severo de las glándulas lagrimales y submandibulares o parótidas de manera simétricas. El tamaño de los ganglios linfáticos del cuello era inferior a 1 cm. La ecografía de las glándulas agrandadas reveló que los focos eran irregulares, hipoecoicos y multiloculares, mientras que el método Doppler de potencia mostró la presencia de masas hipervasculares. La sialografía era normal, y no se observó el "signo del manzano", que es típico del síndrome de Sjögren.

Estudiando las inmunoglobulinas en sangre encontraron que las concentraciones elevadas de IgG4 en suero eran muy específicas para pacientes con enfermedad de Mikulicz.

Aunque el cuadro histopatológico es muy parecido en ambas enfermedades (Mikulicz y Sjögren) Tsubota et al (2000-2) informó que la frecuencia de apoptosis de las células de la glándula lagrimal era significativamente menor en la enfermedad de Mikulicz, y

---

[20] Théodoresco, 1914; Vennin y Worms, 1914; de Massar y Tockmann, 1918; Hufnagel, 1930; Heckler GB, 1950.

Yamamoto M et al (2002) encontró lo mismo en las salivares con la técnica TUNEL. Las razones por las cuales la apoptosis no se induce ampliamente en la enfermedad de Mikulicz no están claras, pero pueden estar involucradas anormalidades en el sistema de ligando Fas / Fas en linfocitos, células acinares y ductales. Esta es una diferenciación importante entre ambas enfermedades.

La enfermedad de Mikulicz se trata con corticosteroides que mejora tanto la secreción como la hiper-gamma-globulinemia. Se puede iniciar con prednisolona a 30–40 mg / día contra la enfermedad de Mikulicz sin insuficiencia orgánica que debe mantenerse, al menos, durante dos meses que se continua con la administración de prednisolona a 5–10 mg / día o combinarlo con un inmunosupresor como la azatioprina para evitar recaídas (Yamamoto M et al, 2006).

Como hemos visto la primera enfermedad de Mikulicz desapareció por falta de pruebas, luego fue incluida dentro del síndrome de Sjögren, para ser sacada de allí por Yamamoto M, entre otros, pero al aumentar nuestros conocimientos sobre su patogenia, ha vuelto a salir para incluirla dentro de las manifestaciones de un conjunto de enfermedades caracterizadas por un aumento en los niveles séricos de Ig4 que actualmente conocemos con el nombre genérico de *enfermedades relacionada con Ig4*.

Desde la primera descripción de Hamano de la presencia de un aumento en la inmunoglobulina G4 sérica (IgG4) en pacientes con pancreatitis esclerosante (pancreatitis autoinmune tipo 1) en 2001, ha habido numerosos informes de altas concentraciones de IgG4 en el suero e infiltración de plasmocitos positivos para IgG4 en múltiples órganos, lo que resulta en agrandamiento y esclerosis. Dichas manifestaciones, como acabamos de decir, ahora se denominan colectivamente enfermedad relacionada con IgG4 (IgG4-RD), cuya epidemiología sigue siendo poco conocida. La IgG4-RD involucra órganos como el páncreas, riñón, pulmón, próstata y ganglios linfáticos. La enfermedad también afecta los anexos oculares y los tejidos orbitarios denominado en conjunto como enfermedad oftálmica relacionada con IgG4 (IgG4-ROD)[21] en las glándulas lagrimales (dacrioadenitis relacionada con IgG4) (Stone JH et al, 2012), músculos extraoculares (Miositis orbitaria relacionada con IgG4) (Stone JH et al, 2012) y ramas del nervio trigémino (Watanabe T et al, 2011; Sigave Y et al, 2014).

Las glándulas lagrimales son los anexos oculares más frecuentemente involucrados en la IgG4-ROD, que anteriormente se la había denominado como enfermedad de Mikulicz (relacionada con IgG4) con agrandamiento de las glándulas parótidas (Yamamoto M et al, 2006; Umehara H et al, 2012; Goto H et al, 2015). Las glándulas lagrimales anormalmente grandes a menudo causan trastornos del movimiento ocular.

Se sabe que los tumores orbitarios y otras enfermedades comprimen la esclera ocular resultando en la formación de pliegues coriorretinianos. Kurokawa T et al (2018) describió un caso similar pero causado por una dacrioadenitis de origen relacionado con

---

[21] Stone JH et al, 2012; Umehara H et al, 2012; Goto H et al, 2015; Ebbo M et al, 2017.

la IgG4 en una mujer de 51 años que acudió a consulta por visión borrosa y diplopía (por la restricción de movimiento producido por la compresión glandular).

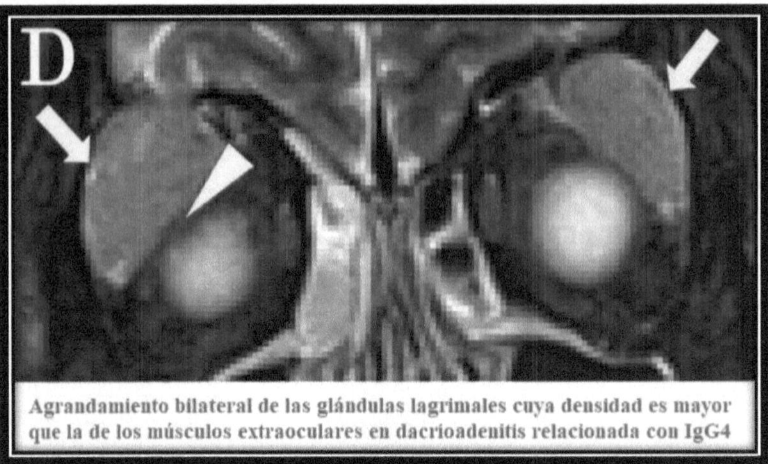

Agrandamiento bilateral de las glándulas lagrimales cuya densidad es mayor que la de los músculos extraoculares en dacrioadenitis relacionada con IgG4

El análisis inmunohistológico reveló abundantes infiltrados plasmocíticos positivos para IgG e IgG4; y el aumento de IgG4 plasmático, lo que junto a la imagen del aumento glandular satisface los criterios diagnósticos.

El tratamiento es el mismo que se ha comentado para la enfermedad de Mikulicz, es decir, corticosteroides (prednisolona) junto con inmunosupresores si fuera necesario.

Tirotoxicosis

Son bien conocidos los cambios infiltrativos que se producen en la órbita y en los músculos extraoculares en la tirotoxicosis y el exoftalmos endocrino; Reese (1935) describió un agrandamiento de la glándula lagrimal que mostraba cambios infiltrativos idénticos –una infiltración linfocítica y un tejido fibroso edematoso sustituía la estructura glandular que se encontraba en todas las fases de degeneración. No había infiltración orbitaria difusa por lo que no existía continuidad ni evidencia de extensión desde los músculos a la glándula. Es probable que el agrandamiento de las glándulas lagrimales en enfermedad de Graves, su prolapso ocasional y las alteraciones en la secreción lagrimal en esta enfermedad pueda estar causada por una adenitis inflamatoria de este tipo[22]. Es de señalar que se ha informado del agrandamiento de la glándula lagrimal y de la parótida en la enfermedad de Graves (Wood, 1928; Estapé, 1930).

Hipotiroidismo

Algunos cambios interesantes se pueden producir en las glándulas lagrimales en asociación con el hipotiroidismo. En el mixedema es común alguna infiltración difusa de células plasmáticas con focos de linfocitos; cambios que tienden a aumentar con la edad y son más comunes en mujeres que en hombres (Sclare G y Luxton RW, 1967). Es apropiado que en ciertos casos de síndrome de Sjögren se produzcan cambios histológicos a los que se ven en el tiroides en las primeras fases de la enfermedad de Hashimoto y en las finales del mixedema (Cardell BS y Gurling KJ, 1954), así como la presencia de pruebas de floculación anormales paralelas y un aumento de las gammaglobulinas séricas (Jones, 1958; Heaton, 1959). Después se ha demostrado un número significativo de casos de síndrome de Sjögren no necesariamente confinados a aquellos con evidencia clínica de enfermedad tiroidea (Anderson JR et al, 1961; Bunim JJ, 1961). Se han encontrado lesiones inflamatorias crónicas similares tanto en el tiroides como en las glándulas lagrimales (Anderson Jr et al, 1963) y fibrosis e hialinización con la destrucción del epitelio secretor y ductal después de la tiroiditis de Riedel (Sclare G y Luxton RW, 1967).

Enfermedades sanguíneas

El agrandamiento de las glándulas lagrimales se ha asociado con enfermedades sanguíneas en raras ocasiones. Así Cameron (1930) y Ziegler A (1949) informaron de un agrandamiento nodular crónico con proptosis en eosinofílias de origen desconocido. Sin embargo, la asociación más importante es con la leucemia, una cuestión que se discutirá más tarde.

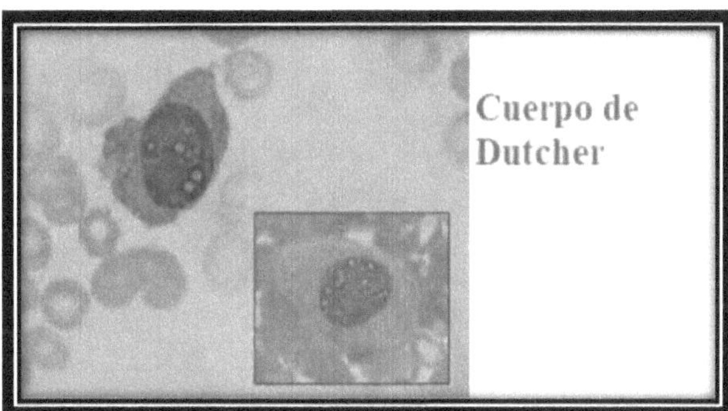

---

[22] Naffziger HC, 1931; Naffziger HC y Jones, 1932; McCool JL y Naffziger HC, 1932; Ranibowicz, 1938.

En la macroglobulinemia de Waldenström a veces se ve una hinchazón de las glándulas lagrimales; el diagnóstico se confirma por las anomalías en las proteínas plasmáticas y con la biopsia que muestra infiltración por células reticulares y células plasmáticas normales y anormales; son características de esta enfermedad las incrustaciones intranucleares PAS positivas (cuerpos de Dutcher)[23].

En la poliarteritis nodosa la afectación de las glándulas lagrimales es extremadamente rara; Madure (1968) describió un caso presentado con un agrandamiento agudo de la glándula y mostrando una angeítis necrotizante con destrucción completa del tejido glandular.

Síndrome de Felty y otras artropatías

En este síndrome puede producirse una hinchazón temporal de la glándula con una querato-conjuntivitis seca asociada durante el curso de una exacerbación; se produjo la recuperación en el caso informado por Rozenblit y Tenczyńska (1965).

La asociación de artritis reumatoide y otras enfermedades del tejido conectivo con el síndrome de Sjögren se discute en otro lugar.

Amiloidosis primaria

En un caso de amiloidosis primaria con síntomas de querato-conjuntivitis seca y una terminación fatal debida a fallo renal, hepático y cardíaco, la amiloidosis se encontró en todo el organismo incluyendo la glándula lagrimal y el párpado sin ninguna evidencia de fibrosis o cambios inflamatorios[24]. La amiloidosis puede afectar a la glándula como enfermedad secundaria con el síndrome de Sjögren (Gardner, 1965). Radnót M et al (1971) informó de la presencia de un nódulo amiloideo aislado en la glándula lagrimal.

Yokote E et al (1984) informó de un caso de síndrome seco asociado con amiloidosis primaria, donde un año de 63 años con una querato-conjuntivitis seca y xerostomía, falleció por un fallo cardíaco. Ni la sialografía ni la biopsia labial revelaron hallazgos compatibles con el síndrome de Sjögren; la orina dio positivo en el test de Bence-Jones y en la macroglobulinemia. La autopsia demostró una amiloidosis generalizada mediante tinción con rojo Congo y por la típica bi-refringencia con el microscopio de luz polarizada.

Otras

La *enfermedad de Rosai-Dorfman,* también conocida como histiocitosis sinusal con linfadenopatía masiva, fue caracterizada como entidad clínica en 1969 por Rosai J y Dorfman RF. Es una rara enfermedad auto-limitada de origen desconocido que afecta a niños y adultos jóvenes en todo el mundo; típicamente se manifiesta por una linfoadenopatía crónica indolora, fiebre, leucocitosis y marcadores de inflamación elevados. La enfermedad tiene predilección por los ganglios linfáticos de la cabeza y el cuello.

La afectación ocular es rara, así, en una serie de 113 casos publicada por Foucar E en 1979, sólo 13 casos mostraban afectación ocular, de los cuales 11 tenían afectación palpebral y/o de los tejidos blandos orbitarios. Con respecto a la glándula lagrimal se ha informado de casos unilaterales (Reddy A et al, 2001; Yuen HK et al, 2006; Dahrouj M

---

[23] Dutcher TF y Fahey JL, 1959; Ritzman et al, 1960; Albesi y Vignolo, 1965; Wover y Glees, 1966; Little, 1967; Moulin et al, 1969; Schechterman L y Tyler SJ, 1970; Meyer et al, 1971.

[24] Kuczynski A et al, 1971; Ballersler J et al, 1985; Gogel HK et al, 1983; Ramelli GP et al, 1990; otros.

et al, 2019) y bilaterales (Lee-Wing M et al, 2001) que se presentan como masas en el TAC y con el aspecto típico de la lesión en la biopsia. Su clínica es la misma que la de otros procesos no inflamatorio en esta localización, generalmente desplazamiento del globo y erosiones óseas.

Atrofia senil

Con el avance de la edad se va haciendo aparente una involución general de la glándula lagrimal, más intensa en el hombre que en la mujer. El tejido conectivo fibrilar que es escaso en la juventud comienza a aumentar, el tejido adenoide con sus elementos linfáticos, más abundantes y ordenados en formaciones foliculares hacia finales de la segunda década, se hace más escaso con lo que desaparecen los folículos mientras que aumentan las células plasmáticas, los depósitos de pigmentos y la degeneración grasa, y se atrofian los elementos secretores[25]. Después de la madurez a veces se observan unas células denominadas anteriormente como *"oncocitos"*[26] abriéndose paso a través del epitelio desde la capa basal a la luz (Böck y Schlagenhauff, 1938); previamente se habían descrito en las glándulas salivares (Hamperl, 1931).

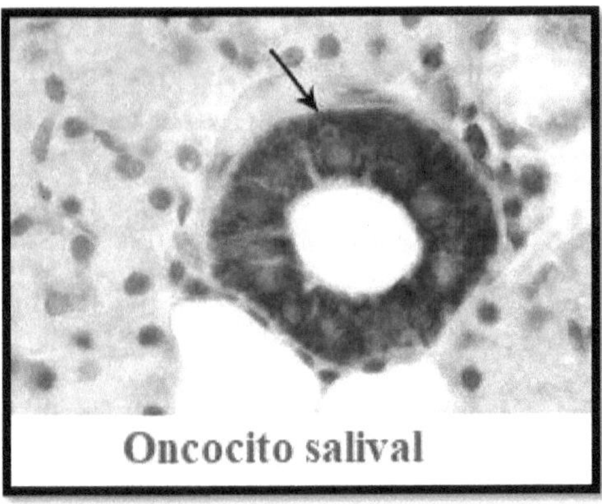

Estos cambios seniles se acompañan de hiposecreción lagrimal, una situación existente en aproximadamente en un tercio de las personas mayores de los 40 años de edad (de Röth, 1941-50) y se vuelven más intensos entre los 65 y 70 años (Henderson y Prough, 1950). Como regla no se origina ningún síntoma o sólo quejas indefinidas como una mayor sensibilidad a la luz o una sensación de quemazón en los ojos, a veces asociados con una secreción mucoide espesa; un método sencillo de tratamiento utilizado hace tiempo consiste en la aplicación de una pomadita de parafina suave sobre el borde ciliar al acostarse. Ocasionalmente, cuando se añaden otros factores sistémicos, la hipofunción toma un carácter más serio y aparecen los síntomas de una queratoconjuntivitis seca.

Waterhouse JP (1963) encontró infiltrados linfocíticos en el 65% de las glándulas lagrimales de mujeres de 75 años o más. Damato BE et al (1984) informaron de la presencia de infiltrados en el 70% de las glándulas de mujeres y hombres, con una edad media de 62 ± 17 años. También sugirieron que los casos en los que los cambios atróficos y fibróticos no están asociados con infiltrados notables pueden ser las secuelas de procesos inflamatorios previos. Obata H et al (1995) informaron de infiltrados en el 69% de las glándulas palpebrales y el 83% de las glándulas orbitales de mujeres y hombres entre 40 y 87 años de edad. Waterhouse JP (1963) encontró menos infiltrados en glándulas

---

[25] Axenfeld, 1898-1900; Sjögren, 1933; Buchaly, 1933; Herken, 1937; Radnót y Szabó, 1966.

[26] Células degeneradas de un tamaño enorme con un citoplasma espumoso y gránulos acidófilos. se originan por metaplasia de células parenquimatosas más pequeñas; se presentan en las glándulas salivares, lagrimales, el tiroides, las paratiroides, las suprarrenales, las glándulas mucosas del tracto respiratorio, las glándulas

de hombres mayores (20%), pero, sorprendentemente, también descubrió que los infiltrados comienzan a aparecer temprano en la vida adulta y que ocurren a tasas similares (22% y 18%, respectivamente) en las glándulas de mujeres y hombres menores de 40 años. Estos números apuntan a la conclusión de que la prevalencia de los infiltrados linfocíticos es sustancialmente mayor que la prevalencia de la enfermedad clínica del ojo seco, lo que implica que los infiltrados que se desarrollan comúnmente son inmuno-patológicamente diversos, con diversos impactos en la función fisiológica lagrimal.

Atrofia idiopática: Oftalmol-rino-xerosis: síndrome de Gougerot-Houver-Sjögren

Se produce como parte de una enfermedad general de etiología desconocida con una disminución general de la secreción asociado con cambios cirróticos y atróficos en las glándulas lagrimales. La falta de una prueba diagnóstica específica hizo que recibiera varios nombres alternativos, aparte de los comentados en el encabezamiento, como el de exocrinopatía autoinmune, síndromes sicca primarios y secundarios y querato-conjuntivitis sicca (Gumpel JM, 1982). El término exocrinopatía autoinmune (Talal N, 1980) enfatiza las lesiones generalizadas de las glándulas exocrinas que pueden presentarse junto con los marcadores de autoanticuerpos de la enfermedad "autoinmune". Los términos síndrome sicca primario y secundario intentan diferenciar entre la enfermedad sistémica primaria grave con las características de la enfermedad seca pero sin una enfermedad "autoinmune" asociada, y la aparición menor pero frecuente de las características de la enfermedad seca junto con enfermedades sistémicas como la artritis reumatoide, la esclerosis sistémica, la cirrosis biliar primaria y la hepatitis crónica activa.

No es una situación infrecuente pero se presenta sobre todo en mujeres después de la menopausia, dando origen a síntomas de querato-conjuntivitis seca; típicamente se acompaña de una alteración similar en la secreción de las glándulas salivares y mucosas del tracto respiratorio superior y, con frecuencia de poliartritis.

La sequedad de boca en mujeres pasadas las edades medias se conoce desde los escritos de Hadden (1888) y de Hutchinson (1888) como "aptialismo" pero el primero en asociar la deficiencia salival con características similares en la secreción lagrimal fue Fuchs (1919) quien describió el síndrome en una mujer de 54 años y atribuyó la enfermedad a su situación metabólica. Deutschmann (1921) y Schöninger (1924) realizaron observaciones similares, pero el primero en establecer la amplia naturaleza de la afección fue Gourgerot (1926). Este eminente dermatólogo francés lo describió en 3 mujeres (de 33, 40 y 41 años de edad respectivamente) como un síndrome de insuficiencia progresiva y finalmente de atrofia de las glándulas salivares y de las glándulas mucosas de la conjuntiva, boca, nariz, laringe y vulva, reuniendo estas manifestaciones en un síndrome de etiología oscura asociadas probablemente con alteraciones endocrinas y vasomotoras. En los años siguientes Mulock Houver (1927) llamó la atención sobre la presencia de

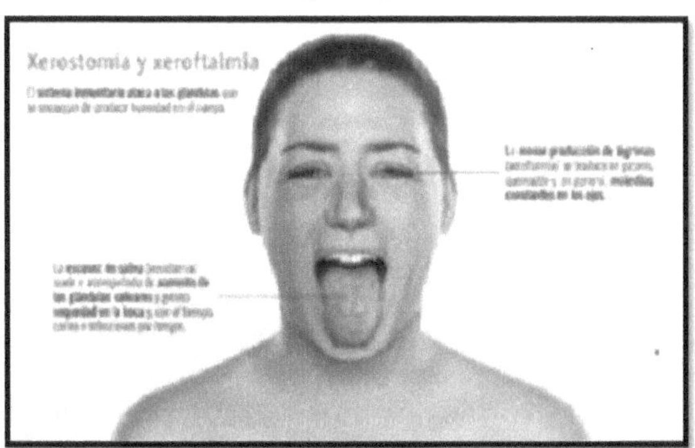

artritis con queratitis filamentosa; las observaciones siguientes fueron realizadas por Scheerer (1928), Isakowitz (1928), Albrich (1928), Betsch (1928-30), Hauer (1931) y Wissman (1932). Luego apareció la clásica monografía de Henrick Sjögren (1933) que estableció el síndrome con sus implicaciones sistémicas sobre una base sólida. Desde entonces podemos decir que la literatura acumulada es inmensa. Henderson JW (1950) reunió los datos de 280 casos y desde entonces las publicaciones son legión[27]. El uso común estableció la terminología de *ojo seco* para describir las manifestaciones orales y oculares sin referencia a la enfermedad del tejido conectivo, y el de Síndrome de Sjögren para indicar la triada de querato-conjuntivitis seca, xerostomía y artritis reumatoide; y posteriormente se separaron las manifestaciones oculares como parte de una patología específica denominadas en conjunto como enfermedad de la superficie ocular, una de cuyas causas es el síndrome de Sjögren.

La enfermedad es casi, pero no completamente, exclusiva de mujeres mayores de 40 años. Es extremadamente infrecuente en niños y personas jóvenes, aunque se han publicado casos en niños y los síntomas oculares pueden preceder o seguir a la alteración articular (10 años de edad, O'Neill, 1965; Duncan H et al, 1969). Habitualmente es bilateral aunque no siempre las alteraciones tienen la misma intensidad en ambos ojos (Sjögren H, 1940; Bruce GM, 1941; Gifford et al, 1943).

Bloch KJ et al (1965) y Williamson J et al (1971) analizaron cuidadosamente los síntomas oculares; comienzan de manera lenta e insidiosa, pero las molestias causadas por la querato-conjuntivitis irritativa crónica pueden ser considerables. Los síntomas oculares subjetivos son los de picor, quemazón, fotofobia, una sensación desagradable de sequedad ocular o de la presencia de cuerpo extraño o arenilla, con fluctuaciones en la agudeza visual atribuidas a la viscosidad de la película lagrimal y a la acumulación de detritus sobre la superficie de la córnea que pueden dispersarse con parpadeos frecuentes; el paciente incluso puede notar que cuando llora o se le irritan los ojos por humos o cuerpos extraños, los ojos permanecen secos. Los cambios en la córnea, cuando son marcados, produce el cuadro clínico denominado como *queratopatía filamentosa*; sin embargo, la presencia de filamentos no es patognomónico de la enfermedad ya que se presentan en otras como las abrasiones recurrentes de la córnea, herpes, glaucoma o después de la cirugía de la catarata en pacientes en los que la secreción lagrimal es normal. Los filamentos, compuestos de epitelio retorcidos en una matriz mucosa, pueden ser escasos o faltar, pero la mayoría de los casos muestran picaduras o focos grises en la capa epitelial de la córnea cuando se examina con la lámpara de hendidura. Son raras las complicaciones corneales serias: úlceras, groseros leucomas, formación de pannus, pero

---

[27] Bruce GM, 1941; Behrman HT y Lee KK, 1950; de Graciansky P et al, 1950; De Seze, 1950; Duclos J, 1950; Bohm A, 1950; Sjögren H, 1951; Coguel S, 1951; Boune WA y Wagstaff JK, 1951; de Oya JC y Segovia JM, 1951; Reader SR et al, 1951; Altava V y Barrera M, 1951; Beiglbock W y Hoff H, 1952; D'ors Pérez JP y Riobo Nigorra P, 1952; Morgan AD y Raven RW, 1952; Levi M, 1952; Martínez Sardá JA, 19534; Pollel-Delille y Pollet J, 1953; Riobo P, 1953; Gamp A, 1954; Achenbach W y Stollberg G, 1954; Salvi GL, 1954; Coverdale H, 1955; McLenachan J, 1956; Paczesniak R, 1957; Ceitlin J et al, 1957; Jones BR, 1958; Agarwal R, 1958; Heaton JM, 1959; Ferreira Marques J, 1960; de Haas E, 1961; Bunim JJ, 1961; Heaton AM, 1962; Vanselow NA et al, 1963; de Benito García C, 1963; Igarashi H, 1963; Crews SJ y Whitfield AG, 1963; Nagakura MM y Nagakura M, 1964; Bloch KJ et al, 1965; Bunim JJ, 1965; MacSween RN et al, 1967; Williamson J et al, 1967-71; Sood NN, 1968; Kaltreider HB y Talal N, 1969; Ericson S y Sundmark E, 1970; Shearn MA, 1971; Sjögren H y Bloch KJ, 1971; Whaley K et al, 1973; Alspaugh MA et al, 1974; Talal N, 1980; Forstot JZ et al, 1982; Gumpel JM, 1982; muchos otros.

es posible que el resultado final de esta enfermedad sea la formación de un pannus completo que cubra ambas córneas.

La conjuntiva puede aparecer casi normal pero habitualmente se encuentra congestionada; la ausencia de humedad no es evidente en la inspección. Un hallazgo casi constante y característico es la presencia de un fornix inferior engrosado, fibroso, con descargas mucosas; que se puede extraer en filamentos de varios centímetros de longitud con unas pinzas finas. Bajo el microscopio se encuentra que los filamentos están formados por moco entremezclados con células epiteliales.

El tinte rosa de bengala tiñe la conjuntiva bulbar y la córnea sobre el área correspondiente a la abertura palpebral, dibujando un triángulo rojo brillante a ambos lados de una córnea parcial o totalmente teñida, lo que Sjögren dijo que era patognomónico. Con la lámpara de hendidura es posible evaluar el número de erosiones teñidas en la mitad inferior de la córnea y conjuntiva, para los que se utilizaba una puntuación numérica denominada "contador de rosa de bengala" (van Bijsterveld OP, 1969; Rodger FC, 1971).

Muchos pacientes presentan algunos datos clínicos de infección, especialmente por estafilococos (Williamson J, 1971), cuyo control mejora los síntomas y signos de la querato-conjuntivitis; un recrudecimiento de la cual puede conducir a la súbita exacerbación de los síntomas en un caso previamente controlado. Wright (1971) encontró datos de foliculitis o blefaroconjuntivitis en el 73% de sus casos, una situación a menudo asociada con infiltrados marginales y, a veces, una vascularización periférica de la córnea.

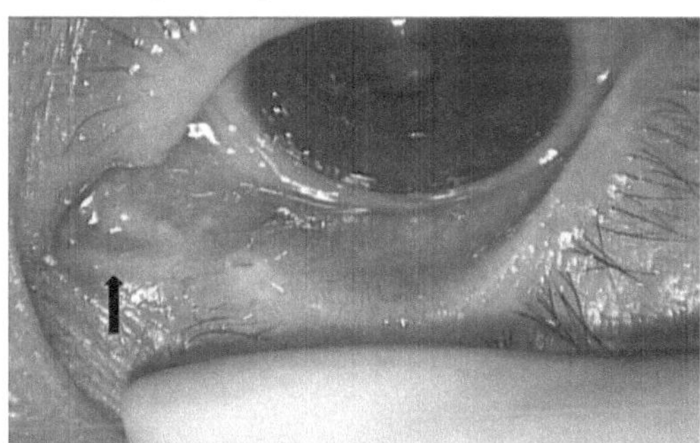

Fistula lagrimal (flecha) asociada al síndrome de Sjögren. Ishikawa S et al, 2019

Ishikawa S et al (2019) informaron de la aparición de una fistula adquirida en un paciente con síndrome de Sjögren para cuyo desarrollo consideraron 4 posibles mecanismos: infección, pérdida del glucocalix de la superficie epitelial, disminución de factores de crecimiento y/o uno de lubricantes con conservantes, todos los cuales se pueden encontrar en este síndrome-

Uno de los síntomas más frecuentes en el síndrome de Sjögren primario está representado por la fatiga, prominente en aproximadamente el 70% de los pacientes. Aunque los instrumentos para la evaluación de la fatiga siguen siendo inadecuados o no existen, parece que los aspectos físicos y somáticos de la fatiga, en lugar de los mentales, se ven afectados de manera más severa y frecuente en el síndrome de Sjögren primario (Ng WF y Bowman SJ, 2012). También se ha encontrado una relación moderada entre depresión y fatiga. Una posible explicación es que la fatiga y la depresión comparten mecanismos biológicos subyacentes comunes.

El agrandamiento de las glándulas lagrimales es raro; Font RL et al (1967) informó de la presencia de síndrome de Sjögren en casos con lesiones linfo-epiteliales benignas de la glándula lagrimal; concluyeron que los pacientes manifestaban el amplio espectro clínico del síndrome que a menudo muestran los hallazgos microscópicos de esta enfermedad; la frecuencia de la asociación se ha evaluado en un 40% (Vanselow NA et al, 1963; Bloch KJ et al, 1965).

Como con frecuencia sucede, cuando también falta la secreción salival, puede ser muy molesta la sequedad de la boca y lengua; en ocasiones es evidente la existencia de una parótida hinchada indolora (34 de 62 casos, Bloch KJ et al, 1965) son sialectasis de grado variable demostrable por sialografía[28]; la sequedad se puede extender a la nariz, faringe, laringe, senos nasales e incluso a la piel. Roussel y Toussaint (1948) describieron una situación con atrofia y fibrosis de la glándula mamaria. La asociación sistémica más habitual es la afectación del tejido conectivo, particularmente la artritis reumatoide que es clínica y radiológicamente indistinguible de la artritis no acompañada del síndrome seco. La frecuencia informada de artritis en pacientes con el síndrome de Sjögren varía del 17 al 62% (Sjögren H, 1951) o del 87% (Bloch KJ et al, 1965). De manera inversa, los componentes del síndrome seco se han identificado hasta en un tercio de pacientes con artritis reumatoide; una mayor incidencia se ha encontrado en pacientes con enfermedad articular avanzada (Bunim JJ, 1961).

Se encuentra bien documentada la asociación del síndrome de Sjögren con otras enfermedades del tejido conectivo –lupus eritematoso diseminado, poliarteritis nodosa, esclerosis sistémica progresivo (escleroderma), y cualquiera de ellas puede sustituir a la artritis reumatoide en la clásica triada del síndrome de Sjögren[29]. En un estudio detallado de 62 casos, Bloch KJ et al (1965) y Bunim JJ (1965) dividieron el síndrome en 5 grupos: aquellos con la clásica artritis reumatoide, con probable artritis, con esclerosis sistémica progresiva, con polimiositis y aquellos con sólo componentes secos. En el último grupo existía habitualmente una historia de síntomas articulares pasados o actuales.

Las manifestaciones neurológicas pueden surgir como neuropatías periféricas particularmente de los nervios craneales (Attwood W y Poser CM, 1961; Kaltreider HB y Talal N, 1969). Una rara combinación es con la glomerulonefritis sugiriendo un origen auto-inmune común (Perrau P et al, 1972). Se ha señalado una asociación con la leucemia linfoide crónica (Lehner-Netsch G et al, 1969) y hay razones para creer que algunos pacientes pueden desarrollar a continuación un linfoma maligno (Rothman S et al, 1951; Talal N y Bunim JJ, 1964; Talal N et al, 1967). En tres casos de síndrome de Sjögren se desarrolló una púrpura trombocitopénica trombótica que rápidamente fue fatal (Steinberg AD et al, 1971); el síndrome también se ha asociado con crioglobulinemia (Guilaine J et al, 1970) y particularmente hipergammaglobulinemia (Whaley K et al, 1972; Hughes GR y Whaley K, 1972).

Con respecto a la afectación de la piel, casi la mitad de todos los pacientes con síndrome de Sjögren primario pueden presentar manifestaciones cutáneas que consisten en xerosis de la piel, queilitis angular, eritema anular, lupus de sabañón y vasculitis de la piel que incluye púrpura plana o palpable y vasculitis urticarial.

Las manifestaciones gastrointestinales incluyen náuseas, disfagia o dolores epigástricos que con frecuencia se deben a la sequedad de la faringe y el esófago o a la dismotilidad

---

[28] Rose, 1954; Bloch KJ et al, 1965; Criholm y Mason, 1968; Ericson S y Sundmark E, 1970.

[29] Harrington y Dewar, 1951; Ercoli y Lepri, 1952; Ramage y Kinnear, 1956; Natale y Cervini, 1957; Bain, 1960; Shearn, 1960; Mühler, 1961; Bunim JJ, 1961; Bloch KJ et al, 1965; Fox, 1966; Hradsky et al, 1968; Bowers, 1969; Kirkham, 1969; Boyle y Buchanan, 1971; Steinberg HB y Talal N, 1971; Whaley K et al, 1973; otros

esofágica y la gastritis. El patrón histológico típico es la gastritis atrófica crónica con infiltración linfoide. La hiperamilasemia es bastante frecuente, aunque muy raramente es una expresión de pancreatitis aguda o crónica. Las pruebas hepáticas anormales no son infrecuentes, pero la hepatitis autoinmune se diagnostica en el 1,7% al 4% de los pacientes con síndrome de Sjögren primario, mientras que la colangitis autoinmune (con cambios histológicos similares a la cirrosis biliar primaria en estadio I) se desarrolla principalmente en el 5% al 10% de los pacientes con anticuerpos anti-mitocondriales.

Aproximadamente el 20% de los pacientes con síndrome de Sjögren primario desarrollan tiroiditis autoinmune (principalmente tiroiditis de Hashimoto y, en menor medida, enfermedad de Graves) y más del 50% de ellos tienen hipotiroidismo subclínico. Los auto-anticuerpos contra la peroxidasa tiroidea (anti-TPO) y la tiroglobulina (anti-TG) se pueden usar como indicadores principales de pacientes propensos a desarrollar enfermedad tiroidea en el futuro.

Los riñones a menudo están involucrados en el síndrome de Sjögren primario. La principal entidad clinicopatológica es la nefritis intersticial, que aparece temprano o incluso puede preceder al inicio de los síntomas de la sicca. La acidosis renal distal (tipo I y II) es la presentación clínica más frecuente. Además de la nefritis intersticial, la glomerulonefritis se detecta con menos frecuencia en pacientes con síndrome de Sjögren primario y está fuertemente asociada con niveles bajos de C4 y crioglobulinemia mixta. Sin embargo, la nefritis intersticial con frecuencia es subclínica y la enfermedad renal clínica manifiesta es detectable en aproximadamente el 5% de los pacientes con síndrome de Sjögren primario, en los que la nefritis intersticial y la glomerulonefritis se distribuyen casi por igual.

Patología. Los cambios patológicos en las glándulas lagrimales han sido estudiados por numerosos observadores[30]. En general el cuadro es el de una atrofia con infiltración de células redondeadas, proliferación de tejido conectivo y, finalmente, fibrosis. La glándula

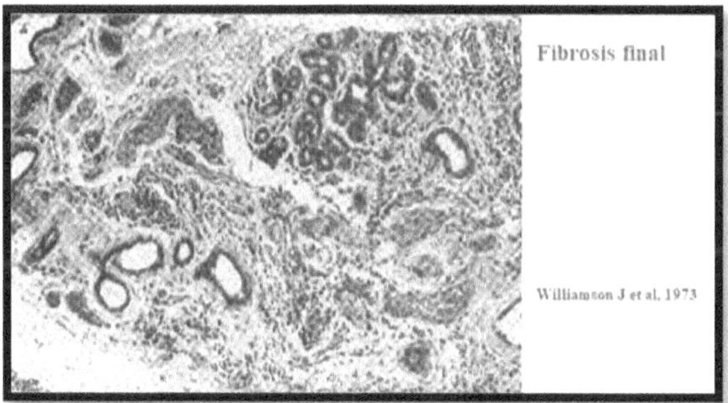

se vuelve más pequeña y cirrótica mostrando una degeneración casi completa y atrofia de sus elementos parenquimatosos. A veces la infiltración por células redondeadas es marcada, mientras que los elementos del tejido conectivo se encuentran muy aumentados; pueden aparecer áreas de infiltración hialina y la degeneración quística puede ser prominente. Perpose JS et al (1990) informó que la linfoproliferación de la glándula lagrimal se corresponde con linfocitos B y CD4.

---

[30] Albrich, 1928; Sjögren H, 1933-1971; Lutman FC y Favata BV, Ellman P et al, 1951; Cardell BS y Gurling KJ, 1954; Morgan WS, 1954; Seifert G y Geiler G, 1957; Heilesen B, 1962; Bloch KJ et al, 1965; Font RL et al, 1967; Meyer D et al, 1971; Zimmerman LE, 1971; Sjögren H y Bloch KJ, 1971; Williamson J et al, 1973; otros.

Las glándulas accesorias de Krause muestran una infiltración y atrofia similar, y se producen cambios de la misma naturaleza en las glándulas salivales, las parótidas y las glándulas mucosas de los labios y laringe. Parece evidente que la falta de secreción se debe a estos cambios orgánicos en las glándulas. En la parótida y en otras glándulas como las del labio inferior (Chisholm y Mason, 1968) pueden desarrollarse folículos linfoides que no se ven en las glándulas lagrimales y fueron consideradas por Sjögren como posiblemente debidas a una infección ascendente a través del conducto de Stensen probablemente explicando la hinchazón que se puede notar en las parótidas. Es interesante y a veces con valor diagnóstico que la inyección de un colorante radio-opaco en los conductos parotídeos muestra la formación de pseudoquistes (Bercher et al, 1949). No obstante, lo primario y característico en ambas glándulas, lagrimal y salival, es una degeneración del parénquima glandular seguido de fibrosis. Se han encontrado datos histológicos de atrofia glandular submucosa con infiltración linfática a todos los niveles del tracto respiratorio con variadas complicaciones pulmonares como neumonía, atelectasia y fibrosis (Ellman P et al, 1951; Bucher UG y Reid L, 1959; Bloch KJ et al, 1965).

Según las directrices internacionales, los criterios histológicos para la definición del síndrome de Sjögren son tanto cualitativos como cuantitativos: el "foco", como veremos en los criterios diagnósticos, debe estar compuesto por al menos 50 linfocitos que se infiltran en el área periductal. Se debe detectar 1 foco en un área de tejido de al menos 4 mm^2.

Los cambios patológicos en la conjuntiva y córnea se describen en sus apuntes correspondientes.

Patogenia y Diagnóstico. Desde un punto de vista ocular las dificultades diagnósticas no es probable que surjan cuando se presentan las típicas características de la enfermedad. El inicio insidioso como una conjuntivitis irritativa que no responde a las medidas terapéuticas habituales en mujeres mayores de 40 años de edad es muy sugerente, especialmente cuando se asocia con una poliartritis crónica; el test de Schirmer, el

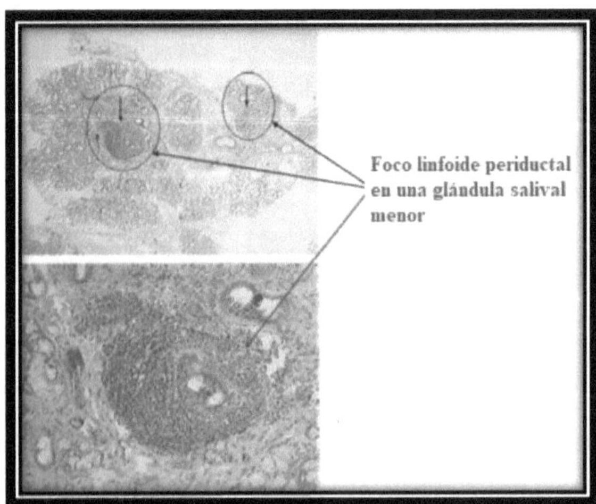

hallazgos de hilos mucosos en el fornix inferior, la tinción conjuntival con rosa de Bengala y, cuando se presentan, los cambios corneales característicos establecen el diagnóstico. Las lesiones corneales se deben diferenciar de las producidas en la queratitis punteada superficial o neuroparalítica, y de otras xeroftalmías. En líneas generales los resultados de las pruebas de diagnóstico en el síndrome de Sjögren tienden a ser positivos cuando el diagnóstico es obvio y equívocos cuando más se necesitan.

A menudo son valiosas las pruebas de función salival en vista de la dificultad en la detección clínica de la xerostomía: mediciones del flujo salival (Lenoch F et al, 1964), sialografía (Bloch KJ y Bunim JJ, 1963) y radio-isótopos (Stephen RW et al, 1971); mientras que también es valiosa la biopsia de una glándula labial que muestra los mismos cambios que la glándula lagrimal; además es sensible, específica y muy fácil de hacer (por un cirujano oral) (Block KJ et al, 1965; Chisholm DM y Mason DK, 1968; Greenspan JS et al, 1974) .

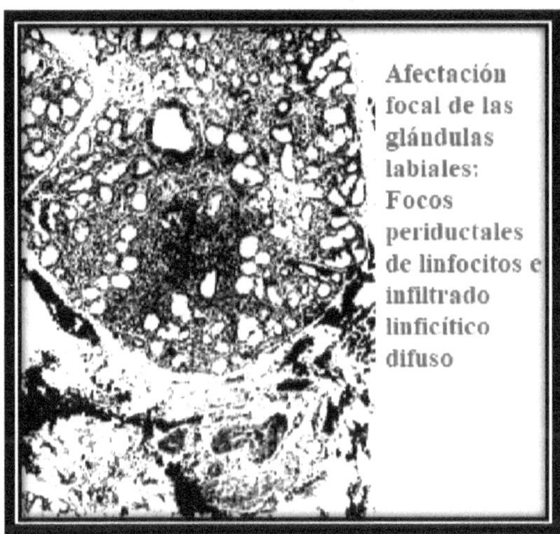

Uno de los problemas para un diagnóstico preciso es la necesidad de atender a unos criterios universalmente aceptados. A finales del XX esto no se había conseguido y se hablaba de "criterios de Copenhague", "griegos", "japoneses", "californianos" y otros como vemos en los siguientes ejemplos:

A: *Criterios de Copenhague* (Manthorpe et al. 1986).

El síndrome de Sjögren primario se define como la presencia simultánea de queratoconjuntivitis seca y xerostomía en pacientes que no cumplen criterios internacionalmente aceptados para otra enfermedad inflamatoria del tejido conectivo.

Se presenta queratoconjuntivitis cuando dos de las siguientes pruebas son anormales:

- Prueba de Schirmer-I (anormal si < 5-10 mm / 5 min)

- Tiempo de ruptura (anormal si < 5-10 segundos)

- Puntuación de Rosa de Bengala (anormal si > 2-4 puntos en una escala de 0-9)

La xerostomía está presente cuando dos de las siguientes pruebas son anormales:

- Sialometría completa no estimulada (anormal si < 1.5 ml / 15 min).

- Gammagrafía de glándulas salivales.

- Biopsia del labio inferior (anormal si el valor de enfoque > 1).

B: *Criterios europeos preliminares* (Vitali et al. 1993).

Para el diagnóstico definitivo del síndrome de Sjögren 4 de 6 ítems son obligatorios (aceptar en el ítem 6 solo positivo anticuerpos anti-Ro / SS-A y anti-La / SSB):

1. síntomas oculares; respuesta positiva al menos a 1 pregunta:

- ¿Has tenido ojos secos diarios, persistentes y problemáticos durante más de 3 meses?

- ¿Tienes una sensación recurrente de arena o grava en los ojos?

- ¿Usas sustitutos lagrimales más de 3 veces al día?

2. síntomas orales; respuesta positiva de al menos 1 pregunta:

- ¿Ha tenido una sensación diaria de boca seca durante más de 3 meses?

- ¿Ha tenido glándulas salivales recurrentes o hinchadas de forma persistente cuando era adulto?

- ¿Toma líquidos con frecuencia para ayudar a tragar alimentos secos?

3. Signos oculares, resultado positivo en al menos una de las siguientes 2 pruebas:

- Prueba de Schirmer-I (<5 mm / 5 min).

- Puntuación rosa de bengala (> 2-4).

4. Focus-score < 1 en biopsia de una glándula salival menor.

5. Compromiso de las glándulas salivales; resultado positivo en al menos 1 de las siguientes pruebas:

- Gammagrafía salival.

- sialografía parotídea.

- Flujo salival no estimulado (< 1.5 ml / 15 min).

- Anticuerpos contra los antígenos ROBS-A o La / SS-B, anticuerpos antinucleares, factor reumatoide.

Lo anterior hacía difícil establecer la prevalencia de la enfermedad y la evaluación de otros parámetros.

Posteriormente el grupo SICCA propuso un nuevo enfoque de consenso de expertos (mundiales) que consisten en criterios de clasificación basados completamente en medidas objetivas (Shiboski SC et al, 2012) y que son las siguientes. En particular, no sólo se han eliminado los síntomas oculares y orales, sino que también se ha excluido del criterio el compromiso de la glándula salival. De hecho, la evaluación de la participación de las glándulas salivales en el síndrome de Sjögren todavía es un tema de debate. Además de las pruebas estándar para la evaluación de la afectación de las glándulas salivales, a saber, la prueba de flujo salival no estimulada, la gammagrafía de glándulas salivales y la sialografía de contraste, se han estudiado otros métodos, como la sialografía por resonancia magnética y la ecografía (EE. UU.) (Tzioufas AG y Moutsopoulos HM, 2008). Se ha sugerido que los criterios USA pueden proporcionar información diagnóstica útil comparable a la de la biopsia de las glándulas salivales menores, pero son menos costosos y no invasivo.

- *Patogenia*.- Aparte de todo lo comentado anteriormente en el fluido lagrimal se ha encontrado una disminución en la secreción de lactoferrina y lisozima que se ha atribuido a la destrucción de la glándula (Janssen PT y van Bijsterveld OP, 1981; Mackie IA y Seal DV, 1984); también se ha encontrado un aumento en la concentración de β_2-microglobulina pero Markusse HM et al (1992) no pudo relacionarlo con la edad, la duración de la enfermedad o la producción lagrimal. Virtanen T et al (1997) encontró aumentada la actividad de plasmina en el fluido lagrimal. La plasmina es una endoproteinasa conocida por su capacidad para degradar los coágulos de fibrina y también de la fibronectina, por lo que este autor propuso que podía mediar en el daño sobre la superficie ocular que se produce en este síndrome.

Las pruebas hematológicas con frecuencia muestran una anemia leve con eosinofília y el índice de sedimentación eritrocitaria se encuentra elevado. En todos los casos hay anomalías en las proteínas plasmáticas con una disminución de la albúmina y un aumento característico en las gammaglobulinas; en realidad, los niveles muy elevados de las últimas puede sugerir la presencia de un mieloma múltiple o de una macroglobulinemia de Waldenström, pero las diferenciación de estas enfermedades se puede realizar por el patrón inmuno-electroforético. Los pacientes con el síndrome seco también muestran una amplia variedad de anticuerpos órgano-específicos e inespecíficos (Hughes GR y Whaley K, 1972). La positividad al factor reumatoide se presenta en la mayoría de los casos así como el factor antinuclear, anomalías en la fijación del complemento, reacciones de precipitina y ocasionalmente una positividad a células L.E. (Bunim JJ, 1965; Block et al, 1965). Se han demostrado anticuerpos a los conductos de las glándulas salivares (Chisholm DM y Mason DK, 1968; Feltkamp TE y van Rossum AL, 1968). En general podemos decir que en la etapa temprana de la enfermedad, los cuadros histológicos tienden a ser indefinidas; que a menudo se presentan marcadores serológicos de enfermedad autoinmune, pero tienden a ser inespecíficos. La combinación de una prueba positiva al factor reumatoide, queratoconjuntivitis y sequedad de boca es diagnóstica en un paciente sin poliartritis inflamatoria pero inútil en otro con poliartritis (por definición).

Posteriormente se encontró que los anticuerpos precipitantes contra dos antígenos nucleares, generalmente denominados como SS-A y SS-B, parecían estar estrechamente asociados con el síndrome de Sjögren (Alspaugh MA et al, 1978). Forstot JZ et al (1982) estudió a pacientes con queratoconjuntivitis seca en una clínica de oftalmología, demostrando que los anticuerpos SS-A y SS-B solo se encuentran en aquellos pacientes con querato-conjuntivitis y xerostomía. SS-B se asoció más estrechamente que SS-A con el síndrome de Sjögren, y se encontró con mayor frecuencia en pacientes con enfermedad de larga evolución y muestras de biopsia labial anormales; por lo tanto, tenía poco valor diagnóstico al principio de la enfermedad. Isenberg DA et al (1982) observaron retrospectivamente a 15 de 55 pacientes que tenían anticuerpos precipitantes para SS-B en un programa de detección. Se confirmó un síndrome de Sjögren no esperado en la revisión en 11 de los 15 pacientes; los cuatro restantes no tenían evidencias de la enfermedad.

Hacia el 2010 se consideraba que el sello distintivo patológico del síndrome de Sjögren es un infiltrado inflamatorio crónico en las glándulas exocrinas, constituido principalmente por células T y B activadas (Singh N y Cohen PL, 2012; Cornec D et al, 2012). El daño inmunomediado aparece en la apoptosis de las células epiteliales glandulares (Varin MM et al, 2012) y parecía estar mediado por varias citoquinas proinflamatorias del tipo T helper 1 (Manoussakis MN et al, 2007). Las células epiteliales de las glándulas salivales de pacientes con síndrome de Sjögren también muestran alteraciones en la adhesión y en la forma de las células (González S et al, 2011). La desregulación inmune parecía estar orquestada por factores genéticos, incluidos ciertos fenotipos y polimorfismos de HLA en genes que codifican citoquinas o factores implicados en la señalización de citoquinas, por el medio ambiente (como virus) y por el medio hormonal (Tzioufas AG et al, 2012).

Etiología. Es aparente que forma parte de una discrasia glandular más extensa. En los años 70 del siglo pasado se pensaba que se trataba de un tipo de enfermedad auto-inmune (Sjögren H, 1968-71; Berry et al, 1972) ampliamente confirmado.

Previamente se habían realizado algunas propuestas etiológicas. Su presencia predominante en mujeres (93% de 62 pacientes, Sjögren, 1949) y su aparición habitual después del climaterio (50 a 60 años de edad) son sugerentes de un origen endocrino, pero se debe recordar que se puede presentar en mujeres antes de la menopausia y en varones (Spector, 1931). También se propuso a la hipovitaminosis: ariboflavinosis (vitamina B2) por Lutman FC y Favata BV (1946), y Franceschetti (1942) dibujó un paralelismo entre el síndrome de Sjögren, deficiencia de riboflavina y el síndrome de Plummer-Vinson. El síndrome, caracterizado por dificultad al tragar, xerostomía y anemia de tipo hipocromo, tiene una sintomatología parecida a la ariboflavinosis. Hood J et al (1970) observó el desarrollo de síndrome seco en voluntarios normales privados de vitamina C que se recuperaban al restaurar la vitamina.

Sobre la base que los estudios genómicos en biopsias de glándulas lagrimales en el síndrome de Sjögren presentan una mayor incidencia de infección por virus de Epstein-Barr, Pflugfelder SC (1990) propusieron que este virus podía ser un factor de riesgo para el desarrollo del síndrome de Sjögren; este autor, en un estudio posterior (1993) encontró que el virus se encuentra en la mayoría de los epitelios de la glándula y propusieron que podía participar en los cambios linfoproliferativos y epiteliales del síndrome.

Se ha sugerido una predisposición genética (Ice JA et al, 2012). Con frecuencia se ha informado de la agrupación familiar de diferentes enfermedades autoinmunes y de la co-asociación de múltiples enfermedades auto-inmunes individuales. Es común que un paciente son síndrome de Sjögren tenga parientes con otras enfermedades autoinmunes (Peri Y et al, 2012); pero los estudios familiares y de gemelos en el síndrome de Sjögren son mucho menos sólidos (Sawalha AH et al, 2003; Harris VM et al, 2019). Por ejemplo, Lee y Yoo informaron de gemelos idénticos, uno con síndrome de Sjögren definitivo y otro con síndrome de Sjögren posible o temprano (Lee WS y Yoo WH, 2014). Bolsted y col. describieron una familia con hermanas gemelas monocigóticas y su madre, todas ellas con síndrome de Sjögren (Bolstad AI et al, 2000), mientras que se ha informado de gemelas monocigóticas concordantes para el síndrome de Sjögren y propiedades inmunoquímicas muy similares de anti-Ro (Scofield RH et al, 1997). Por otro lado, también se han informado de gemelos dicigóticos concordantes (Hoghton KM et al, 2005). En otro informe se encontraron gemelos monocigóticos, uno con síndrome de Sjögren y otro con lupus eritematoso sistémico (Ulcova Gallova Z et al, 2009). El síndrome de Sjögren familiar también se informa con poca frecuencia (Foster H et al, 1993; Sabio JM et al, 2001).

Los genes del complejo polimórfico mayor de histocompatibilidad (MHC) son los factores de riesgo genético mejor documentados para el desarrollo de enfermedades autoinmunes; con respecto al síndrome de Sjögren, los haplotipos DRB1*0301 – DQB1*0201 – DQA1*0501 son los factores de riesgo más fuertes para la formación de una respuesta anti-Ro/La y para el desarrollo de la enfermedad (Cruz Tapias P et al, 2012). Aunque se han encontrado muchos haplotipos HLA en sujetos son síndrome de Sjögren de diferentes grupos étnicos, la mayoría de pacientes con este síndrome tienen un alelo común DQA1*0501, probablemente involucrado en la predisposición a la enfermedad (Roitberg Tambur A et al, 1993). En cualquier caso, no se ha descrito hasta la fecha una distribución geográfica diferente significativa en el síndrome de Sjögren primario (Piram H et al, 2012).

Evolución. Kruize AA et al (1997) evaluó la función lagrimal en pacientes con queratoconjuntivitis seca asociada con síndrome de Sjögren primario y secundario, así como un grupo con queratoconjuntivitis seca no Sjögren, en 106 pacientes durante un periodo de 10-12 años. En todos ellos se evaluó las concentraciones lagrimales de lisozima y lactoferrina, el tiempo de rotura (BUT), Shimer 1 y la tinción con rosa de Bengala. Encontraron que los pacientes con queratoconjuntivitis seca asociado con el síndrome de Sjögren primario, la función de la glándula lagrimal se caracterizaba por un estado estacionario; en los pacientes con síndrome de Sjögren secundario, la normalización de las variables de función de la glándula lagrimal probablemente refleje una remisión de la enfermedad subyacente; y en el tipo no Sjögren una mejoría global.

Tratamiento. En general es difícil y poco satisfactorio, y puede conllevar medidas generales si se presenta la enfermedad sistémica, pero en la mayoría de los casos se consigue mejoría con medidas para conservar o sustituir las lágrimas.

El tratamiento sistémico no tiene efecto significativo ni tiene la perspectiva de restaurar la función en glándulas cuyo parénquima se ha destruido.

Se han utilizado multitud de fármacos a lo largo del tiempo: hormonas ováricas, testosterona, corticoides, cloroquina, terapia vitamínica intensiva e, incluso, injertos de placenta, todos ellos con efectos indeterminados.

El enfoque de tratamiento tópico para el ojo seco se basa en: (a) medidas no farmacológicas, que incluyen evitar ambientes secos, humeantes y ventosos, lectura prolongada, uso de computadora, uso de humidificadores, gafas con sellos laterales / cámaras de humedad, evitar drogas agravantes (diuréticos, betabloqueantes, antidepresivos tricíclicos, antihistamínicos) y oclusión puntual en casos refractarios (tapones, cauterización, cirugía); (b) reemplazo del volumen lagrimal, es decir, lágrimas artificiales (productos sin conservantes, soluciones hipotónicas y emulsiones), gotas oculares de suero autólogo y liberador de plaquetas, que son tratamientos prometedores especialmente para pacientes intolerantes a las lágrimas artificiales o con queratoconjuntivitis seca refractario (la principal limitación al uso generalizado de estos productos está relacionada con su preparación y conservación); (c) medicamentos tópicos que cuentan la ciclosporina A, que fue aprobada para el tratamiento del ojo seco por la Administración de Drogas y Alimentos de los Estados Unidos (FDA) pero no por la Agencia Europea de Medicina (EMA), corticosteroides y medicamentos anti-inflamatorios no esteroideos.

Los secretagogos están indicados en pacientes con síndrome de Sjögren moderado o grave que tienen sequedad y función residual de la glándula exocrina. Los agonistas de los receptores muscarínicos, es decir, la pilocarpina y cevimeline, se han utilizado tanto para la boca seca como para el ojo seco, y los datos de los ECA demostraron un beneficio sustancial en los síntomas de la sequedad y las mejoras en la tasa de flujo salival y los resultados de las pruebas oculares. Cevimeline fue aprobado para el tratamiento de boca seca y ojo seco por la FDA pero no por la EMA. Los efectos secundarios más frecuentes de la terapia con agonistas del receptor muscarínico son sudoración, aumento de la frecuencia urinaria y enrojecimiento. Frost-Larsen K (1978) propuso a la bromexina como estimulante de la secreción lagrimal y salival pero sus resultados y estudios no fueron confirmados (Mackie I y Seal DV, 1978) aunque se ha utilizado para el tratamiento de la boca seca.

Con respecto al tratamiento sistémico todos los medicamentos que se usan actualmente en el tratamiento de enfermedades reumáticas autoinmunes también se han administrado a pacientes con síndrome de Sjögren primario con el fin de mejorar los síntomas de sequedad y modificar las vías inflamatorias inmunes involucradas en la progresión de la enfermedad.

Antes del estudio JOQUER, varios estudios abiertos y retrospectivos habían demostrado posibles beneficios de la hidroxicloroquina para reducir la fatiga, la artralgia, la mialgia y la sequedad en el síndrome de Sjögren (Fox RI y cols., 1988-19; Kruize RA y cols., 1993; Tishler M et al, 1999). Sin embargo, el ensayo JOQUER no logró mostrar un impacto significativo de la terapia con hidroxicloroquina en ninguna de estos síntomas informados por los pacientes.

Los intentos para sustituir la secreción lagrimal mediante el trasplante del conducto de Stensen hacia el fornix conjuntival inferior es un procedimiento drástico que puede producir problemas adicionales, aparte de ser improductivo si existe xerostomía bucal.

Atrofia consecutiva

Ocasionalmente se sigue una atrofia después de una dacrioadenitis, particularmente si se ha desarrollado supuración (Fuchs, 1919; Deutschmann, 1921) y se puede asociar con una disminución del lagrimeo, especialmente del llanto. Después de inflamaciones severas y en infecciones sistémicas o crónicas, particularmente la tuberculosis o enfermedades malignas, es habitual la presencia de una cantidad considerable de degeneración grasa en el epitelio glandular (Herken, 1937).

Después de la extirpación del lóbulo palpebral el resto de la glándula sufre cambios atróficos similares a los que caracteriza a toda la glándula si se cortan los conductos secretores o se cierran por procesos cicatrizales en el fondo de saco conjuntival (tracoma, quemaduras, etc.). Esta atrofia se ha demostrado experimentalmente en animales (perro, Natanson, 1904; conejo, Seydewitz, 1906). Los cambios esenciales en estos casos son los de una extensa infiltración de toda la glándula por tejido conectivo y una atrofia con degeneración vacuolar o grasa del epitelio (Ischreyt, 1903).

Aunque reconocidos desde los primeros tiempos los quistes de la glándula lagrimal son raros. Schmidt (1803), que reunió 6 casos, fue el primero en realizar un estudio serio, introduciendo el término de *dacriops* para los quistes del lóbulo palpebral; otras publicaciones pioneras fueron las de Beer (1817), Jarjavay (1854), Hulke (1859) y Broca (1861). Posteriormente estas observaciones fueron más comunes; Lagrange (1904) realizó una revisión de la literatura con 23 casos y Stock (1925) con 39 casos. Posteriormente se publicaron más informes[31].

Estos quistes podemos clasificarlos de la siguiente manera:

1) Quistes simples del lóbulo palpebral:

a.- Dacriops simple.

b.- Dacriops fistuloso

c.- Degeneración quística múltiple.

2) Quistes del lóbulo orbitario.

3) Quistes parasitarios.

4) Quistes dermoides.

Dacriops simple

Es decir, un quiste cerrado del lóbulo palpebral de la glándula lagrimal, es la variedad más común.

Aparece una hinchazón asintomática e indolora en la parte externa del párpado superior; variando de tamaño desde un guisante a un huevo de paloma. A la palpación se encuentra que es móvil, tenso, fluctuante, a veces lobulado y sin sensibilidad. La hinchazón en el párpado superior se presenta en el ángulo supero-externo del fondo de saco conjuntival superior como un quiste liso, blanco azulado, trasparente, que se puede transiluminar. No hay sensación de sequedad de la conjuntiva por falta de lágrimas. A veces estos quistes son bilaterales (Lange, 1899; Tron, 1926; Tsiouris AJ et al, 2005) y ocasionalmente son familiares (Lange, 1899; Lacompte, 1913).

El crecimiento del quiste es insidioso y lento, y después de alcanzar algún tamaño su volumen puede variar intermitentemente, particularmente con el índice de secreción lagrimal. Así, puede volverse mayor y tenso con el llanto o con la exposición del ojo a irritantes como un viento frio (Goldzieher, 1905; Panico, 1933) para, a continuación, hacerse más pequeño con un flujo copioso de lágrimas (dacriops intermitente) y, a veces, se puede inducir un flujo similar de lágrimas mediante la aplicación de presión. Si se produce el aumento de tensión al exponer el ojo a un viento frio o durante el llanto es un importante punto diagnóstico.

No existe tendencia a la cura espontánea y, si se alcanza un tamaño suficiente, puede desplazar el globo ocular hacia abajo, adelante y medialmente ocasionando proptosis (Arnold IL, 1955; Hornblass A y Herschorn BJ, 1985; Bullock JD et al, 1986) o incluso

---

[31] Trehan RP, 1941; Soliman, 1953; Kamel, 1954; Arnold, 1955; Díaz Borges, 1959; Mortada, 1962; Radnót, 1965; Sokolowski, 1966; Sen y Thomas, 1967; Majima, 1970; Hornblass A y Herschorn BJ, 1985; Bullock JD et al, 1986; Haik BG y St. Louis L, 1989; Betharia SM et al, 2002; Tsiouris AJ et al, 2005; Morgan-Warren PJ y Madge S, 2012; Duman R et al, 2013; Kurup SP y Lissner GS, 2015; Jacobiec FA et al, 2015; Lokdarshi G et al, 2016; Tanaboonyawal S et al, 2019; otros.

dislocarlo (Foster, 1892). Duman R et al (2013) informó de un caso que se presentó como diplopía. No obstante, el cuadro puede variar rápidamente si sobreviene tanto inflamación como supuración a causa de la activación de una infección latente o por la introducción de una nueva infección. En este caso, después de una fase inflamatoria aguda, el quiste finalmente se evacua para formar una fístula que descarga lágrimas (dacriops fistulizante), un resultado que también puede seguir a una inadecuada intervención quirúrgica.

Patología. Las investigaciones patológicas muestran que estos quistes pueden variar considerablemente en estructura. En muchos casos el revestimiento recuerda al de los conductos encontrándose compuestos de una doble capa epitelial (Dubruel, 1870; Wiedershein, 1928; Sen DK y Thomas A, 1967); en otros sólo existe una capa de epitelio cilíndrico[32], en otros casos la segunda capa se encuentra compuesta de células epiteliales aplanadas (Sourdille, 1899; Ahlström, 1904; Goldzieher, 1905) y en otros son evidentes células caliciformes mucosas[33], mientras que ocasionalmente existen varias capas de células (Goldzieher, 1905) o una profusa proliferación epitelial (Weekers, 1909). En el caso informado por Duman R et al (2013) el quiste se encontraba delineado por epitelio columnal. El contenido del fluido es el de una secreción lagrimal más o menos inalterada, incolora o ligeramente amarillenta con algo de material proteico, células epiteliales, leucocitos y colesterol. El tejido de alrededor con frecuencia es normal con una cierta cantidad de atrofia pero en ciertos casos se presenta una infiltración inflamatoria, particularmente alrededor de los conductos[34]. En un caso de un quiste aparecido en la fase subaguda de una dacrioadenitis gonocócica (Richardson, 1942), la inflamación periductular era muy evidente, y en otro se produjo un foco de periostitis adyacente a un quiste glandular (di Marzio, 1928). En el primero de estos casos los conductos extralobulares se encontraban obstruidos por una proliferación epitelial con muchas células caliciformes distendidas y existía una extensa infiltración de las paredes ductales con células inflamatorias. Lange (1899) y Goldieher (1905) señalaron un bloqueo similar por detritos y un bloqueo por tejido cicatrizal por parte de Goerlitz (1908).

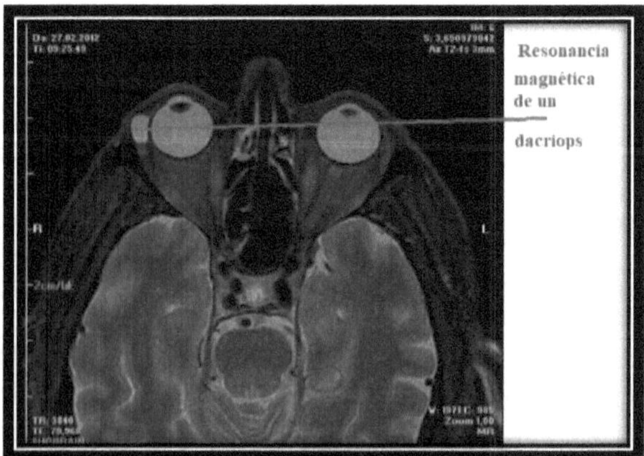

---

[32] Francke, 1896; Lange, 1899; Rogman, 1899; Goerlitz, 1908-17; otros.

[33] Goerlitz, 1917; Tron, 1926; Wiedershein, 1928; Tóth, 1944.

[34] Sourdille, 1899; Lange, 1899; Weekers, 1909; Landman, 1925.

En un caso se encontró un gran cálculo en el quiste (Hulke, 1859). Betharia SM et al (2002) informó de tres casos de dacriops simple, lo más llamativo de esta serie es que dos casos mostraban calcificaciones.

La patogénesis de estos quistes se encuentra en discusión y es probable que la etiología sea variada. La teoría original de que representan un quiste por retención formado mecánicamente por la dilatación de los conductos excretores bloqueados por inflamaciones o traumatismos (Lange, 1899; químico, Morgan Warren PJ y Madge, SM, 2012) o en el tracoma (Radnót, 1965), lo que parece contradecirse por los hechos de que la baja presión secretora parece ser insuficiente para producir la dilatación y que cuando se obliteran los conductos quirúrgica o experimentalmente el resultado no es la formación de un quiste si no la atrofia de la glándula y el cese de la secreción. Goldzieher (1905), por lo tanto, propuso que se trataban de quistes mucosos debidos a una degeneración mucoide primaria del epitelio, pero esta no es una característica común o prominente. Una tercera teoría, avanzada por Sourdille (1899), adscribió el origen de estos quistes a un proceso inflamatorio alrededor del dúctulo, lo que podría seguirse de su dilatación pasiva por la inflamación, un proceso ayudado por el estímulo para la hipersecreción proporcionado por la irritación inflamatoria. Probablemente participen varios factores en su origen pero es muy significativo que muchos quistes se asocien con una historia de inflamación o trauma y que la mayoría muestren cambios histológicos correspondientes a una inflamación de grado bajo.

Bietti (1936) informó de un caso de blefarocalasia y ptosis de la glándula que se asociaba interesantemente con un dacriops con bajo grado de inflamación y obstrucción mecánica. La explicación más razonable para la formación de estos quistes es la de la presencia de un proceso inflamatorio que destruye la contractibilidad neuromuscular de los dúctulos con debilitamiento de sus paredes por la infiltración periductular.

El *dacriops asociado con una fístula* puede producirse en dos formas. En una de ellas el dacriops es el incidente primario pero una rotura traumática, una supuración o una incisión produce su apertura en la superficie que tiende a quedar abierta de manera permanente (el *dacriops fistulizado* de Cange y Duboucher, 1931). En el segundo tipo la fístula es el incidente inicial y el dacriops una complicación no esencial, habitualmente de naturaleza intermitente, apareciendo y desapareciendo según el índice de secreción lagrimal (dacriops fistuloso).

La *degeneración quística múltiple* del lóbulo palpebral fue descrita por Strebel (1921-25), donde la degeneración quística se asocia con múltiples depósitos calcáreos en los dúctulos. Describió la enfermedad como dando lugar a un lagrimeo curable con la perforación del quiste. También puede producirse la formación de múltiples quistes a través de toda la glándula como un suceso tardío en el estado fibrótico del síndrome de Sjögren.

Quistes simples del lóbulo orbitario

Son muy raros como condición adquirida; a este respecto la mayoría de las formaciones quísticas son de naturaleza congénita o de origen neoplásico.

McCullen (1920) informó de un caso aparentemente de este tipo en un hombre de 60 años de edad, que lo desarrolló lentamente durante 5 0 6 años después de un traumatismo. Formaba una masa traslúcida, fluctuante, por debajo y adherida al margen orbitario superior y externo. Vrabic (1948) también informó de un quiste de retención en esta porción de la glándulas; Mortada (1962) describió un gran quiste mucoide, y Majima (1970) de un quiste de la glándula desarrollada en un niño de 6 años de edad, tres años después el ojo fue enucleado por un retinoblastoma. Karatza EC et al (2004) informó de un caso en una mujer de 56 años de edad que se presentó con dolor periocular, la tomografía mostró la presencia de una lesión quística circunscrita, parcialmente calcificada en la región de la fosa lagrimal sugerente de un tumor maligno pero el examen histológico demostró que se trataba de un quiste con una inflamación granulomatosa crónica y calcificaciones en su pared.

Quistes parasitarios

Se han encontrado quistes de equinococos (Fehre, 1860; Wharton Jones, 1864) que comentaré en la patología orbitaria.

Quistes dermoides

Comentados dentro de los apuntes de anomalías congénitas.

Kao SC et al (2000) informó de un caso curioso donde el quiste se produjo en una glándula lagrimal ectópica. Presentaron un caso de un quiste ectópico de la glándula lagrimal de la órbita. Un hombre de 33 años tuvo una masa palpable por encima del borde orbital medial inferior durante casi dos años. El examen ocular fue normal excepto por la existencia de una masa firme y móvil que se encontraba en la órbita inferior nasal anterior del ojo derecho. El ecograma reveló una masa quística homogénea e hipoecoica. La tomografía computarizada de la órbita mostró una lesión bien encapsulada en la órbita inferior del ojo derecho cerca del músculo recto inferior, sin erosión ósea. Un quiste tenso, de paredes finas, lleno de un líquido transparente que medía 15 x 12 x 13 mm de tamaño se escindió completamente sin rotura mediante una orbitotomía anterior. El examen anatomo-patológico reveló un pequeño nido de tejido de glándula lagrimal normal rodeado por una lesión quística forrada con dos capas de células del tipo del epitelio del conducto lagrimal.

Tratamiento

Lo ideal sería su extirpación completa a través del fondo de saco conjuntival. La punción, aspiración o escisión parcial, incluso acompañado de cauterización química, habitualmente conduce a su recurrencia. La disección es más fácil si no se punciona el quiste durante su manipulación pero aunque se produzca, su eliminación habitualmente aún es posible. De manera alternativa, se debería escindir todo el lóbulo de la glándula.

Cuando existe una fístula, se puede intentar su disección y trasplante a la superficie conjuntival del párpado (Hulke, 1859); en su defecto se debería escindir junto con el quiste.

Quistes de la glándula de Krause

Son raros y habitualmente se producen como quistes de retención en enfermedades cicatrizales de la conjuntiva como el tracoma o el pénfigo[35]. Michaïl (1930) encontró uno en un anquiloblefaron después de una conjuntivitis tuberculosa, y Paton (1919) en la cicatriz causada por la escisión de un chalación. Giri (1936) informó de un caso donde no se evidenciaba ninguna cicatriz y el informado por Butler puede ser de una naturaleza similar.

Estos quistes aparecen como una hinchazón firme y elástica en la parte superior del párpado que puede causar una ptosis mecánica y proyectar en el fondo de saco conjuntival

---

[35] Moauro, 1889; Stoewer, 1892; Ginsburg, 1901; Thompson y Chatterton, 1905; Contino, 1906; Caocci, 1932; Mortada, 1962; Mathur et al, 1968; Duran JA y Cuevas J, 1983; Jastrzebski A et al, 2012; otros.

superior. En el caso informado por Jastrzebski A et al (2012) el quiste se presentó en el párpado inferior como una masa blanda fluctuante.

La tomografía computarizada mostró una masa quística dentro del párpado inferior izquierdo, causando enoftalmos del globo. La disección quirúrgica reveló una masa dentro del fornix inferior izquierdo, que no afectaba al tarso inferior. Aunque no se distinguen histológicamente, las glándulas de Krause están ubicadas anatómicamente dentro de los fórnices superior e inferior, mientras que las glándulas de Wolfring se encuentran adheridas o adyacentes a las placas tarsales superior e inferior.

Patológicamente y ocasionalmente se encuentran delineados por una sola capa (Mathur, 1968) pero lo habitual es que tengan varias capas de epitelio cúbico rodeado por una cápsula fibrosa. Se ha identificado una mayor concentración de IgA en el contenido del quiste (Jostrzebski A et al, 2012).

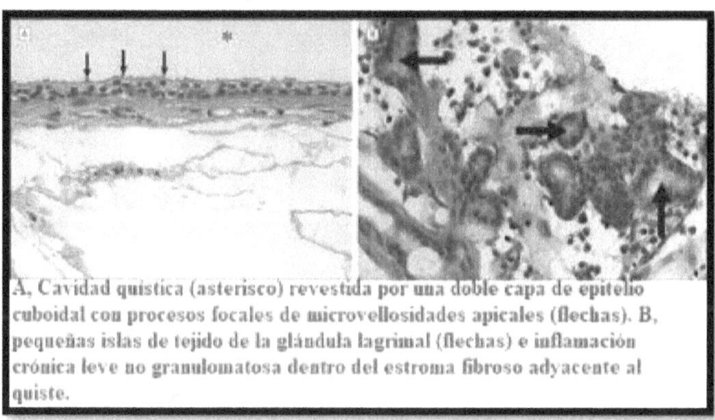

A, Cavidad quística (asterisco) revestida por una doble capa de epitelio cuboidal con procesos focales de microvellosidades apicales (flechas). B, pequeñas islas de tejido de la glándula lagrimal (flechas) e inflamación crónica leve no granulomatosa dentro del estroma fibroso adyacente al quiste.

El único tratamiento efectivo es su escisión completa.

Un quiste de la carúncula, examinado por Radnót, se encontró histológicamente que derivaba de una glándula lagrimal accesoria en esta región; eran evidentes los oncocitos entre las células epiteliales cuboides formando sus paredes.

Weatherhead RG (1992) informó de un quiste en la glándula de Wolfring que son más frecuentes que los de la glándula de Krause.

Fístula de la glándula lagrimal

Ya hemos discutido la fístula congénita de la glándula lagrimal; las fístulas adquiridas son más comunes. Se presentan dos tipos: la fístula simple y el dacriops fistulizado, ambas con la misma etiología –una abertura en el primer caso de los tejidos de la glándula lagrimal o de los conductos, y en el segundo caso de un quiste lagrimal. Por lo tanto se pueden originar por traumas, cirugías o roturas espontáneas de un quiste lagrimal, después de la cirugía o abertura de un absceso en el párpado, después de un traumatismo penetrante, una quemadura extensa o en la mutilación del lupus vulgaris (Gardilcic, 1937). En ocasiones una cantoplastia se sigue de una fístula (zur Nedden, 1903; Cange y Duboucher, 1931); en estos casos el orificio del llanto en la región de la cicatriz representa el extremo cortado del conducto que a veces entra en el fondo de saco conjuntival en el ángulo externo o se gira alrededor del canto para abrirse en la superficie conjuntival del párpado inferior. A veces se produce una dilatación quística en el recorrido de la fístula (dacriops fistulizado) que habitualmente se vacía mediante presión y tiende a aparecer y desaparecer intermitentemente con la cantidad de secreción lagrimal.

La abertura de la fístula puede ser pequeña y difícil de localizar, y la descarga de lágrimas ser mínima que además desaparece por evaporación excepto cuando aumenta la lagrimación por estímulos como el aire frio o el dolor. Sin embargo, habitualmente se produce la maceración o el eczema de la piel, y siempre hay una tendencia para una explosión inflamatoria debido a una infección ascendente; en este caso se puede producir supuración con hinchazón y edema cuando el pus sustituye al flujo de lágrimas. Cuando un quiste se asocia con una fístula se presenta el mismo cuadro clínico tanto si la fístula se ha formado por rotura o una abertura penetrante de un quiste lagrimal, o el quiste se ha formado incidentalmente en el curso de una fístula pre-existente; en ambos casos la presencia de un quiste hace que la inflamación coincidente sea más marcada y problemática.

El *tratamiento* siempre es quirúrgico. Cualquier intento de cerrar la fístula por cauterización (Beer, 1817) o por escisión y sutura es casi seguro que conducirá al fallo y recurrencia. Idealmente es mejor la cirugía de trasplante; la fístula se disecciona y se implanta en el fondo de saco conjuntival; es más fácil realizarla con la ayuda de una sonda fina introducida en la fístula (Cange y Duboucher, 1931). El procedimiento se basa en la técnica de Bowman, utilizando una seda trenzada armada en una aguja y, a través de la conjuntiva se pasa por la fístula y, a través del tarso se vuelve a la conjuntiva, creándose un nuevo canal en el fondo de saco que funciona cuando se cierra la fístula anteriormente. Si falla lo anterior, el único método efectivo (aunque drástico) es la escisión de la fístula con la glándula lagrimal.

Dacriolitos

Los cálculos en los conductos lagrimales son extremadamente raros y sólo se encuentran unas pocas referencias en la literatura[36].

Si los cálculos son pequeños pueden no originar síntomas hasta que se descargan por el conducto o se rompe el ducto (Zafar A et al, 2004; Halborg J et al, 2009); en esta fase se pueden ver pequeños granitos blancos en el fornix superior que reproducen todos los síntomas agudos de un cuerpo extraño conjuntival, y se obtiene el alivio completo con su

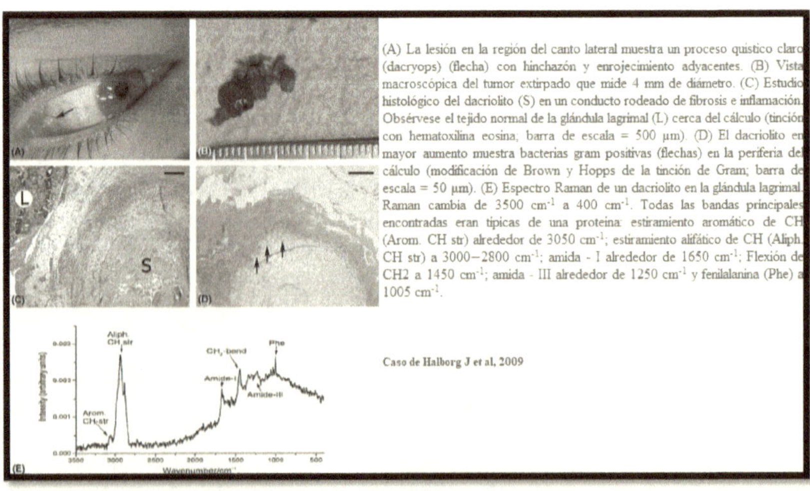

(A) La lesión en la región del canto lateral muestra un proceso quistico claro (dacryops) (flecha) con hinchazón y enrojecimiento adyacentes. (B) Vista macroscópica del tumor extirpado que mide 4 mm de diámetro. (C) Estudio histológico del dacriolito (S) en un conducto rodeado de fibrosis e inflamación. Obsérvese el tejido normal de la glándula lagrimal (L) cerca del cálculo (tinción con hematoxilina eosina; barra de escala = 500 μm). (D) El dacriolito en mayor aumento muestra bacterias gram positivas (flechas) en la periferia del cálculo (modificación de Brown y Hopps de la tinción de Gram; barra de escala = 50 μm). (E) Espectro Raman de un dacriolito en la glándula lagrimal. Raman cambia de 3500 cm^{-1} a 400 cm^{-1}. Todas las bandas principales encontradas eran típicas de una proteína: estiramiento aromático de CH (Arom. CH str) alrededor de 3050 cm^{-1}; estiramiento alifático de CH (Aliph. CH str) a 3000−2800 cm^{-1}; amida - I alrededor de 1650 cm^{-1}; Flexión de CH2 a 1450 cm^{-1}; amida - III alrededor de 1250 cm^{-1} y fenilalanina (Phe) a 1005 cm^{-1}.

Caso de Halborg J et al, 2009

---

[36] Mackenzie, 1840; Hulke, 1859; Samelsohn, 1880; Fieuzal, 1887; Levi, 1903; Naito H et al, 1973; Baker RH y Bartley GB, 1990; Baratz KH et al, 1991; Mawn LA et al, 1997; Zafar A et al, 2004; Halborg J et al, 2009; Alten F et al, 4 casos, 2012; Kim SC et al, 2014; Zhao J et al, 2018.

eliminación (Mackenzie, 1840), también pueden producir una conjuntivitis unilateral (Baker RH y Bartley GB, 1990). Por otro lado, el conducto puede bloquearse y producir un quiste con una irritación crónica y lagrimeo (Levi, 1903), un gran dacriops (Hulke, 1850) o, si los cálculos son numerosos y permanecen intraglandulares, la irritación que producen puede provocar una hipertrofia crónica de la glándula de un tamaño enorme con proptosis (Theobald, 1898). Naito H et al (1973) informó de una hiperplasia por esta causa que se manifestó por una proptosis intermitente.

Alten F et al (2012) identificó el dacriolito mediante resonancia magnética.

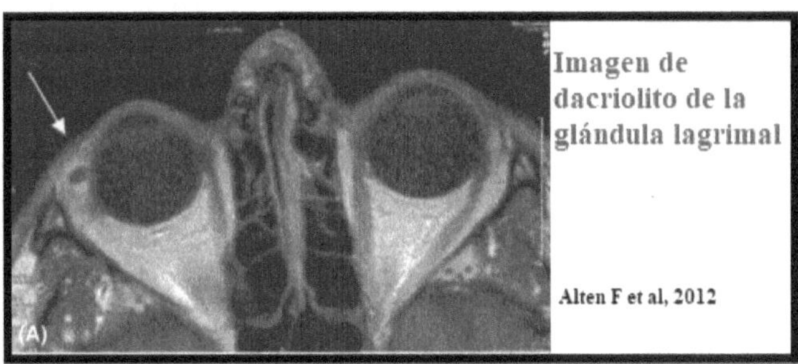

A veces se han confundido con chalación (Kim SC et al, 2014).

Baratz KH et al (1991) lo asoció en un caso a la presencia de un "nido" de pestañas, y Zafar A et al (2004) y Zhao J et al (2012) encontraron una pestaña embebida.

Se ha encontrado que estos cálculos están formados por carbonato y fosfato ordenados en láminas concéntricas en una matriz de material orgánico y células epiteliales. Probablemente algunos de ellos se originen alrededor de un núcleo de células descamadas en situaciones infecciosas o tóxicas como sucede con las concreciones salivares, mientras que otros pueden tener un origen micelar correspondientes a las concreciones lagrimales como el caso de Zafar A et al (2004). Baker RH y Bartley GB (1990) encontraron una composición del 90% de albúmina. Los tres casos estudiados por Halborg J et al (2009) sólo mostraban una composición proteica sin bandas en el espectro Raman correspondientes a carbonatos, fosfatos o colesterol.

El mecanismo de formación de los dacriolitos no se entiende bien. El agente iniciador puede ser restos epiteliales de las células del conducto glandular (Duke - Elder 1974) o la condensación de albúmina del líquido lagrimal (Baker y Bartley 1990). Además se ha encontrado crecimiento bacteriano alrededor de los cálculos de las glándulas lagrimales. Baker y Bartley (1990) observaron Haemophilus influenzae y Mawn et al (1997) descubrieron Pseudomonas aeruginosae. En los pacientes de Halborg J et al (2009), se encontraron cantidades variables de bacterias gram-positivas alrededor de los cálculos que consideraron esenciales para la formación de los cálculos.

Prolapso de la glándula lagrimal

El prolapso de la glándula lagrimal es un suceso inusual que puede deberse a un trauma, a su expulsión por una presión intra-orbitaria aumentada como por un tumor, o puede producirse espontáneamente por un debilitamiento de los tejidos de apoyo. La dislocación traumática, que se produce casi exclusivamente en niños, se describe en otros apuntes.

El *prolapso espontáneo* de la glándula es una situación bien reconocida, descrito adecuadamente por Golovine (1896). Habitualmente se produce bilateral y simétricamente, casi exclusivamente en las dos primeras décadas de la vida, habitualmente en chicas; puede ser congénita y hereditaria (Löhlein, 1919) y, de acuerdo a la literatura, es particularmente común entre rusas[37] y en la raza negra (Smith B y Petrelli R, 1977). No obstante, puede producirse en adultos de ambos sexos; pero en ellos habitualmente es parte de un deslizamiento y atonía general de los tejidos en la situación de blefarocalasia. También se ha asociado con el síndrome de apnea del sueño (Mojon DS et al, 1999).

Clínicamente hay una plenitud aparente en la mitad externa del párpado superior llenando el pliegue órbito-palpebral y causando algo de ptosis, mientras que en casos más pronunciados la glándula se sitúa en un pliegue de la piel sobre la que descansa como una hamaca colgando sobre la comisura externa y ocasionalmente obstruyendo la visión. A la palpación se nota una tumoración dura, insensible, del tamaño de una almendra y claramente lobulado, que se mueve libremente bajo la piel que se puede recolocar en la fosa lagrimal de la que se sale casi inmediatamente. Esta reductibilidad en la fosa lagrimal es una característica diagnóstica en situaciones indistinguibles de hinchazón del párpado o de la glándula lagrimal. Existen pocos síntomas; falta el dolor, falta el llanto emocional pero la sequedad de la conjuntiva es excepcional (Coppez, 1903) y ocasionalmente la glándula prolapsada se vuelve tensa e hinchada cuando se estimula la lagrimación (Pritchard, 1906).

Las investigaciones patológicas revelan pocas anomalías aparte de unos ligeros cambios hiperplásicos o datos de una inflamación intersticial[38].

Su causa es discutida, pero parece que la característica esencial es una debilidad congénita del apoyo de la fascia órbito-palpebral, por lo que la etiología del prolapso espontáneo es la misma que la de la blefarocalasia. Es posible que ocasionalmente juegue su parte en el desplazamiento una hinchazón de la glándula –así Golowin (1902) informó de una luxación siguiendo a una adenitis por paperas; el caso de Pritchard (1906), afectando a una mujer adulta siguió a un llanto emocional excesivo, y el de Duhamel (1918), afectando a un hombre adulto, siguió a un llanto profuso y prolongado debido a gas lacrimógeno; pero es probable que cualquiera de estos efectos sea el de estirar más unas uniones fasciales inadecuadas con lo que se debilitarían aún más.

El prolapso subconjuntival o hernia del lóbulo palpebral de la glándula lagrimal se observa con bastante frecuencia, pero a menudo se diagnostica erróneamente como coristoma epibulbar, lipodermoides o grasa orbitaria herniada (Smith B y Petrelli R, 1977; Beer GM y Kompatscher P, 1994) y se suele extirpar quirúrgicamente.

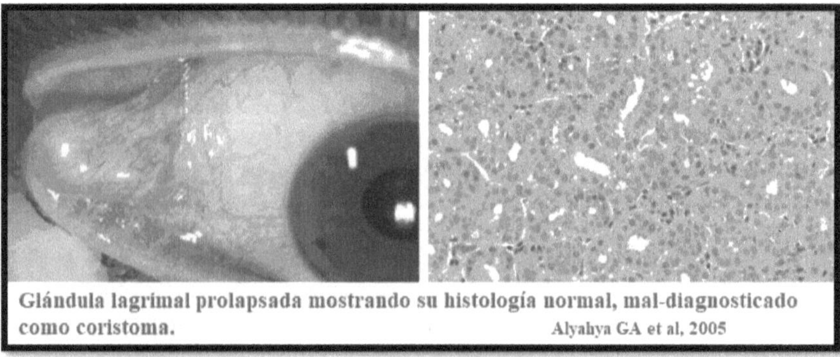

Glándula lagrimal prolapsada mostrando su histología normal, mal-diagnosticado como coristoma. Alyahya GA et al, 2005

[37] Yudin, 1911; Hecker, 1928; Tokareva, 1929; Donin, 1930; Avizonis, 1932; otros.

[38] Weinstein, 1909; Cronsted, 1929; Tokavera, 1929; Eshraghi B y Ghadimi H, 2019.

La predilección del prolapso del lóbulo palpebral lagrimal por el área epibulbar temporal ha sido informada por varios observadores[39].

El ***tratamiento*** ha levantado alguna controversia. Sólo excepcionalmente una reposición prolongada termina en cura (Crowder, 1906, en un caso traumático). Las alternativas son dejar la glándula lagrimal en una posición ectópica, fijarla a la fosa lagrimal mediante suturas o escindirla. Golovine (1896) defendió la reducción y fijación, usando lazadas de apoyo cosidas a través del periostio y los tejidos subcutáneos; después de lo anterior la fascia debería coserse para evitar recurrencias (Smith, 1933). Por otro lado, si a pesar de la pérdida de secreción el ojo permanece húmedo y confortable, muchos cirujanos prefieren la alternativa más segura y sencilla de la escisión simple de la glándula. Morley AM y Malhotra R (2009) informó de dos casos en varones de edades medias de prolapso del lóbulo palpebral asociados con hernias de grasa orbitaria oculta que trató exitosamente mediante la extirpación de la grasa herniada.

El prolapso del lóbulo palpebral de la glándula en el fornix superior es una rara observación; la condición habitualmente no produce efectos nocivos (Meisner, 1930; Gemolotto, 1956; Miani, 1967). En el caso publicado por van Heuven (1928) la glándula aparecía subconjuntivalmente en la abertura palpebral abultando sobre el margen corneal.

---

[39] Green WR y Zimmerman LE, 1967; Pfaffenbach DD y Green WR, 1971; Pokorny KS et al. 1987; Alyahya GA et al, 2005.

ENFERMEDADES DE LA VÍA LAGRIMAL

Epífora

Es decir, en contraposición al lagrimeo o la excesiva secreción de lágrimas, el drenaje imperfecto de las lágrimas a través de la vía lagrimal hace que caigan sobre el margen palpebral hacia la mejilla- es una condición muy común y forma un síntoma casi universal la enfermedad de la vía lagrimal. Además, es una discapacidad muy molesta particularmente para el maquillaje; a menudo bastante fuera de proporción con las causas triviales que con frecuencia determinan su inicio. Adicionalmente, aparte de las molestias e inconvenientes sociales, su perpetuación tiende a inaugurar un círculo vicioso en la que se produce una conjuntivitis lagrimal irritativa crónica y, a veces, una situación eczematosa de la piel de los párpados que agravan la enfermedad inicial y hace su alivio más difícil.

Es conveniente resumir brevemente las principales causas de epífora antes de describir los métodos de investigación empleados para dilucidar su naturaleza. En términos generales el lloro en ausencia de una lagrimación excesiva puede deberse a una de cuatro situaciones: (1) los puntos se encuentran desplazados o son anormales por lo que las lágrimas no pueden entrar; (2) las vías (canalículos, saco o conducto) se encuentran bloqueados por atresia, inflamación, neoplasia, trauma o un cuerpo extraño; (3) la nariz se encuentra obstruida o (4) las vías, aunque permeables, son funcionalmente ineficientes. Esta última situación abre cuestiones difíciles, porque indudablemente existen casos donde la lagrimación no es excesiva, las vías lagrimales son permeables y aparentemente correctas anatómicamente, la nariz es normal pero el lloro es constante o intermitente. Algunos de estos casos se pueden deber a mínimas anomalías que se escapan fácilmente pero que destruyen la capilaridad de los puntos; algunos otros pueden depender a una estrechez aún permeable del conducto; otros pueden depender de un fallo en el mecanismo psicológico de la conducción lagrimal, lo que se discutirá bajo el encabezamiento de insuficiencia lagrimal.

- *Métodos de investigación.*

En la investigación de un caso lo primero es decidir si el lagrimeo se debe a una lagrimación excesiva o a epífora. Esto se realiza mediante el test de Schirmer, pero debemos recordar, en primer lugar, que se trata de una prueba cuantitativamente inseguro y se debe interpretar como dando una indicación sólo en líneas generales; en segundo lugar que la lagrimación excesiva puede ser intermitente y el test no revelarlo en ese momento concreto y, en tercer lugar, las dos condiciones pueden ser co-existentes, una epífora causada por factores que ellos mismos estimulan un reflejo de lagrimación. Por lo tanto lo más prudente es esperar al final de la exploración para hacer el veredicto.

El segundo punto a determinar es si los puntos lagrimales están o no localizados correctamente con lo que pueden tomar el fluido por capilaridad con la aposición del globo. Si ellos no se encuentran bien localizados puede producirse epífora aunque la vía lagrimal funcione perfectamente. Este desplazamiento de los puntos es común, particularmente en la eversión del inferior y se pasa muy fácilmente por alto; normalmente cuando los ojos miran hacia arriba los puntos lagrimales no deberían ser visible sin evertir ligeramente el párpado. Una prueba clínicamente útil para decidir esta cuestión es mediante la instilación de rosa de bengala que tiñe selectivamente el margen posterior del párpado; si los puntos se sitúan fuera del área teñida existe una eversión.

Generalmente se ha aceptado que el canalículo inferior es más importante que el superior en el drenaje lagrimal; sin embargo, esta hipótesis se ha cuestionado. Mediante la oclusión del canalículo inferior en sujetos normales durante una semana con un cono de polietileno y luego el superior; Jones LT et al (1972) encontró, en un estudio de 36 ojos, que en 17 el inferior y en 14 el superior era el canalículo más efectivo, y en los 5 restantes los dos eran igualmente efectivos.

La siguiente cuestión es investigar la permeabilidad de la vía lagrimal, y si existe una constricción o bloqueo determinar su sitio y naturaleza; los tres sitios afectados más comunes son el punto de confluencia de los canalículos, la unión entre el saco y el conducto naso-lacrimal y el orificio nasal del conducto. Disponemos de varios métodos pero, como primer paso, deberíamos presionar hacia dentro y atrás en la región del saco lagrimal lo que puede provocar sensibilidad o producir la regurgitación de moco o pus a través de los canalículos indicando un proceso inflamatorio así como revelar la presencia de una hinchazón del saco.

(a).- La instilación de un colorante en el fondo de saco conjuntival y la demostración de su aparición en la nariz, proporciona el mejor índice de la permeabilidad fisiológica de la vía. Así un saco atónico dilatado o una constricción parcial puede ser permeable al líquido inyectado y puede no conducir el fluido de la manera natural.

El método más eficiente de demostración del paso de un fluido coloreado hacia la nariz es buscarlo mediante la aplicación de una torundita de algodón en la región donde vacía el conducto lagrimal bajo el cornete inferior a unos 6 mm detrás de su borde anterior (Jones LT, 1962; Zappia y Milder, 1972). Un método más sencillo es pedirle al paciente que se suene la nariz mientras inclina la cabeza hacia delante y comprobar la presencia del colorante en el pañuelo o alternativamente escupir sobre el pañuelo después de aclarar la garganta y naso-faringe. Esta es una técnica conocida desde muy antiguo y así encontramos que C. Plinius Secundum Major (23-29 d.C.) dice que "es un signo de fecundidad el que después de frotar en el ojo un medicamento, la saliva se manche con él".

La solución que habitualmente se emplea es la fluoresceína sódica al 2%. Schirmer (1903) utilizaba salicilato sódico al 1% y tocaba el hisopo con cloruro férrico al 1% que aparece violeta con el salicilato. Meisling (1922) añadía ácido pícrico a la fluoresceína con lo que el paso a la nariz se podía reconocer poco después a través del gusto; con la misma finalidad en mente Rowland (1922) utilizaba una solución de "hydratis", cuyo sabor picante se podía detectar. Una alternativa más placentera es la instilación de una solución al 10% de sacarina (Epstein, 1961; Fernández González, 1962).

La técnica se puede refinar evaluando el índice de desaparición del colorante del fondo de saco conjuntival, y si una gota de colorante desaparece en menos de 1 minuto, la permeabilidad es buena; un índice de drenaje con buena permeabilidad y sin parpadeos forzados es de 1 a 2 gotas por minuto. Si el fluido no desaparece dentro de estos tiempos, se le debe pedir al paciente que parpadee forzadamente, con lo que se debe acelerar el tiempo de desaparición. Si, cuando parpadea forzadamente y el párpado inferior está al mismo tiempo alejado del globo, un punto lagrimal normal se vuelve más pronunciado y abierto e inmediatamente después regurgita su contenido y un poco de colorante, lo que demuestra que el punto es funcional. Tóth (1948) utilizaba un colorante oscuro como el protargol para demostrar el llenado de los canalículos con la lámpara de hendidura o transiluminación. Si las vías continúan impermeables, el inyectado de fluido puede demostrar la permeabilidad indicando una obstrucción por hinchazón de la membrana mucosa en oposición a una estenosis cicatrizal u ósea.

(b).- El inyectar un fluido en la vía lagrimal proporciona un segundo método de exploración; un procedimiento defendido en primer lugar por Dominique Anel (1716) de Toulouse, un alumno de Petit que, de este modo abrió un nuevo e importante capítulo en la Oftalmología.

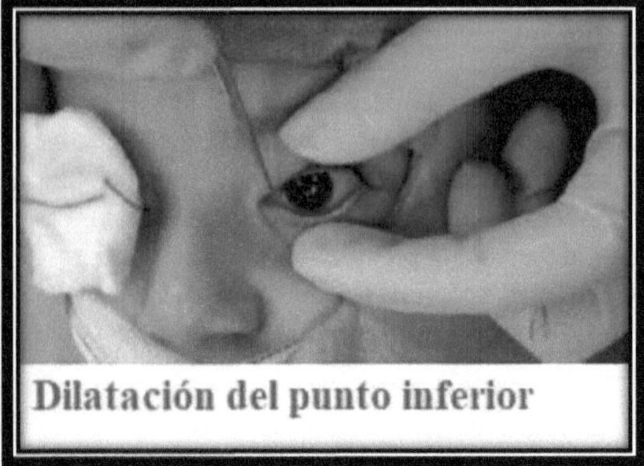

Después de aplicar un anestésico local mientras el paciente mira hacia arriba y el párpado inferior se encuentra apoyado y ligeramente evertido por el pulgar del cirujano, se dilata el punto lagrimal inferior con un dilatador; este instrumento se inserta verticalmente y luego, después de penetrar 1 o 2 mm, se gira horizontalmente; todo este tiempo el dilatador se gira entre los dedos del cirujano y el pulgar proporciona un lento movimiento giratorio, y se extrae.

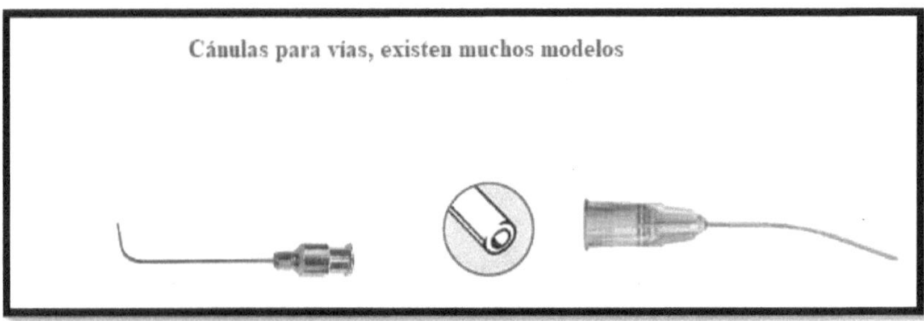

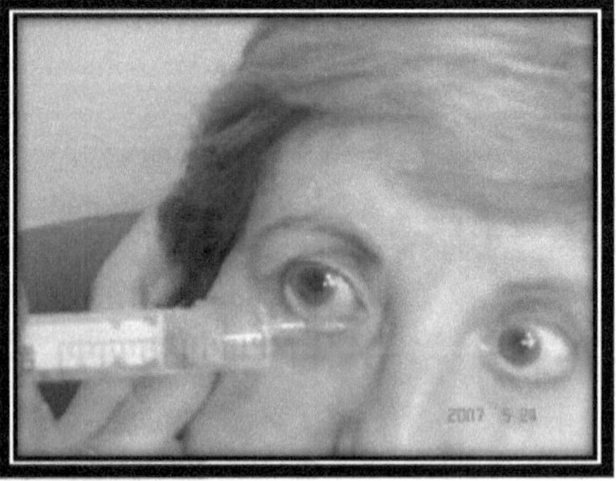

A continuación se introduce una cánula lagrimal montado en una jeringa con suero salino, primero vertical y luego horizontalmente a través del canalículo. Una vez insertado se empuja lentamente en émbolo y se observan los resultados.

Si las vías se encuentran libres el fluido aparece es la nariz sin ejercer apenas presión. Si se requiere una presión fuerte es que existe una constricción. Si el fluido no pasa y refluye a través del canalículo superior existe un bloque más abajo del canalículo común, y la naturaleza del fluido regurgitado proporciona una indicación de una infección purulenta. Por este motivo durante la irrigación en presencia de cualquier obstrucción, se debería mantener la presión sobre el saco lagrimal para facilitar la regurgitación de moco o pus que podría encontrarse en el saco. Finalmente, si no pasa nada o cualquier pequeña cantidad de fluido que pudiera haberse introducido refluye a través del punto inferior, existe un bloqueo en esta estructura. En este último caso, la prueba debería repetirse a través del canalículo superior lo que pudiera indicar que la vía se encuentra libre.

(c).- El sondaje de la vía lagrimal constituye el siguiente método de exploración (aunque decayendo en su uso), una práctica también utilizada por Anel (1713) y popularizada por Bowman (1857). Habitualmente la sonda se introduce a través del punto inferior pero, particularmente en niños donde se piensa que se puede infligir un trauma innecesario sobre el importante punto lagrimal inferior, es mejor y a veces más sencillo utilizar el punto superior, especialmente si se encuentra evertido; si hay dudas sobre la posibilidad de dañar el punto al sondarlo, siempre se debería elegir el superior.

Se han utilizado muchos tipos de sondas, las más populares son las de Liebreich o las de Bowman que tienen terminaciones ligeramente bulbosas, y de los tamaños disponibles la de 1 mm es, quizás, la más útil, una sonda más fina puede producir perforación y la creación de una falsa vía, y más gruesas puede exponer a traumas innecesarios en una técnica exploratoria.

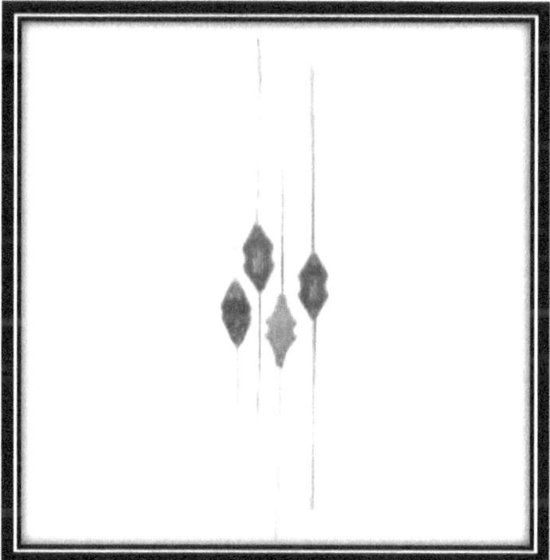

La exploración no es un procedimiento agradable y siempre se debe proporcionar una buena anestesia. A los niños se les debe proporcionar una anestesia general suave; en adultos se debe anestesiar la conjuntiva y el punto, se debe infundir unas pocas gotas de anestésico a través de la vía y el saco que puede infiltrar con un anestésico local así como los tejidos que rodean la parte final del conducto. También se puede obtener una buena anestesia regional mediante el bloqueo del nervio infratroclear con lidocaína mediante la inserción de una aguja a 1 cm por arriba del ligamento palpebral medial a una profundidad de 3 cm mientras se aprieta la pared orbitaria medial. Si se presuponen dificultades se debe taponar la nariz con una torunda cocainizada. A continuación se dilata el punto y es un buen planteamiento instilar una gotita de aceite en el saco; a continuación, mientras se apoya y evierte ligeramente el párpado por el pulgar del cirujano, se inserta verticalmente la sonda hacia abajo unos milímetros, luego se gira horizontalmente hasta que la resistencia del hueso en el lado medial de la fosa lagrimal indica que la punta se sitúa en el saco. Mientras la sonda pasa por el canalículo los tejidos deben mantenerse en su sitio con el pulgar del cirujano alejando la piel desde el canto, de otra forma se puede crear un pliegue y simular una constricción. Si la sonda se detiene en el punto donde los canalículos se juntan y se unen al saco, se experimenta una resistencia elástica y la piel se mueve si se intenta empujar hacia delante; en este caso, su punta debe girarse en diferentes direcciones para que no quede atrapada en un pliegue de la mucosa. A continuación, una vez que se nota la resistencia sólida de la pared interna sólida del saco, con una presión mantenida todo el tiempo contra el hueso, la sonda debe girarse lenta y verticalmente a través de un ángulo de 90° para aproximarse a la dirección del canal lagrimal –esto, como regla general (con algunas excepciones) se visualiza con mayor facilidad trazando una línea externa que corre por la cara desde la mitad del ligamento palpebral medial por arriba y hacia la base del ala nasal por debajo (Arlt, 1855). Después de esto la sonda debería insinuarse en el orificio superior del canal naso-lagrimal y al presionar hacia abajo el paso se produce con la mayor facilidad. Si se encuentra resistencia, sólo se debería utilizar la fuerza con el conocimiento de que es fácil traumatizar las paredes de la vía lagrimal particularmente si se encuentra inflamada, que si se producen abrasiones éstas se seguirán de cicatrización y que un traumatismo serio o la producción de una falsa vía puede terminar en una celulitis o en un aumento de una cicatrización ya existente. No obstante, si las vías son normales se encontrará muy poca resistencia; si encontramos resistencia se debe indicar su situación: canalículo, terminación inferior del saco o en el conducto nasal, pero se debe tener cuidado en retirar y cambiar la dirección de la sonda para asegurarnos que cualquier constricción es completa y no debida a un pliegue anatómico en la mucosa.

(d).- Examen radiológico. Forma un cuarto método de exploración, cuyos resultados con frecuencia son de gran valor no sólo indicando el sitio del estrechamiento sino también del estado del saco y del conducto, y la extensión en la que se encuentran afectados por la enfermedad, el tamaño del saco, si se encuentra contraído o dilatado y atónico, la presencia de divertículos, senos o bandas en el tejido areolar, o la presencia de una fístula hacia la nariz o hacia las celdillas etmoidales. Puede demostrar la presencia de pólipos o tumores en el saco, o bien de presiones o distorsiones por lesiones vecinas. Pueden emplearse técnicas con y sin contraste.

Brunetti (1930) de Trieste, Kopylow (1930) de Moscú, y Tóth (1932-33) de Budapest fueron los primeros en utilizar radiografías de los huesos del canal naso-lagrimal, lo que es posible realizar, por entonces, colocando la película en la boca y tomando la radiografía hacia abajo siguiendo el eje del canal. Se utiliza una película aplicada al paladar opuesto al primer molar y la película toma el contorno elíptico de los orificios superior e inferior junto con las paredes del canal.

La radiografía de la vía membranosa es un procedimiento más simple.

Esta técnica fue empleada por primera vez por Ewing AE (1909) en América, utilizando una inyección de subnitrato de bismuto como fluido; después se utilizaron otros agentes de contraste como bismuto, torio o bario (Aubaret, 1911, en Francia; von Szily, 1914-1920, en Alemania; van der Minne, 1918, en Holanda; van Gangelen, 1921, en Escandinavia; Cambell et al, 1922, América y Bockstein, 1923, en Rusia) pero el empleo del lipiodol[40] por parte de Bollack (1924) con todas sus ventajas mecánicas inmediatamente popularizó el método. Spackman (1938) utilizó partes iguales de aceite de oliva como solvente, de esta manera reducía la viscosidad del lipiodol haciendo más

---

[40] Aceite de semilla de amapola yodada al 40%, introducida por Sicard y Forestier en la práctica radiológica en 1921

fácil su introducción sin alterar su opacidad a los rayos X. Posteriormente se han utilizado otros materiales de contraste –etiliodofenilundecilato, como substancia oleosa de baja densidad (Milder y Demorest, 1954; Demorest y Milder, 1955; Milder y Sanders, 1966), neohidriol (Campbell, 1964) etiodil (Iba y Hanafee, 1968), etc. Posteriormente aparecieron materiales de contraste hidrofílicos.

La técnica de la dacriocistografía consiste en visualizar la vía lacrimal mediante contraste yodado tras su cateterización. Inicialmente, como en todo acto médico, se debe obtener el consentimiento informado para poder realizar el procedimiento. Después, con el paciente en decúbito supino o sentado, se le administra un anestésico tópico (Wearne MJ et al, 1999), se obtiene una radiografía preliminar (Wearne MJ et al, 1999) y se procede a canalizar el canalículo lacrimal inferior. Para dicha canalización, se utiliza un catéter de sialografía con punta metálica (King SJ y Haigh SF, 1990), que se avanza de 2 a 3 mm (Montecalvo RM et al, 1990; Wearne MJ et al, 1999), se fija la cánula y se inyectan de 2 a 3 ml de medio de contraste hidrosoluble (Millman AL et al, 1987; Ansai SA et al, 2005).

Como hemos comentado en caso de no ser posible canalizar el conducto lacrimal inferior o en caso de obstrucción de este, se puede intentar canalizar el conducto lacrimal superior.

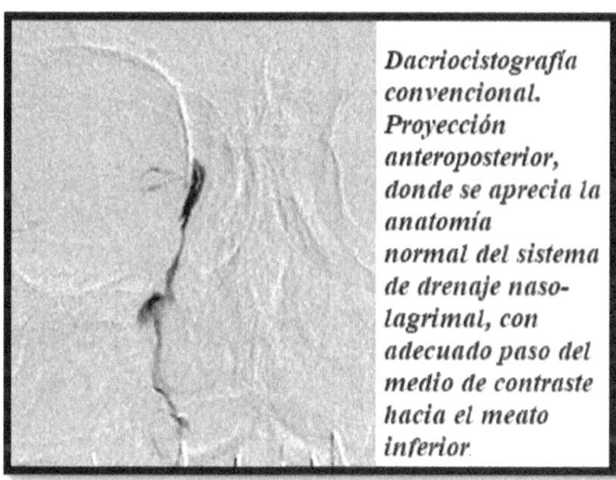

En las descripciones más antiguas de esta técnica se utilizaba un medio de contraste oleoso[41], y se recomendaba el uso del medio de contraste hidrosoluble, casi con exclusividad, para los casos de traumatismo o de riesgo de extravasación (Munk PL et al, 1989; Saraç K et al, 1995); sin embargo, posteriormente se ha reemplazado por el medio de contraste hidrosoluble, que permite una mejor simulación del comportamiento fisiológico de la secreción acuosa lacrimal por el conducto naso-lagrimal (Millman AL et al, 1987).

Efectuado el procedimiento, se obtienen imágenes con sustracción digital antero-posteriores, laterales y oblicuas (Ansari SA et al, 2005); también se pueden lograr imágenes póstero-anteriores (Loyd GAS y Welham RAN, 1974; Montecalvo RM et al, 1990), en intervalos de un segundo o, tardías, a los quince minutos, para documentar el retraso en el drenaje (Montecalvo RM et al, 1990). La dosis de radiación recibida por el cristalino es de aproximadamente 0,04 a 0,2 mSv.

La dacriocistografía normal muestra un adecuado y oportuno paso del medio de contraste por las porciones del sistema de drenaje lacrimal (canalículo, saco lacrimal, conducto

---

[41] Lloyd GAS y Welham RAN, 1974; Amanat LA et al, 1979; Montecalvo RM et al, 1990; Wearne MJ et al, 1999.

naso-lagrimal) hasta el meato inferior, sin evidenciar ninguna retención del medio de contraste en las imágenes tardías (Ansari SA et al, 2005).

Como el paso del contraste por el sistema lagrimal puede ser muy rápido, es posible que no se muestre el saco lagrimal pero se ve el contraste en el suelo de la nariz o en la naso-faringe, y el curso sinuoso de los canales de drenaje y los pliegues de la mucosa con sus válvulas generalmente proporcionan un retraso suficiente al flujo del contraste como para obtener un característico dacriocistograma. El saco lagrimal en proyección ántero-posterior se ve como una imagen radio-opaca delgada, suavemente curvada con una concavidad dirigida lateralmente; la imagen habitualmente es más amplia en su porción inferior y la unión con el conducto membranoso naso-lagrimal un ensanchamiento angular que puede denotar el seno de Arlt; en la proyección lateral y en la oblicua el saco es más amplio con contornos sinuosos o irregulares. El conducto en su tercio superior se ve como una imagen mucho más amplia que el saco lagrimal (en proyección póstero-anterior) y su contorno irregular con frecuencia sugiere la posición de los pliegues de la mucosa. Generalmente, la porción media del conducto no se encuentra bien delineado. En la parte inferior, el ostium viene marcado por una acumulación del contraste, la dirección del flujo es hacia el meato inferior de la nariz. Habitualmente se ve algo del medio de contraste, especialmente en la proyección lateral, en el suelo de la nariz y en la naso-faringe. No siempre se ven los canalículos, y un dacriocistograma que muestre

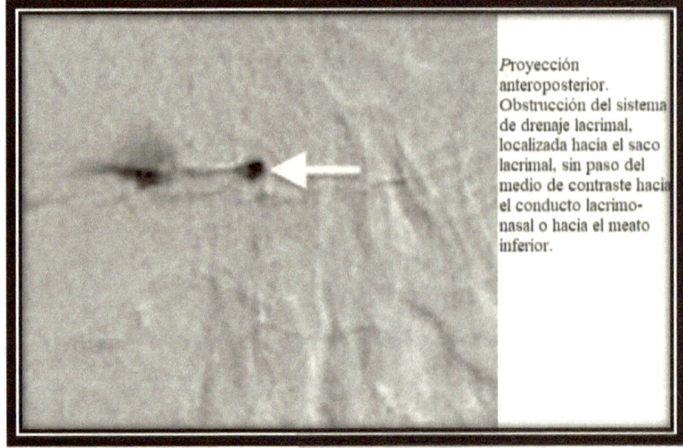

canalículos bien definidos y rellenos sugiere fuertemente la existencia de alguna dificultad para el flujo.

Lo característico de un dacriocistograma en presencia de una distribución completa dentro del sistema naso-lagrimal es la distensión del contorno del saco (si es inferior a éste), ausencia de contraste en la nariz, un nivel bien definido en el sitio de bloqueo y poco o ningún cambio radiológico a los 30 minutos de seguimiento. Los tres detalles principales de información obtenidos por el dacriocistograma son: el nivel de la obstrucción, si es completa e incompleta y su posible causa.

El sitio de obstrucción se puede clasificar en tres niveles, nivel alto cuando se produce en los canalículos o ampolla; medio cuando se produce en el cuello del saco y el anillo óseo del canal (el sitio más común) o en el propio conducto lagrimo-nasal; y obstrucciones bajas en la terminación nasal del conducto lagrimo-nasal. En una serie de 200 macro-dacrio-cistogramas analizados por Campbell (1964) mostró que en 44 casos la obstrucción es alta, 125 medias (85 en el cuello del saco) y 31 en niveles inferiores a la válvula de Hasner. No siempre se puede detectar un divertículo del saco sin dacriocistografía y esta investigación es esencial antes del planteamiento quirúrgico tanto para divertículos y fístulas siguiendo a una dacriocistitis o trauma.

Se pueden demostrar dacriolitos que producen un bloqueo completo o parcial; en ausencia de calcificación son radiolucentes y se encuentran delineados por el material de contraste, originando la imagen de un saco dilatado con un área central de relativa claridad. Desde luego la dacriocistografía es útil en la investigación de una epífora persistente después de cirugía de drenaje nasal, donde la causa más común del fallo es de una abertura que es demasiado pequeña. Alta o una obstrucción canalicular previamente no reconocida. También puede dar información de considerable valor en el diagnóstico de tumores en y alrededor del saco lagrimal, especialmente en ausencia de una masa palpable; así una neoplasia en el interior del saco puede producir su dilatación con un desplazamiento de la imagen radio-opaca y una inversión de la curva normal.

Finalmente, la dacriocistografía puede ser una ayuda considerable en la investigación de una obstrucción parcial o funcional cuando se presenta epífora, aunque sólo sea intermitente, cuando la solución irrigada para rápidamente a la nariz y la sonda pasa sin dificultad. Radiológicamente se puede evidenciar un saco ligeramente dilatado junto con algo de contraste en la nariz, pero el seguimiento a los 30 minutos muestra poco o ningún vaciamiento del contraste desde el saco o el conducto.

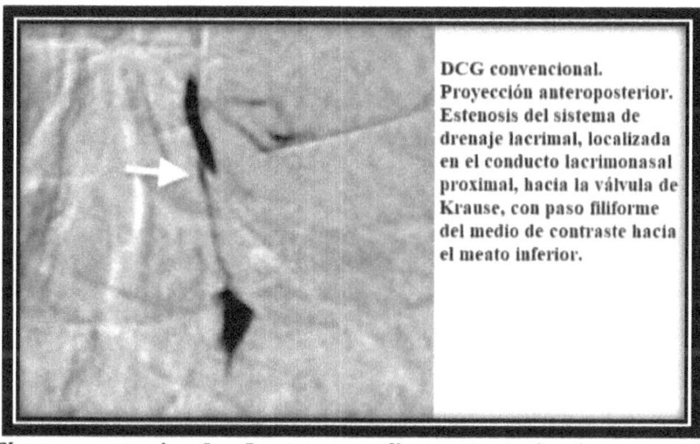

e).- **Tomografía computarizada.** La tomografía computarizada se considera el estudio preferido para valorar el sistema de drenaje naso-lagrimal (Nagi KS y Meyer DR, 2010). Esta, junto con las reconstrucciones 3D, fue descrita minuciosamente en 2002 por Freitag y colaboradores (Freitag SK et al, 2002; Udhay P, 2008), quienes detallaron el uso de esta técnica de imagen para pacientes que tienen epífora sintomática con estudios previos normales; pacientes con sospecha de sinusitis, sarcoidosis o granulomatosis de Wegener, los cuales se benefician de conocer una anatomía precisa; pacientes con estudios previos fallidos, y pacientes con masas palpables de la fosa lacrimal.

La dacriocistografía por tomografía computarizada (DCG-TC) brinda una mayor información que la dacriocistografía convencional, puesto que permite valorar la anatomía del sistema de drenaje naso-lagrimal; los tejidos blandos y óseos adyacentes (Ansari SA et al, 2005); la identificación de masas, mucoceles, pólipos nasales y cálculos en esta misma localización; la obstrucción de la vía posterior a traumatismo; la valoración posquirúrgica; las malformaciones congénitas, masas o neoplasias del sistema de drenaje lacrimal (Saraç K et al, 1995; Lefebvre DR y Freitag SK, 2012), y las alteraciones nasales (desviación del septo nasal, hipertrofia de cornetes).

Así mismo, puede ser usada para iniciar el planteamiento preoperatorio (por ejemplo, la determinación del grosor óseo) y la toma de decisiones intraoperatorias. De hecho, la

DCG-TC se considera el estudio de elección para valorar la persistencia de la osteotomía en los pacientes que fueron llevados a dacriorrinostomía (Ansari SA et al, 2005; Glatt HJ et al, 1991; Eldesoky S et al, 2012).

Primero, se toman imágenes simples y, posteriormente, se administra el medio de contraste de la misma manera que se hace en la dacriocistografía convencional o mediante gotas tópicas, para obtener imágenes axiales con reconstrucciones multiplanares (Ansari SA et al, 2005; Eldesoky S et al, 2012). Los parámetros técnicos son los siguientes: 120 kVp y 150 mAs, grosor del corte 1,25 mm, rotación del tubo 0,6-0,9 s, colimación de 1 mm, matriz de 512 × 512, campo de visión de 150 a 180 mm (Eldesoky S et al, 2012). Puede usarse un medio de contraste hidrosoluble, tópico o por inyección, a través de los canalículos, aunque es preferible el método tópico, ya que es más acorde con la fisiología del sistema lacrimonasal y evita potenciales lesiones traumáticas al sistema de drenaje

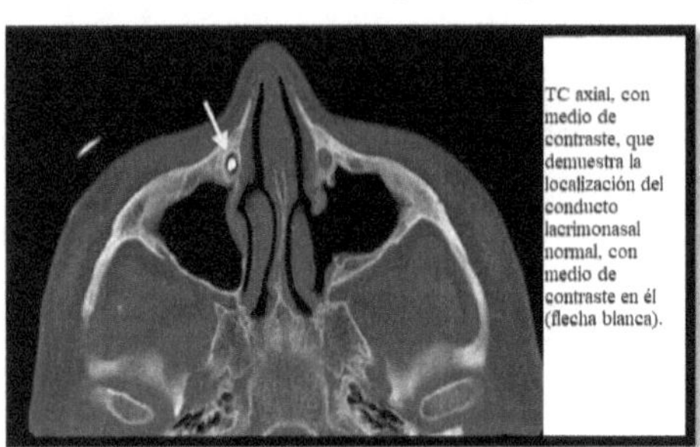

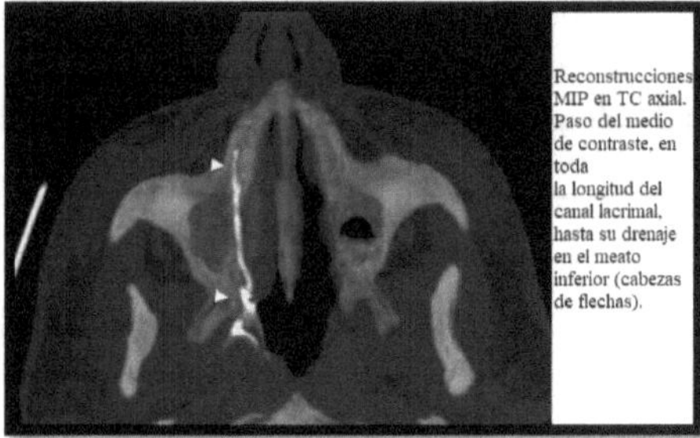

(Lefebvre DR y Freitag SK, 2012). Además, el uso de este medio de contraste no genera efectos adversos. No obstante, algunos pacientes han referido sensación de ojo seco (Moran CC et al, 1995), quemazón o irritación (Udhay P et al, 2008).

El método de canalización del canalículo lacrimal se debe reservar exclusivamente para los casos en que no se logra una adecuada visualización con medio de contraste tópico (Udhay P et al, 2008).

La DCG-TC se encuentra contraindicada en mujeres embarazadas y en pacientes con alergia conocida a los medios de contraste. No se recomienda en pacientes con dacriocistitis aguda, por edema de los tejidos blandos y un posible enmascaramiento de diagnósticos subyacentes (Udhay P et al, 2008).

Varios autores han coincidido en afirmar que la DCG-TC tiene una mayor utilidad, en comparación con la dacriocistografía por resonancia magnética (DCG-RM), para visualizar las estructuras de menor calibre del sistema de drenaje lagrimo-nasal (canalículos superior, inferior y común) (Caldemeyer KS et al, 1998; Cubuk R et al, 2010; Eldesoky S et al, 2012). De igual manera, es más sensible para la detección de estenosis de alto grado y de obstrucciones completas del sistema de drenaje lacrimal, en comparación con la resonancia magnética (Udhay P et al, 2008).

Las reconstrucciones tridimensionales, elaboradas junto con la DCG-TC, agregan precisión en la interpretación de la anatomía del sistema de drenaje lacrimal, de los tejidos blandos adyacentes (Lefebvre DR y Freitag SK, 2012) y de la órbita, y el esqueleto facial. Estas reconstrucciones 3D facilitan la identificación de enfermedades que producen cambios sutiles, como obstrucciones parciales o estenosis del CNL (Lefebvre DR y Freitag SK, 2012). Se recomienda practicar el estudio con reconstrucciones tridimensionales en pacientes con epífora sintomática con estudios previos normales, DCG fallida, masas mediales y antecedente de trauma en el sistema de drenaje lagrimo-nasal (Lefebvre DR y Freitag SK, 2012).

f).- Resonancia magnética

La resonancia magnética es la técnica de elección para valorar la órbita, debido al mejor contraste para la diferenciación de los tejidos blandos (Manfre L et al, 2000). La dacriocistografía por resonancia magnética permite una evaluación dinámica del flujo dentro del sistema de drenaje lácrimo-nasal (Takehara Y et al, 2000).

Según el estudio realizado por Kirchhof et al (2000), la dacriocistografía por resonancia magnética, en comparación con la dacriocistografía, tiene la ventaja de permitir visualizar los tejidos blandos adyacentes y poder descartar enfermedades de los senos etmoidales y maxilares; resultado compartido con otros autores, cuyas observaciones han sido similares (Goldberg RA et al, 1993; Rubina PA et al, 1994). Otra de sus ventajas es que no requiere radiación ionizante, por lo que no tiene consecuencias por exposición sobre las estructuras oculares (Manfre L et al, 2000; Cubuk R et al, 2010).

Su principal desventaja es la baja sensibilidad para la detección de las enfermedades del canal lácrimo-nasal en su porción ósea (Manfre L et al, 2000). La dacriocistografía por resonancia magnética convencional tiene una baja sensibilidad para diferenciar entre un divertículo del saco lacrimal (comunicante con el saco lacrimal) y una neoplasia local (Manfre L et al, 2000). Así mismo, este método de imagen resultó ser menos efectivo, en comparación con la tomografía computarizada, para determinar el sitio y el tamaño de la obstrucción en posoperatorios (Kirchhof K et al, 2000).

La técnica puede realizarse con medio de contraste tópico (gadolinio diluido en solución salina al 0,9 % 1:100) o mediante solución salina[42]. En general, el uso de gadolinio tópico no produce efectos adversos, aunque algunos pacientes han referido sensación de ojo seco (Caldemeyer KS et al, 1998; Cubuk R et al, 2010). Las imágenes se adquieren en resonadores de 1,5 T. En todos los pacientes se obtienen secuencias coronales y axiales, con un grosor de corte de 2,5 a 3 mm, en una matriz de adquisición de 256 × 256 (Cubuk R et al, 2010). El protocolo de algunos autores incluye imágenes coronales en secuencias potenciadas en T1 (TR: 500, TE 20) y secuencias de saturación grasa potenciadas en T1 (TR: 4,415, TE 32), e imágenes axiales y coronales en secuencias de saturación grasa potenciadas en T2 (TR: 4,415, TE: 32) (Cubk R et al, 2010). El estudio de Cubuk et al (2010) mostró una concordancia del 100 % para la detección de obstrucción del sistema de drenaje lácrimo-nasal entre la dacriocistografía y la resonancia magnética. Debido a su alto costo, no es considerado el estudio de elección (Ansari SA, 2005); a pesar de esto, en pacientes menores de 6 años de edad debe ser tenido en cuenta como estudio inicial, puesto que no es invasivo, no expone a radiación ionizante y no requiere sedación.

g).- Ecografía

No es el estudio ideal para valorar el sistema de drenaje lácrimo-nasal, sin embargo, puede ser utilizada como complemento para visualizar el saco lacrimal y los tejidos adyacentes. No puede ser usada para visualizar el sitio anatómico de obstrucción ni para visualizar los canalículos. En pacientes con epífora, la dilatación del saco lacrimal, secundario a obstrucción del conducto lácrimo-nasal, se puede demostrar por ecografía. Es una técnica no invasiva y bien tolerada por los pacientes, aunque falta por demostrar su tolerancia en pacientes pediátricos para determinar si es una opción para la evaluación de anomalías congénitas.

---

[42] Takehara Y et al, 2000; Kirchhof K et al, 2000; Ansari SA et al, 2005, Cubuk R et al, 2010; otros.

h).- Rossomono y Carlton et al (1972-73) propusieron una técnica utilizando trazadores radiactivos para explorar la dinámica del drenaje lagrimal. Se instila una pequeña cantidad de un trazador radiactivo en el ojo y se sigue su progresión a través del sistema de drenaje utilizando una gamma-cámara. Con este método se evitaría la cateterización y sus molestias.

i).- Finalmente es esencial realizar un examen nasal directo antes de dar una explicación a un caso de epífora, indicando la presencia y localización de una obstrucción y la causa más probable que la haya determinado.

INSUFICIENCIA DE LA VÍA LAGRIMAL

La dificultad en la conducción de las lágrimas en ausencia de una obstrucción orgánica constituye una situación de *insuficiencia*; es una queja común y molesta en la que la causa escapa con frecuencia al diagnóstico y, a menudo, es refractaria al tratamiento. Se diagnostica por un lagrimeo persistente en ausencia de enfermedad y se puede demostrar por el fallo o retraso de un fluido coloreado para encontrar su camino desde el fondo de saco conjuntival hacia la nariz aunque la propia vía es permeable a fluidos inyectados o en la dacriocistografía. El término "obstrucción funcional" es desaconsejable ya que estos pacientes pueden padecer una obstrucción incompleta (Rosenstock T y Horwitz JJ, 1982). Esta enfermedad puede tener varias causas que, en general, se pueden agrupar como

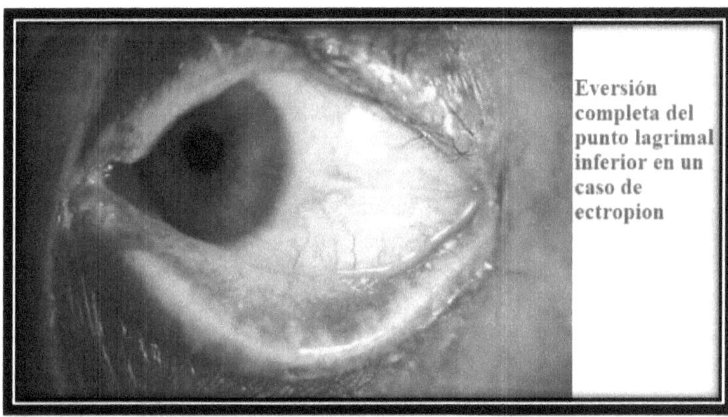

producidas en la terminación superior o inferior de la vía o en el propio saco lagrimal.

Insuficiencia de los puntos lagrimales

La desviación de los puntos lagrimales, incluso aunque sean anatómicamente normales, es la causa más común de insuficiencia. Para que funcionen adecuadamente los puntos deben ejercer capilaridad para sorber las lágrimas (Petit, 1743-1744) y para hacerlo deben aponerse al globo en la región del lago lagrimal. Ocasionalmente este mecanismo deja de funcionar por una inversión de los párpados como sucede en el entropión pero es más

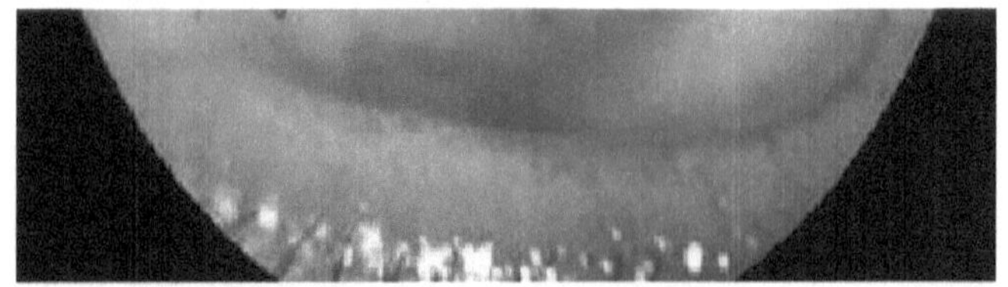

Tinción del borde palpebral. Punto lagrimal sobre la tinción (normal)

habitual que el fallo se sitúe en una *eversión* del punto inferior que puede mirar hacia arriba o, incluso, hacia fuera.

Este desplazamiento es muy común y con frecuencia los casos leves se pasan por alto; se diagnostica si el punto lagrimal es visible cuando el ojo mira hacia arriba o si se sitúa por fuera del anillo coloreado que produce la instilación de una gotita de rosa de bengala en el saco conjuntival en el borde palpebral.

Las causas de la eversión son varias. Una situación común es una ligera anomalía congénita en cuyo caso siempre existe epífora, pero es más frecuente que sea adquirida como en el ectropion de los párpados (tanto senil como parético, cicatrizal, espástico o mecánico), en la hinchazón de los márgenes palpebrales (blefaritis crónica, mixedema, etc.) o en la hipertrofia de la conjuntiva o carúncula. Un punto a señalar es su presencia en la eversión causada por una dermatitis del párpado inferior en cuyo caso la irritación de la epífora induce un círculo vicioso, y debemos recordar que una ligera irritación crónica de la piel del párpado inferior puede ser una causa inicial suficiente. No obstante, la condición etiológica más común es la ligera laxitud y atonía del párpado inferior relacionado con le edad. Son habituales los grados menores de debilidad de los músculos faciales que a menudo se olvidan; se pueden demostrar al comparar la simetría entre ambos lados de la cara observando las respuestas a muecas o estimando la resistencia ofrecida a la separación de unos párpados bien cerrados.

Una causa menor de epífora es la formación de una muesca en el borde palpebral debida a un trauma, a través de la cual fluyen las lágrimas hacia la cara. Estas muescas se pueden formar, por ejemplo, después de cirugía de un chalación (MacMillan JA, 1941) y deberían repararse quirúrgicamente.

El *tratamiento* se debe dirigir en primer lugar a la causa y si es curable se sigue de un alivio inmediato de los síntomas; en casos debidos a debilidad de los músculos pre-tarsales se recomendaban inicialmente la realización de ejercicios mediante contracciones repetidas de los párpados (Jacobs HB, 1959). Si la causa no es susceptible de tratamiento médico se deben adoptar métodos quirúrgicos para que los márgenes palpebrales o los puntos se vuelvan dirigir hacia su posición normal. Ocasionalmente una carúncula agrandada o una hiperplasia conjuntival pueden requerir de su eliminación quirúrgica o su reducción por electrocoagulación.

Si la causa es una ligera eversión del párpado inferior la eliminación de una pieza con forma de diamante de la conjuntival palpebral paralela al margen palpebral, de 8 mm de longitud y 5 mm de anchura, puede ser un método efectivo; de manera alternativa la inducción de cicatrización mediante cauterización de la conjuntiva del párpado a menudo proporcionan resultados satisfactorios. Una o más filas horizontales de quemaduras producidas por electrocoagulación en el tejido submucoso del párpado evertido a unos 3-4 mm del punto inferior o una serie de perforaciones quemadas hasta la placa tarsal pero sin perforarla, habitualmente producen un tejido cicatrizal suficiente para girar el párpado hacia su posición central.

Si la eversión del punto es más grave suele ser efectiva la técnica de Lee OS (1951) y sus variantes; esencialmente consiste en cortar la parte lagrimal del margen palpebral medial al punto de ambos párpados, cosiéndolos juntos para inducir una adhesión intermarginal, al mismo tiempo se ajusta la piel del canto mediante un flap de Kuhnt-Szymanowski. No obstante, si la eversión es pronunciada se necesitará de una blefaroplastia.

La canaliculotomía es preferible cuando la configuración y el tono palpebral son normales.

Finalmente, si fallan todas estas medidas se puede intentar una conjuntivo-dacriocistotomía donde se abre una comunicación directa entre la parte más baja del fondo de saco conjuntival y el saco lagrimal (von Hoffman, 1904; Zarzycki, 1937; Stallard, 1940).

El corte del punto y canalículo (canaliculotomía) es una operación menor que levantó controversia. En un tiempo fue un procedimiento diario de aplicación casi universal en casos de epífora o como medida preliminar al sondaje (Bowman, 1857; otros), y para evitar la cicatrización y volver permanente la mutilación se elimina una porción del labio inferior convirtiendo al canalículo en una tira abierta para recibir las lágrimas (operación de "3-cortes", Critchett, 1858; von Hoffman, 1904). Jones LT (1969) defendió una cirugía en "1-corte" donde se realiza una incisión a través de la pared conjuntival de la parte vertical del canalículo dejando intacta la capilaridad de esta parte del canalículo y la acción de bombeo de la ampolla. El corte de toda la longitud del canalículo es un mal procedimiento ya que casi invariablemente conduce a una estructura cerca del saco.

Un procedimiento alternativo es eliminar la pared posterior del punto con un fórceps especialmente diseñado; el instrumento de Haitz (1930) elimina una porción de la pared posterior del párpado (1´5 mm de longitud por 1´00 de anchura), con lo que la nueva abertura no es mucho mayor de lo normal pero se encuentra desplazada posteriormente; Hughes WL y Maris CS (1967) y Lang J (1971) utilizaban un taladro similar de 1´5 mm de diámetro para ampliar el labio posterior del punto. Por otro lado, Ruben CM (1958) creaba un nuevo punto, 2 mm por debajo del original trefinando a través de la conjuntiva del párpado inferior sobre una sonda en el canalículo.

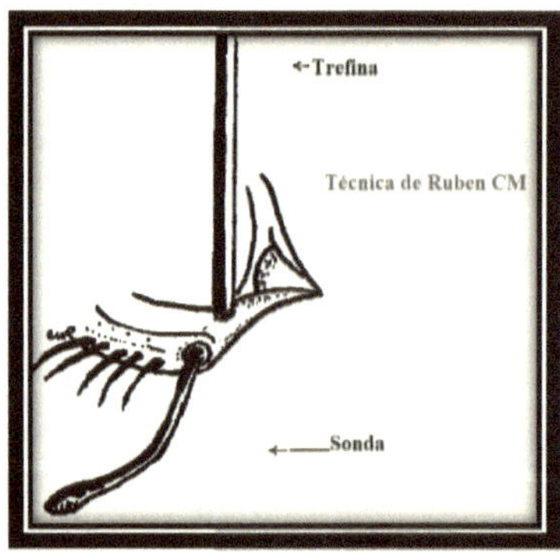

Insuficiencia del saco lagrimal

Durante el llanto el músculo orbicular juega una parte importante en la conducción de las lágrimas; con la contracción de este músculo (o con el cierre de los párpados) los canalículos se comprimen y acortan, mientras que en su relajación (o con la abertura de los párpado) la expansión del canalículo induce una presión negativa; el primer componente conduce a algo de lágrima hacia el saco lagrimal mientras que el segundo succiona fluidos del saco conjuntival. Este flujo direccional se mantiene por un mecanismo similar que afecta al saco lagrimal; la inserción de fibras musculares en la pared del saco asegura que con la contracción del orbicularis la parte superior del saco se distiende forzadamente y se comprime la parte inferior, las lágrimas son aspiradas hacia el saco desde los canalículos por el primer componente, y empujadas hacia el conducto por el segundo; en la relajación del músculo (o con la abertura de los párpados) el colapso de la parte superior y la expansión de la parte inferior del saco vuelve a conducir el fluido hacia abajo (Ploman et al, 1928-30). Un fallo en este mecanismo explica la tendencia hacia la epífora si se inmovilizan completamente los párpados (Schirmer, 1903) y su presencia en una parálisis facial antes de que se desarrolle un ectropion marcado del párpado. Es posible que un fallo funcional o mecánico de este mecanismo como puede resultar de un debilitamiento del músculo orbicular, una contracción cicatrizal o una dilatación atónica del saco, pueden tenerse en cuenta en casos inexplicables de lagrimeo (epífora atónica). El mismo resultado se produce siguiendo a una rigidez de las paredes del saco debida a engrosamiento tanto inflamatorio como tumoral; en ellos la epífora es un síntoma temprano de tumores del saco lagrimal y pueden existir durante un periodo considerable de tiempo mientras que las vías permanecen permeables a la infusión de fluidos e, incluso, a la cateterización. Estos casos se diagnostican mejor con un examen por imagen con medios de contraste después que se ha demostrado la permeabilidad de la vía mediante perfusión.

Se ha afirmado que el hecho de que no se produzcan epíforas siguiendo a una dacriocisto-rrinostomía refuta esta aseveración ya que en esta cirugía se elimina el saco lagrimal como tal, la única parte que queda es la pared lateral que forma parte de la cavidad nasal. Sin embargo, el drenaje después de esta cirugía se produce en gran medida por la gravedad, parcialmente debido a la acción de bombeo del canalículo y parcialmente por aspiración y las lágrimas son succionadas por cambios de presión con la respiración. Esto último, la teoría original del drenaje lagrimal sugerida por Hunauld (1735) puede ser efectiva (si no del todo) sólo en aquellos casos señalados a continuación donde el conducto nasal es inusualmente grande y desprovisto de plica. No hay nada de ilógico en la propuesta de que un mecanismo, que normalmente es poco o nada importante, puede sustituir al otro mecanismo y juegue un papel primario en circunstancias completamente alteradas y más apropiadas para el último mecanismo. En realidad, casi el único camino de curar estos casos aparentemente funcionales de lagrimeo es establecer una amplia anastomosis mediante dacriocistorrinostomía de modo que al cambiar la configuración mecánica, la aspiración y gravitación de las lágrimas pueden sustituir la acción del bombeo lagrimal normal.

Insuficiencia valvular –pneumatocele

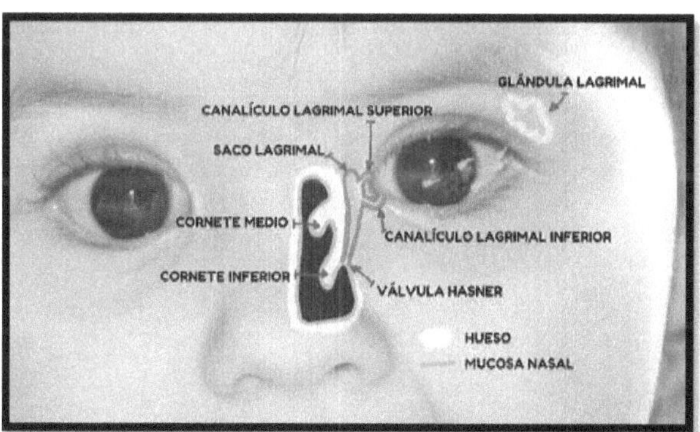

De las válvulas del conducto lagrimal la más importante es la válvula de Hasner en la terminación inferior del canal protegiendo al conducto desde la cavidad nasal. No es infrecuente la existencia de una insuficiencia de esta válvula con lo que no hay impedimento al paso de corrientes ascendentes de aire desde la nariz y puede originar síntomas clínicos.

Purkinje (1823) señaló que ocasionalmente, si se sopla la nariz se puede escuchar un silbido debido al aire que escapa por los puntos lagrimales y que esta corriente se puede sentir con el dedo; este fenómeno de *silbido ocular* se produce cuando se exhala forzadamente aire al taponar la nariz en aproximadamente el 5% de las personas[43]; se aprecia el mismo fenómeno de manera muy llamativa con el humo del tabaco o puede ocasionalmente permitir un reflujo de líquidos o sangre de la nariz hacia el saco conjuntival. La presencia de aire en cantidades más pequeñas se puede demostrar por el burbujeo del líquido en un baño ocular.

Además de su presencia como resultado de una pequeñez congénita de la válvula, una insuficiencia similar puede seguir a su desaparición patológica por una rinitis atrófica crónica o después de la cateterización del conducto lácrimo-nasal desde la terminación nasal. En ocasiones, en personas afectadas, particularmente en casos patológicos en ancianos, el saco se dilata por repetidas distensiones aéreas, por lo que aparece una distensión bajo el ligamento palpebral medial a la expiración forzada y desaparece en la inhalación forzada. No obstante, a veces la salida valvular es suficientemente competente para retener el aire después de ser admitido, con lo que queda una hinchazón permanente que recuerda a un mucocele pero que crepita a la palpación –*pneumatocele del saco lagrimal*[44]. Rochels R et al (1989) informaron del caso de un hombre de 39 años de edad que durante cinco años sufrió de una hinchazón recurrente, firme y crepitante en la región del canto medial después de toser y estornudar. La hinchazón podía eliminarse mediante compresión digital. Durante un episodio intenso de estornudos, de repente se produjo una hinchazón del tamaño de una nuez que no pudo eliminarse mediante compresión. Los hallazgos ecográficos e intraoperatorios confirmaron el diagnóstico de un gran neumatocele diverticular que había comprimido el saco lagrimal hasta tal punto que el aire atrapado no podía escapar. La endoscopia de la nariz reveló un amplio ostium naso-lagrimal, sin válvula de Hasner. Por lo tanto, era posible que el aire entrara al sistema de drenaje lagrimal desde la cavidad nasal. Das S et al (2017) informaron de un caso cuya causa fue un traumatismo contuso de la nariz.

Pueden surgir complicaciones en las que la epífora es común debido a la insuficiencia de un saco dilatado, mientras que el fácil acceso desde la nariz, asociado con frecuencia a un drenaje deficiente, alienta las infecciones ascendentes y tiene a producir dacriocistitis.

El *tratamiento* sólo es necesario si se teme una distensión crónica del saco. Por otro lado, se deben soplar alternativamente cada fosa nasal, presionando al mismo tiempo con el dedo sobre la región lagrimal para evitar el paso de aire. Cuando aparece un pneumatocele el tratamiento de elección es la dacriocistorrinostomía, una cirugía que convierte ambas cavidades, nasal y sacular, en una.

---

[43] Aubaret, 1908-10; Pichler, 1921; Wollenberg, 1928; Diszman, 1935; Agnello, 1937; otros.

[44] Elliot, 1910; Blake, 1911; Wagemann, 1921; Franceschetti, 1927; Levitt JM y Kravitz D, 1959.

Canaliculitis

La Canaliculitis –inflamación de los canalículos- es una rara enfermedad que no levanta mucha atención. Parece que los micro-organismos del saco conjuntival rara vez infectan estas estructuras, pero al mismo tiempo la presencia adicional de atresia de los canalículos, particularmente en su unión con el saco, indica que se produce una inflamación suave y asintomática en este sitio a pesar de la resistencia normal del epitelio. La inflamación debida a la extensión de una infección conjuntival fue demostrada por E y M Kalt (1932) que toma la forma de una Canaliculitis folicular. Demostraron que no es algo raro en ancianos y se caracteriza por la presencia de una infiltración subepitelial masiva de linfocitos con masas de células plasmáticas en forma de folículos alrededor de los canalículos, particularmente en su unión con el saco. El propio epitelio permanece relativamente normal. El único síntoma es el lagrimeo y el diagnóstico puede ser difícil ya que la estenosis que tiende a desarrollarse puede ser sólo parcial permitiendo el paso de la perfusión de fluidos con una relativa pérdida de la permeabilidad. Aparte de causar una epífora que puede ser difícil de explicar, la importancia clínica de esta enfermedad radica en su potencial causa de infecciones intraoculares post-quirúrgica a pesar de una sepsia irreprochable.

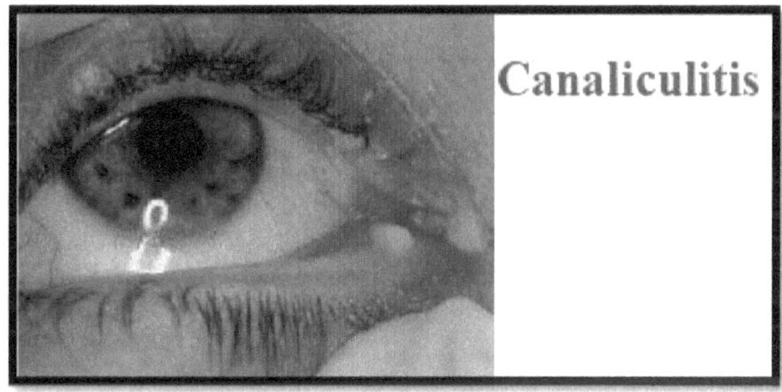

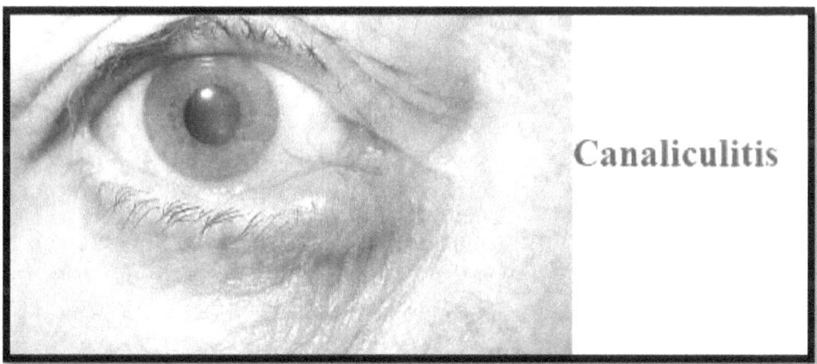

Derkac (1931) propuso una segunda fuente de infección –desde el saco lagrimal hacia arriba, después de observaciones en dos pacientes con una dacriocistitis y tracoma sin tratamientos, los cuales sufrían de una supuración inflamatoria crónica del canalículo superior. Indudablemente esta dirección en la extensión se produce en casos de dacriocistitis tanto crónica (Hertel, 1899) como aguda (Fahmy, 1934). En estos casos después de la escisión del saco, la epífora puede continuar indefinidamente mientras que se puede exprimir moco o pus de los puntos, particularmente el superior (Harman, 1911; Stock, 1925; Esteban, 1933); se consigue la cura abriendo el canalículo o destruyéndolo con diatermia (Schultz, 1904) o mejor limpiando por vía endoscópica.

Canaliculitis supurativa, donde el conducto sufre una dilatación quística para formar un mucocele o un absceso enquistado; constituye un cuadro clínico vívido que afecta habitualmente al canalículo superior. En la región del canalículo aparece una pequeña hinchazón fluctuante sobre la cual se estira la piel, por debajo la conjuntiva se encuentra engrosada e inflamada y opuesto a ella el margen palpebral se encuentra redondeado y tumescente con un punto hinchado. A veces se puede exprimir la secreción con un bastoncillo romo y otras veces no, pero si se inserta una sonda se abre una estructura de tipo sacular que exuda moco o pus.

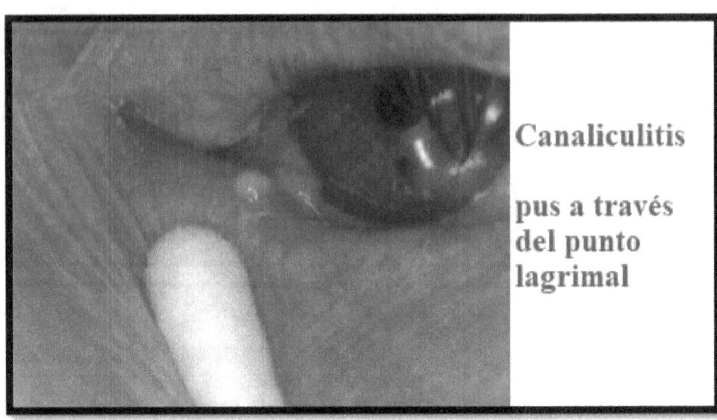

El *tratamiento* consiste en drenar el canalículo, sajándolo si fuera necesario e instilando antibióticos; después del drenaje la cura es habitualmente rápida.

Son escasos los datos registrados de Canaliculitis aislada, tomando la forma de mucocele (Brady, 1903; Pokrovski, 1922; Dusseldorp, 1927) o de una inflamación purulenta[45]. Se ha informado de algunas causas incidentales; también de casos debidos al organismo de Vincent (fusobacterias, bacteroides y espiroquetas)[46]; la flora fusoespiroquetal era abundante en encías y garganta. Awasthy PN y Agrawal TP (1963) informaron de la dilatación quística del canalículo causada por Ps. Piocianea. Orloff (1907) informó de un caso de una formación granulomatosa; Fernández (1913) describió un quiste conteniendo pus, un fluido amarillento y material sebáceo; el origen de estos casos se pueden deber a un divertículo congénito (Vittadini, 1935). Bowers BT y Simmons JR (1970) describieron un caso similar en el que se presentó epífora después del nacimiento que se curó al fistulizarse el divertículo al fondo de saco conjuntival. Kurz (1948) describió un mucocele del canalículo inferior siguiendo a la perforación de un chalazión granulomatoso.

Reinecke y Montgomery (1969) informaron de un caso de inflamación crónica debida a una fístula entre un mucocele del seno frontal y el canalículo superior; la inflamación desapareció después de la resección del mucocele y el cierre del seno frontal.

Después de cualquier enfermedad inflamatoria prolongada, las granulaciones proliferativas son propensas a desarrollar pseudo-tumores.

Los casos de infecciones específicas son más numerosos. Éstos incluyen al tracoma, tuberculosis, sífilis, vacuna, zoster y –más comunes- actinomicosis y otras infecciones micóticas.

---

[45] Elschnig, 1909; Hortasch, 1922; Wiltschke, 1924; Stock, 1925; Theobald, 1926; Monjukova, 1928; Morana, 1929; von Herrenschwand, 1931; otros.

[46] Burns et al, 1958; Chatterjee et al, 1961; Huysmans, 1962; Weinberg RJ et al, 1977.

La *Canaliculitis tracomatosa* era relativamente común, produciéndose como una extensión directa desde el tejido submucoso de la conjuntiva hacia elementos adenoideos alrededor de los canalículos; Djacos (1950) encontró la extensión en el 37% de todos sus casos de esta enfermedad. Cirincione (1890) demostró esta extensión en secciones histológicas y mostró que los canalículos con frecuencia se encuentran rodeados por masas de linfocitos y células plasmáticas a menudo constituyendo folículos; esta típica infiltración granulomatosa se ha verificado ampliamente tanto en el tejido pericanalicular como en la membrana mucosa que se encuentra algo erosionada por folículos que descargan su contenido hacia la luz[47]. Se puede exprimir el pus de los canalículos infectados (Elschnig, 1909; Ruata, 1910; Rosenthal, 1912) y, finalmente, especialmente en casos antiguos, la contracción cicatrizal conduce a la formación de angosturas. Rubert (1932) encontró que algún grado de angosturas de uno u otro de los canalículos existían en el 80% de sus casos de tracoma, la mayoría de los cuales se producían en el canal de unión probablemente debido a la riqueza de tejido adenoide en esta región que la hace particularmente propensa a la infección. Djacos (1950) estimó la proporción de canalículos bloqueados en el 22%. Estas angosturas son una causa común de epífora; pero además, produciendo dilatación y contracciones en la luz de los canalículos, se llega a la formación de una Canaliculitis purulenta y de abscesos enquistados donde florecen los micro-organismos.

Janssen K et al (1993) informó sobre 4 pacientes de 39 a 62 años con conjuntivitis folicular, canaliculitis, obstrucción canalicular, dacriocistitis y obstrucción del conducto nasolagrimal causada por infección óculo-genital crónica con Chlamydia trachomatis.

El *Tratamiento* consiste en combatir el proceso tracomatoso con los antibióticos apropiados y sajar libremente el canalículo, también se puede realizar una canaliculotomía vía endoscópica.

Wittich (1913) y Stock (1925) describieron la *tuberculosis* afectando a las paredes de los canalículos, asociado con tuberculosis del saco lagrimal; no obstante, parece no existir esta enfermedad restringida a los canalículos.

Las *infecciones virales* rara vez conducen a una obstrucción canalicular. Se ha observado que el herpes actúa de esta manera[48]; en algunos casos el daño epitelial causado por el tratamiento con idoxuridina puede ser el responsable de la obstrucción (Patterson A et al, 1963). También se ha citado al herpes zoster como causa (Bouzas A, 1965; Trux, 1969; Panda A et al, 1986), así como la vacuna (Bouzas A, 1973), varicela y viruela (Werb, 1969).

La **actinomicosis** desde su descripción original por parte de von Graefes (1854-69) que señaló 10 casos, produce infección de los canalículos con la formación concreciones es un proceso bien conocido, incluso aunque la enfermedad es relativamente infrecuente. Su incidencia variaba geográficamente, y mientras que Wissman (1913) consideraba que formaban el 2% de todas las enfermedades lagrimales en Brieslau, su presencia es generalmente mucho menor de esta cifra.

El cuadro clínico de una infección por actinomices es muy característico. Como regla sólo se afecta un canalículo; es raro que se afecten los dos (Elliot, 1941). El primer síntoma

---

[47] Ischreyt, 1903; Stock, 1925; Carboni, 1925; Rubert, 1932-34; Mohamed, 1936; Scuderi y Monciino, 1950; Charamis J, 1957; otros.

[48] Bouzas A, 1965; Sandford Smith JH, 1970; Coster DJ y Welham RAM, 1979; Harris GJ et al, 1981; de Koning EW y van Bijsterveld OP, 1983; Harley RD et al, 1987

que puede persistir durante mucho tiempo de forma solitaria es la epífora, cuya significación se olvida con facilidad ya que la vía lagrimal es permeable y en presencia de enfermedad lagrimal el llanto persiste a pesar de la escisión del saco (Thies, 1931). No obstante, como regla, ésta se acompaña de una conjuntivitis persistente, habitualmente más intensa alrededor del canto interno, mostrando con frecuencia formaciones foliculares en fases posteriores, siempre asociada con una secreción fibrosa profusa y caracterizada por una picazón molesta e invariablemente una resistencia completa al tratamiento. En ocasiones la conjuntivitis es purulenta y aguda.

Con frecuencia, particularmente si se afecta el punto superior y no se piensa en la enfermedad, se trata esta conjuntivitis sin resultados durante años para desesperación del paciente y descrédito del oftalmólogo. Esta infección puede persistir indefinidamente, pero es más habitual que aparezcan signos localizados. El propio punto en esta segunda fase aparece congestionado y prominente con los labios fruncidos, toda la región se encuentra hinchada con lo que puede simular un tumor del borde palpebral, un orzuelo, un quiste sebáceo o un chalazión (Brinckerhoff, 1942). Finalmente, se puede alcanzar una tercera fase donde predominan síntomas purulentos e inflamatorios en el área de alrededor y, al presionar, se puede exprimir una secreción cremosa o purulenta del orificio dilatado. Hasta el final el canalículo se puede perfundir y también pasar una sonda fina sin demasiadas dificultades aunque se puede sentir una especie de roce contra las concreciones formadas por agregaciones del organismo. Se ha publicado un caso donde la pared interior del canalículo se ulceró a través de la conjuntiva (Chesnau, 1908). Se han encontrado complicaciones como úlceras corneales –de origen bacteriano (Wissmann, 1913) y es interesante que la infección ha permanecido confinada al canalículo incluso de presencia de una úlcera corneal debida a otras causas (Ballaban, 1937).

El *tratamiento* es sencillo; abrir el canalículo y limpiar cuidadosamente, se aplica un antibiótico y los síntomas desaparecen en el curso de unos pocos días; también es efectivo la canaliculotomía seguida de cauterización con nitrato de plata (Demant E y Hurwitz JJ, 1980). Las recurrencias locales son raras después de un tratamiento cuidadoso, pero puede reaparecer la infección en el otro canalículo (Kastalsky, 1898). Jaworska-Kozakowa (1949) obtuvo curas con inyecciones peri-canaliculares de penicilina.

El *diagnóstico* a veces es difícil, particularmente cuando se afecta el canalículo superior (James, 1929; Valière-Vialeix, 1933-37), pero siempre se debería tener en mente esta infección en casos de lagrimeo persistente inexplicable. Un canalículo hinchado y un punto patuloso siempre invita a una exploración más profunda y el diagnóstico se alcanza al encontrar masas de concreciones friables y el crecimiento del organismo a partir de

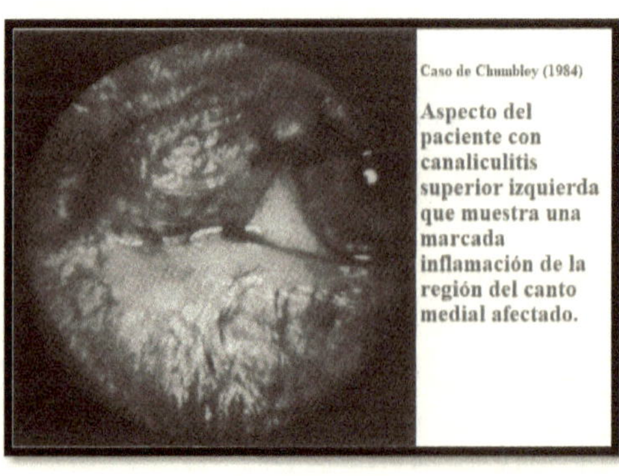

Caso de Chumbley (1984)

Aspecto del paciente con canaliculitis superior izquierda que muestra una marcada inflamación de la región del canto medial afectado.

ellas. En ocasiones se encuentran filamentos recogidos en una torunda conjuntival en una exploración rutinaria (Morax, 1925; McClanahan, 1936).

Chumbley LC (1984) informó de un caso en un hombre de 65 años que desarrolló una caniculitis primero del canalículo lagrimal inferior izquierdo y luego del superior. Del material mucoide expresado desde el canalículo superior creció un cultivo puro de Enterobacter cloacae, cuyas colonias tenían un carácter mucoso fibroso, tenaz y consistente, acorde con los hallazgos clínicos. El tratamiento con cloranfenicol tópico y ampicilina oral se siguió de una resolución completa. Rocke J et al (2016) informó de un caso originado por infección con Citrobacter freundii (bacteria coliforme). En un caso de epífora por Caniculitis crónica se aisló Aggregatiobacter (anteriormente Haemophilus) aphrophilus (Boulze-Pankert M et al, 2916). Otros organismos implicados son: Gemella (inicialmente neisseria) haemolisina (Roero Trevejo JL y Somavilla Lupiañez J, 2018) y stenotrofomonas maltofila (Kiser KA et al, 2018).

La mayoría de los casos caniculares de este tipo se deben a actinomices israeli[49]. También se ha informado de casos producidos por Arachnia (actinomices) propionicus[50]; Gerencser MA y Slack JM (1967) investigaron a una mujer de 61 años con una historia de exudación de 3 años en el canto interno del ojo izquierdo, con episodios repetidos de inflamación e infección aguda. El sistema lagrimal fue sondado e irrigado repetidamente pero sin alivio. El exudado, que contenía concreciones, se cultivó y produjo Arachnia (actinomices) propionicus. Brock DW et al (1973) investigaron a un paciente tratado con gotas de sulfonamida durante 6 meses por descargas del ojo izquierdo. En varias ocasiones se realizaron legrados del canalículo superior izquierdo con eliminación de concreciones, en las que crecieron Arachnia propionicus. Se administraron gotas de tetraciclina y el paciente se recuperó. Jones DB y Robinson NM (1977) aislaron Arachnia propionica junto con Staphylococcus aureus de un cultivo canicular de un paciente con dacriocistitis subaguda, pero no se dan más detalles. Los casos debidos a noocardia producen un cuadro similar (Penikett EJ y Rees DL, 1962; Berson et al, 1969).

Entre las **infecciones micóticas** podemos citar las siguientes:

Esporotricosis. Fasakas (1936) describió un caso de esporotricosis del canalículo inferior asociada con una hinchazón indolora del ganglio pre-auricular. Hubo ulceración de la pared del que extrajeron masas granulares y detritos.

Aspergilosis. Se ha publicado como causando una hinchazón marrón negruzca conteniendo un fluido como melaza asociado con el canalículos (Donahue HC, 1949; Rebouças JA, 1953; Kumstát Z y Pospísil L, 1963).

Cefalosporiosis. Descrita por Janke D y Rohrschneider W (1951) en un paciente que tenía blefaritis con concesiones en su canalículo inferior; Molnás L et al (1960) describió a un paciente con conjuntivitis unilateral prolongada en cuyos canales de encontró cefalosporos.

Candidiasis. Informadas por Newton JC y Tulevech CB 1962; y Mohan y Gahlot, 1969.

---

[49] Hagedoorn, 1940; Pereira, 1944-45; Moore, 1952; Taylor, 1956; Pine L y Hardin H, 1959; Tye AA, 1960; Pine L et al, 1960; Ellis PP et al, 1961; Hoffmann DH, 1962-65; François et al, 1966; Burch, 1967; François y Rysselaere, 1968; Richards WW, 1973; Jones DB y Robinson NM, 1977; Smith RL y Henderson PN, 1980; Joseph TA et al, 1980; Heinc A y Marsálek E, 1983; Vagaroli MA, 2011; Mohanty S et al, 2017; otros.

[50] Buchanan BB y Pine L, 1962; Gerencser MA y Slack JM, 1967; Brock DW et al, 1973; Jones DB y Robinson NM, 1977; Seal DV et al, 1981.

Malassezia. Se ha descrito un caso de canaliculitis con obstrucción del canalículo lagrimal y acumulación de conglomerados de los que se cultivó Pityrosporum (Malassezia) pachydermatis (Romano A et al, 1978).

Narkiewicz-Jodko (1870) informó de un favus que afectaba a los párpados, causado por trichofiton schoenleinii, pudo invadir los canalículos.

El tratamiento de la Canaliculitis crónica supurativa con antibióticos tópicos o sistémicos y la irrigación con antibióticos intra-canaliculares a menudo es ineficaz (Vècsei VP et al, 1994). Se han informado de diferentes técnicas quirúrgicas, y el enfoque quirúrgico más ampliamente aceptado es el legrado canalicular y / o la canaliculotomía (Demant E y Hurwitz JJ, 1980; Vècsei VP et al, 1994). La eliminación de gránulos de azufre y del contenido canalicular es la clave para curar la canaliculitis (Vècsei VP et al, 1994; Lin SC et al, 2011). Sin embargo, el legrado canalicular y / o la canaliculotomía en el tratamiento de la canaliculitis crónica tienen el potencial de causar obstrucción o disfunción canalicular y epífora en el 20-25% de los pacientes (Vècsei VP et al, 1994; Anand S et al, 2004; Zaldivar RA y Bradley EA, 2009). Aún más grave es la posibilidad del desarrollo de una celulitis orbitaria con formación de abscesos como informaron Hatton MP y Durand ML (2008). Jin X et al (2016) utiliza unas pinzas de chalación para exprimir el canalículo, maniobra que realiza varias veces hasta que no se exprime ningún contenido del canalículo; termina con un curetaje intra-canalicular para eliminar cualquier resto o bien colocando un tubito de Crawford que deja unos tres meses.

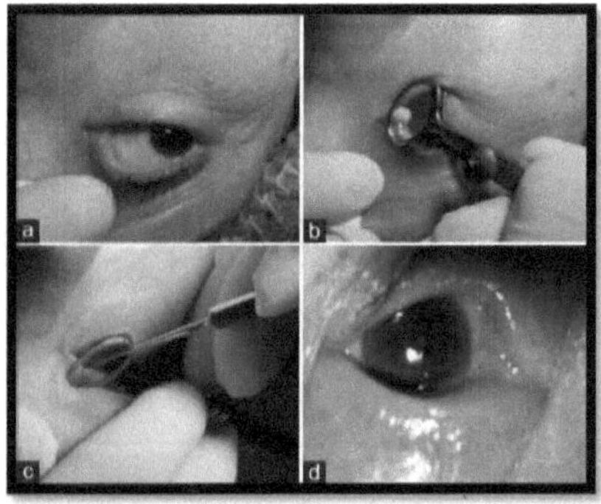

En pacientes que tengan sólo una estenosis puntal o cicatrices mínimas y superficiales, se puede realizar una puntoplastia directa (canaliculotomía) con intubación con tubo de silicona (por ejemplo mini-monoka) (Mathew RG y Oliver JM, 2011; Kim SE et al, 2012).

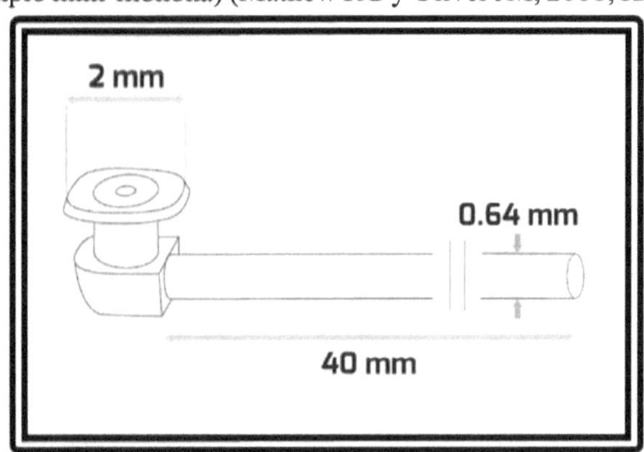

En pacientes con oclusión puntal completa algunos cirujanos utilizan una sonda en rabo (cola) de cerdo desde el punto normal a través del sistema canalicular para identificar y reparar el punto ocluido (Koh CH y La TY, 2013).

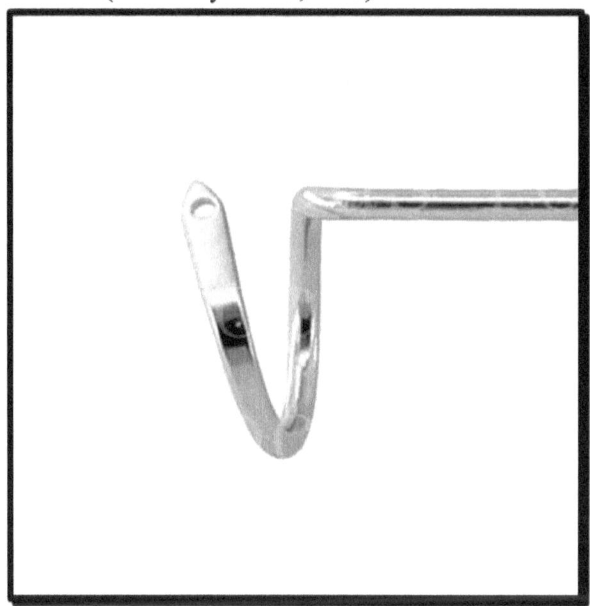

Para aquellos casos con oclusión puntal superior e inferior puede ser una opción un bypass lagrimal con una criocistorrinostomía conjuntival (CDCR) aunque conlleve los riesgos de desplazamiento, estenosis recurrente, granuloma conjuntival y reflujo del retorno desde la cavidad nasal hacia el ojo (Mombaerts I y Colla B, 2007; Zhuang A et al, 2019).

Zhuang G et al, (2019) realiza el siguiente procedimiento reconstructivo por vía retrógrada: La cirugía se realiza bajo anestesia general o local, y colocados en posición supina. Se realiza una pequeña incisión en la línea gris perpendicular al margen del párpado aproximadamente a unos 4 mm mediales a la situación típica del punctum inferior normal. La disección se realiza cuidadosamente desde la incisión conjuntival palpebral hasta los tejidos blandos profundos, lo que expone al canalículo horizontal, que se encuentra a 2-3 mm de profundidad desde la línea gris, entre la conjuntiva palpebral y el tarso. En ocasiones, no se puede encontrar el canalículo dentro de los 3 mm de la línea gris; por lo tanto, se debe explorar 1-2 mm adicionales bajo la suposición de que el canalículo podría haber sido empujado más profundamente por los tejidos fibrosos trauma. Cuando se identifica el canalículo, se realizan los siguientes procedimientos.

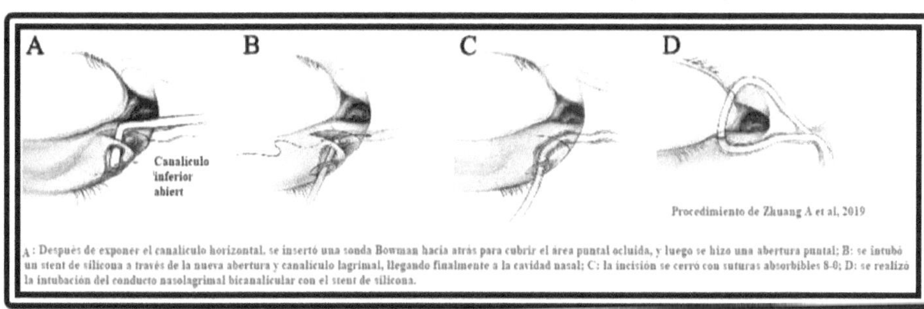

A: Después de exponer el canalículo horizontal, se insertó una sonda Bowman hacia atrás para cubrir el área puntal ocluida, y luego se hizo una abertura puntal; B: se intubó un stent de silicona a través de la nueva abertura y canalículo lagrimal, llegando finalmente a la cavidad nasal; C: la incisión se cerró con suturas absorbibles 8-0; D: se realizó la intubación del conducto nasolagrimal bicanalicular con el stent de silicona.

Si el canalículo identificado no está obstruido, se debe realizar un riego lagrimal para asegurarnos que el sistema lagrimal distal es permeable. Se utiliza una tijera Vannas para hacer una incisión en el canalículo, y se inserta una sonda Bowman dirigida hacia atrás en el canalículo proximal, de modo que la punta de la sonda cargue el área puntal ocluida. Luego se realiza una abertura puntal, de aproximadamente 1 mm de diámetro; Esta se intuba a través de la nueva abertura con un tubo de silicona de 1 mm de diámetro, y con 20 cm de longitud, con una sonda en ambas cabezas. Luego se pasa el tubo de silicona a través del canalículo lagrimal y el conducto nasolagrimal, llegando finalmente a la cavidad nasal. Luego se realiza un procedimiento idéntico en el área puntal superior correspondiente. Ambas cabezas del tubo de silicona se extraen de la cavidad nasal para anudarlos. La incisión del canalículo se cierra con suturas absorbibles 8-0.

Si el canalículo identificado está ocluido, se hace una incisión en una situación más medial, para identificar la luz del canalículo. Si un solo canalículo está completamente ocluido, se reconstruye el punctum superior o inferior correspondiente y el canalículo. Por lo tanto, solo se extrae una cabeza del tubo de silicona de la cavidad nasal; junto con la otra cabeza de la abertura puntal reconstruida, se utiliza para formar nudos cuadrados y luego se fija en la cavidad nasal. Las incisiones fueron reparadas con suturas absorbibles 8-0. Si tanto los canalículos superiores como los inferiores están completamente ocluidos, se realiza un bypass lagrimal con un CDCR (conjuntivodacriocistorrinostomía).

La obstrucción completa de ambos canalículos se ha tratado clásicamente con la cirugía descrita por Lester Jones en 1965. Este procedimiento consiste básicamente en la realización de una incisión cutánea, abertura del saco lagrimal con colgajos, realizar una osteotomía amplia y colocar un tubo entre la conjuntiva y la fosa nasal pero, aunque es efectiva, tiene el inconveniente de la dificultad de la técnica y el largo tiempo quirúrgico. Se indica cuando otras técnicas no son factibles o existen menos de 8 mm de canalículo libre. Murube del Castillo (1982) realizó una gran modificación de esta técnica, consistente en pasar un tubo de silicona por los tejidos blandos del macizo facial hacia la fosa nasal sin perforar el hueso.

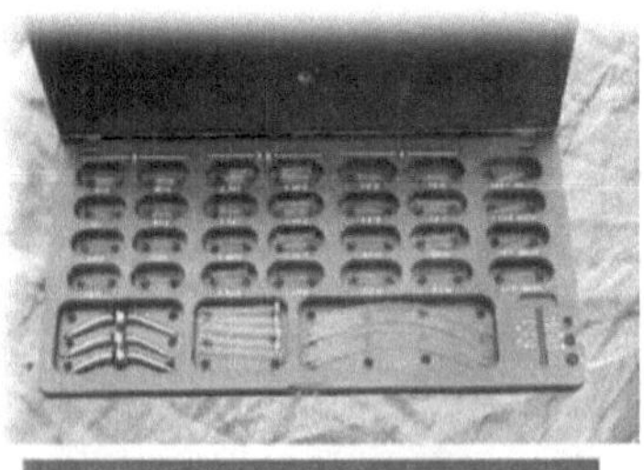

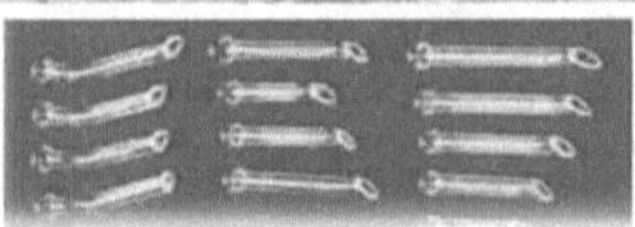

Juego de tubo de Jones

El progreso técnico ha permitido el desarrollo de cirugías mínimamente invasivas, con lo que la endoscopia endonasal y la ayuda láser es posible realizar conjuntivo-dacriocistorrinostomías para comunicar el lago lagrimal con la fosa nasal y, a diferencia de la dacriocistorrinostomía no es necesario, al menos teóricamente, la existencia de una gran osteotomía aparte de no necesitar la incisión en la piel y la disección de colgajos.

El mecanismo principal de funcionamiento del tubo es mediante la capilaridad entre la abertura palpebral y la cavidad nasal, a lo que hay que sumar la acción de la gravedad y la succión, ejercida por la presión nasal negativa que se produce durante la inspiración, que chupa la lágrima a través de los tubos de drenaje.

Se puede utilizar una incisión externa similar a la de la dacriocistorrinostomía externa pero tiene los inconvenientes de prologar el tiempo quirúrgico, la posibilidad de hemorragias, aumentar la morbilidad post-quirúrgica y la cicatrización.

Las complicaciones de la conjuntivodacriocistorrinostomía son múltiples y frecuentes, principalmente derivadas de desplazamientos o intolerancias de los tubos. Para evitarlo se han ensayado diversos materiales[51], formas (Dailey RA y Tower RN, 2005; Momabaerts I y Colla B, 2007), injertos (Can I et al, 1999) y colgajos (Yung MW y Hardman-Lea S, 2003).

El procedimiento que se describe a continuación es el propuesto por Alarcón Fernández MA et al (2008) que, en líneas generales, consiste en:

Se practica un taponamiento nasal pre-operatorio con una torunda de algodón impregnada en tetracaína al 1% y epinefrina al 1/100.000 del meato medio, inferior y fosa nasal, realizado unos 10 minutos antes de la cirugía; se puede infiltrar la mucosa pero en este caso nos arriesgamos a un sangrado que es mejor evitar. En todos los pacientes es conveniente realizar una sedación consciente mediante la administración con perfusión continua con, por ejemplo, remifentanilo y midazolam. Como vamos a actuar en la nariz, el oxígeno se proporciona con cánula bucal (flujo continuo de 3 l/min). Como analgesia se puede utilizar metamizol o paracetamol intravenoso.

La carúncula se infiltra con lidocaína al 2% y bupivacaína al 0′5% y con una tijera Westcott se escinde el tercio inferior de la carúncula y se inserta un protector ocular. Para la fosa nasal se suele utilizar un endoscopio de 30° y 4 mm., junto con la fibra láser de diodo.

La fibra de láser se inserta en dirección inferomedial desde la carúncula (donde se practicó la escisión de tejido conjuntival) hasta el hueso lagrimal. En este momento y siempre con control endoscópico directo, se vaporiza el hueso y la mucosa nasal mediante disparos del láser con una potencia media de 10 W hasta visualizarlo en el meato medio, posterior a la rama ascendente del maxilar y anterior a la cabeza del cornete medio. La energía media empleada promedio es de 300 J. La misma fibra del láser se puede marcar desde su entrada en la conjuntiva hasta su salida por la mucosa nasal; la longitud de ésta coincide con el tamaño del tubo de Jones empleado.

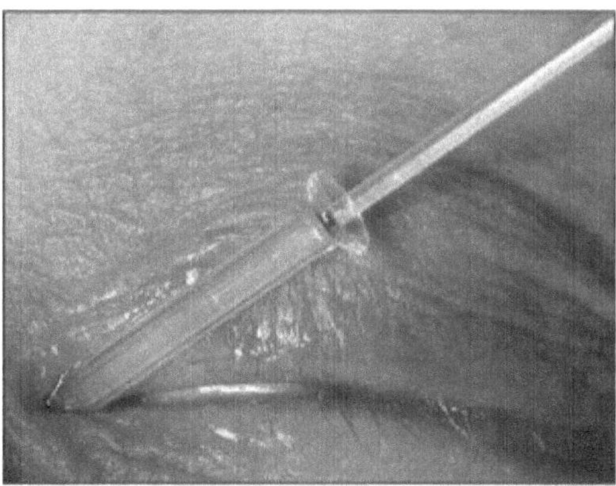

---

[51] Meiterau JP, 1988; Chung YJ et al, 2004; Keminek P y Cervenka S, 2005; Lin MT et al, 2005; otros.

El tubo se desliza por la fibra láser hasta entrar en la osteotomía y llegar a la luz de la fosa nasal, y debe sobresalir unos 3 mm sobre la mucosa nasal, para prevenir la reepitelización de ésta y la consecuente obstrucción del tubo. Para terminar, se fija al párpado inferior con una sutura no reabsorbible de prolene 6-0, que se mantiene 3 semanas.

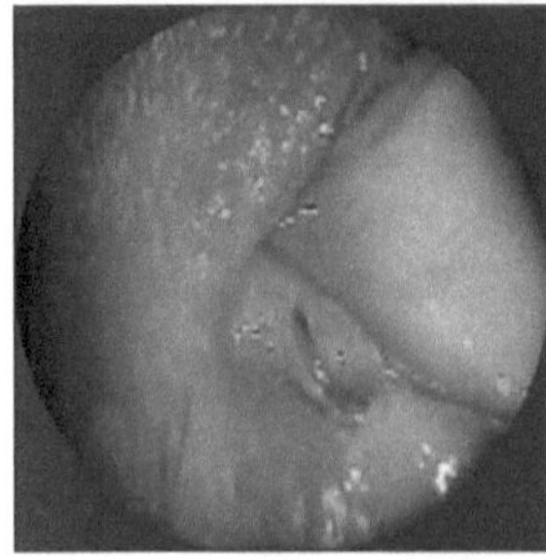

Posición del tubo de Jones en la carúncula

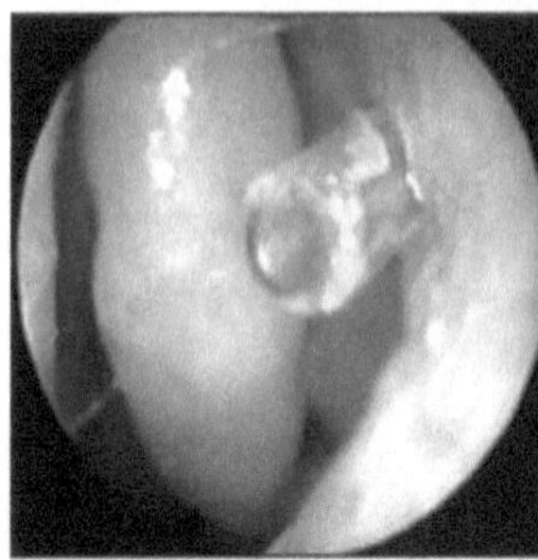

Posicionamiento del tubo en la cavidad nasal

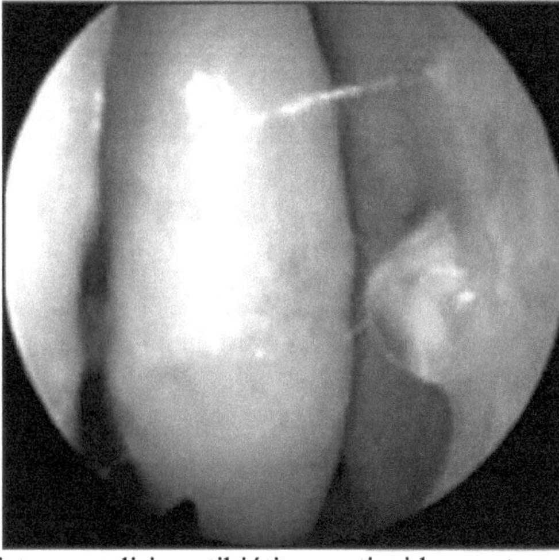

Comprobación de la permeabilidad

Se administra un colirio antibiótico-corticoideo cuatro veces al día durante 2 semanas en el fondo de saco conjuntival inferior y unas gotas antibiótico-corticoideas y vasoconstrictoras tres veces al día durante 5 días en esa fosa nasal, seguido de limpieza con suero fisiológico cada 12h durante 1 mes.

La dacriocistitis –inflamación del saco y conducto lagrimal- es una enfermedad común y molesta, parcialmente a causa de los síntomas molestos y desagradables, parcialmente debido a su escasa tendencia a resolverse y parcialmente a que su tratamiento adecuado presenta problemas considerables.

La enfermedad se conoce desde antiguo debido a sus manifestaciones más groseras implicando la formación de abscesos y fístulas en la cara, que se interpretó de manera diversa como una fluxión copiosa del cerebro o a una podredumbre de los huesos naso-orbitarios. El término general, ήγυλοφ (aegilops, una fístula), incluía todas las inflamaciones en el canto interno del ojo. No obstante, a mediados del primer siglo ya se menciona la enfermedad de la vía lagrimal y Vesalio y Falopio describieron el sistema lagrimal con unos detalles considerables, pero no fue hasta los escritos de George E. Stahl (1702), de Halle, en los que se mostró que las groseras manifestaciones patológicas del ήγυλοφ dependían de la inflamación, no de los tejidos en general sino del canal naso-lagrimal, cuyas manifestaciones toman tres formas: aguda, crónica e hidropesía o ulceración (por ejemplo con una fístula).

Incidencia.

Son importantes varias características en la incidencia de la inflamación del saco lagrimal.

- *Edad.* Aparte del caso especial de la dacriocistitis del recién nacido que depende de anomalías del desarrollo, la enfermedad afecta preferentemente a adultos de edades medias, siendo relativamente rara en niños y adolescentes; la mayor incidencia se encuentra en la quinta década, pero también se presenta en edades avanzadas.

- *Sexo.* Es importante la incidencia con respecto al sexo. Mientras que la enfermedad en el recién nacido afecta a ambos sexos por igual, su incidencia en el adulto presenta una índice del 75 al 80% en el sexo femenino frente a una 25-20% en el sexo masculino, una diferencia significativa recalcada por todas las autoridades. Se dice habitualmente que esta predilección llamativa por la mujer se debe a la estrechez de la luz del canal del hueso lagrimal (Meller, 1929; Ruíz Barranco y Martínez Román, 1969; otros) que Heinonen (1920) definió como un índice nasal alto[52] y, aunque esta explicación no se acepta universalmente, no se ha propuesto ningún otro motivo más adecuado. La propuesta de que las mujeres son más propensas a la enfermedad a consecuencia de que lloran con más facilidad que los hombres o que se suenan la nariz con menos vigor, favoreciendo el estancamiento de las lágrimas, apenas son consistentes.

- *Raza y geografía.* La incidencia racial y geográfica parece tener algún significado. Así la enfermedad es más rara en la raza negra que en la caucásica, una circunstancia que se puede asociar con la incidencia sexual ya que los exámenes radiológicos muestran que en los primeros el canal es más corto, amplio, menos sinuoso y poseen un ostium mayor (Santos Fernández, 1903-21). De acuerdo a Truc (1900-1926) la enfermedad es más común entre blancos en países tropicales que en climas templados.

- *Social.* Se ha señalado una incidencia social por la mayoría de los escritores, una característica que no se aprecia en la enfermedad congénita, donde la mayoría de los casos adultos se presentan en aquellos sujetos con limpieza descuidada.

---

[52] El índice nasal de Heinonen viene indicado por la relación de la anchura nasal x 100 dividido por la altura.

- Herencia. Se ha observado una tendencia hereditaria y familiar en varias ocasiones desde la anotación de Mackenzie (1840) en dos hermanas[53]; habitualmente se transmite con carácter dominante tanto para hombres como para mujeres y en niños de ambos sexos pero se producen variaciones en el modo de transmisión. Como veremos, el indicio probable a la tendencia hereditaria es la configuración estructural.

Etiología

En una proporción de casos de dacriocistitis la etiología es evidente; se origina secundariamente por la extensión de situaciones locales como infecciones de la nariz y senos, desde enfermedades conjuntivales como el tracoma, de inflamaciones traumáticas y pericísticas, y de inflamaciones específicas como la tuberculosis, lepra, sífilis, etc. Sin embargo, en la inmensa mayoría de casos la causa de la inflamación es menos clara, pero clínicamente parece iniciarse primariamente en el sistema lagrimal. No hay dudas de que unas vías lagrimales sanas, cuando funcionan normalmente, son habitualmente muy resistentes a los organismos infecciosos, una circunstancia sin duda debida parcialmente a la resistencia de la propia mucosa y parcialmente a la influencia bacteriostática de las lágrimas. Hemos visto que es raro que una infección conjuntival se extienda a un saco sano incluso aunque sea virulento y de larga evolución, y muchos organismos se lavan continuamente; de manera similar se reconoce universalmente que una infección nasal desagradable no tiene que causar compromiso lagrimal. No obstante, es probable que el pre-requisito esencial para el desarrollo de infección es la presencia de un estancamiento del contenido del saco que se puede deber o no a una obstrucción, pero que probablemente se encuentra condicionado por una hinchazón fangosa o congestiva de la mucosa. Por lo tanto la inflamación puede iniciar y mantenerse con un canal abierto o parcialmente estenosado. También puede ser suficiente para producir el estancamiento ligeras alteraciones en los numerosos pliegues y válvulas de la mucosa; además la submucosa es muy vascular, casi cavernosa en estructura, e inusualmente rica en linfáticos por lo que es un lugar fácil para la congestión y un nido ideal para que se resuelvan ligeras infecciones ya asentadas. La constricción de este tejido dentro de los confines de un canal óseo estrecho obliga a que cualquier hinchazón conduzca a un bloqueo. Un estasis no se sigue invariablemente de infección; pero la tendencia es que, en su presencia, disminuya la resistencia tisular y se establezca un círculo vicioso donde la infección siga al éxtasis resultando en un estado inflamatorio que finalmente puede conducir a la obstrucción y en cualquier momento puede tomar una forma virulenta. En el global parece que la fuente más común de infección proviene de las estructuras vecinas –la nariz, senos y tejido pericístico.

Probablemente existan muchos factores que puedan iniciar o influenciar este proceso, a la mayoría de los cuales se les ha adscrito alguna vez un papel primario en la etiología de la enfermedad.

1.- *Factores anatómicos*. Existen pocas dudas de que las estrecheces estructurales de la vía lagrimal juegan una parte considerable en la incidencia de la enfermedad. Se pueden asociar con alteraciones de la mucosa, donde una falta de canalización, particularmente de la terminación inferior del canal, es la causa de la dacriocistitis congénita. Actuando en un grado menor el mismo proceso con frecuencia conduce a la formación de pliegues en la membrana mucosa o resulta en una mala función de la abertura inferior, cualquiera de los cuales tiende a producir una situación de estasis crónica o incluso de una

---

[53] Nieden, 1883; Haab, 1903; Schnyder, 1929; Vogt, 1930; Waardenburg, 1932; Traquair, 1941; Günal I et al, en la osteopoikilosis, 1993; muchos otros.

obstrucción completa si se ha inducido cualquier grado de tumescencia (Schaeffer, 1920). Es probable que los casos algo raros producidos en la niñez se deban a esta causa (Granström, 1938). El canal óseo también sufre de considerables variaciones y puede ser tan estrecho que, aunque sea permeable, el conducto naso-lagrimal encerrado por él, la más ligera intumescencia conduzca a su oclusión.

Sonderman (1923), examinando cadáveres "normales", mostró que existían marcadas constricciones en el conducto lagrimal en el 40% de ellos y constricciones moderadas en el 29%, mientras que sólo el 31% tenían una luz normal. Se ha considerado la existencia de un estrechamiento del canal óseo en casos de dacriocistitis y tienden a presentarse en narices planas (chatas) y caras estrechas (Heinonen, 1920; Seidenari, 1947), pero particularmente se aprecia si el hueso lagrimal se encuentra hipo-desarrollado y el maxilar compensa esta deficiencia (Whitnall, 1912). Además, el desarrollo de un espolón tanto en la cresta lagrimal anterior o posterior, o la presencia de un proceso hamular bien desarrollado pueden constreñir la entrada del canal (Zabel, 1900; Onodi, 1913). Estos defectos y deformidades óseas con frecuencia son hereditarios y deben tenerse en cuenta en algunos de los casos más intensos de transmisión familiar de la enfermedad (Gualdi, 1930; Vogt, 1930; Günal I et al, 1993).

Es evidente que los traumatismos, especialmente las fracturas de la nariz o del maxilar, fácilmente conducirán a una obstrucción completa que predispone a una inflamación aguda, mientras que las deformidades de estas estructuras pueden conllevar una predisposición similar (Baratta, 1935).

2.- *Infecciones vecinas*. Existen pocas dudas de que la extensión de infecciones desde estructuras vecinas con frecuencia determina el inicio de la inflamación, particularmente en aquellos casos donde las peculiaridades anatómicas predisponen al estasis. La enfermedad de los huesos y tejidos vecinos pueden extenderse al saco en un número pequeño de casos donde la etiología es clara; es más controvertido cuán frecuente e importante es la extensión desde la nariz y senos, por un lado, y desde la conjuntiva por el otro.

Más discusiones se han originado sobre la cuestión de la enfermedad nasal desde que esta fuente de infección fuera propuesta por Platner (1724) y posteriormente afirmada por Schirmer (1877) y Kuhnt (1891-95); se sabe que los cambios inflamatorios inician y son más intensos en la parte inferior de la vía lagrimal y es probable que en un gran número de casos su incidencia se encuentre determinada por la extensión directa de la infección desde la nariz. No obstante, parece igualmente probable que la enfermedad nasal no sea el único factor en la etiología sino que habitualmente se requiera de un fondo favorable para su extensión. No puede por sí misma explicar, por ejemplo, la incidencia social y sexual de la dacriocistitis, ni puede considerarse invariablemente presente.

Las lesiones incriminadas son numerosas. Con frecuencia se encuentra la obstrucción mecánica, particularmente en el agrandamiento o aplanamiento del cornete inferior que puede casi obliterar la parte anterior del meato y puede causar una rinitis afectando a la abertura del conducto[54]. De manera similar una deflexión (giro) del septum puede comprimir al cornete inferior contra la pared nasal lateral (Koffer, 1919-30; Stenger, 1920; Bockstein, 1926). En esta relación es interesante que la dacriocistitis supurativa se siga de un taponamiento de la nariz (Ruttin, 1916; Kofler, 1919-30) y Chavadaki JA et al

---

[54] Harmer, 1915; Bilancioni, 1921; Dondermann, 1923; Post, 1928; Goldberg SH et al, en una rinitis exudativa por el virus de Epstein-Barr, 1993; otros).

(2019), en un estudio de 50 pacientes, encontró una relación estadísticamente significativa entre la dacriocistitis crónica y la desviación del tabique nasal pero no con las sinusitis. Las enfermedades congestivas e hipertróficas de la mucosa, tanto vasomotoras como inflamatorias, pueden causar de manera similar un grado variable de obstrucción en la terminación inferior del canal; excepcionalmente un pólipo nasal o una neoplasia actúan de manera similar.

Las enfermedades inflamatorias, como un catarro nasal crónico o infecciones más agudas y supurativas, pueden extenderse hacia la parte inferior del conducto particularmente si el ostium se encuentra libremente abierto. Finalmente, las enfermedades atróficas de la nariz figuran en la etiología, particularmente la ocena; la destrucción de la mucosa deja un ostium patuloso que no sólo permite la fácil extensión de la enfermedad hacia arriba sino que permite la entrada directa de secreciones infectadas hacia el conducto al sonar la nariz (Franceschetti A, 1935). Heilmaier (1899), por ejemplo, encontró 136 casos de rinitis atrófica entre 352 casos de dacriocistitis.

Indudablemente las enfermedades de los senos tienen una estrecha relación con la inflamación lagrimal; de nuevo algunos defensores de esta particular fuente de infección han sobre-estimado los casos. Algunos autores no admitieron esta relación o que era mínima (West, 1926; Bockstein, 1926; Diggle, 1927; otros), mientras que otros afirmaban que coexistían la sinusitis y la dacriocistitis en una proporción demasiado grande de casos como para ser coincidentes y que la última frecuentemente aliviaba la enfermedad sinusal[55].

Es probable que la infección se extienda tanto por vía venosa como linfática, por continuidad o por contigüidad; las lagunas óseas en el hueso lagrimal a veces permiten la continuidad directa entre el etmoides y el saco, las paredes de la fosa lagrimal y la parte superior del conducto estando pneumatizadas por células etmoidales, o el hueso lagrimal que con frecuencia tiene el grosor de un papel de fumar y que se comienza a reabsorber con la edad, caries o presión, mientras que los tejidos pericísticos, ricos en linfocitos y muy vascularizados, forman un puente fácilmente atravesable entre las dos partes.

La infección conjuntival constituye el tercer modo de extensión directa pero todos los datos apuntan hacia su rareza. Excepto en enfermedades infiltrantes, como el tracoma, existen pocos datos de que infecciones desde arriba figuren en gran medida en la etiología de inflamaciones por debajo de los canalículos.

3.- *Enfermedades generales*. Y ocasionalmente enfermedades generalizadas son responsables del inicio de una dacriocistitis, como indica la presencia de inflamación durante el curso de la influenza, escarlatina, difteria, varicela o viruela y mononucleosis infecciosa (virus Epstein-Barr) (Margaillan y Morenon, 1923; Mukherjee et al, 1969; Ghauri AJ et al, 2011; Martin G et al, 2015; otros). También veremos que infecciones como la tuberculosis pueden establecerse a través de septicemias.

Batra R et al, informaron de un caso presentado en una mujer de 80 años de una inflamación indurada eritematosa indolora en el área de saco lagrimal derecho con obstrucción completa de la vía lagrimal en ese lado. El dacriograma TC demostró la presencia de una masa en el saco; los test sanguíneos revelaron niveles elevados de IgG4

---

[55] Peters, 1905-13, 50% de los casos de dacriocistitis supurativa con fístula; Khunt, 1914, 68% de todos los casos de dacriocistitis con enfermedad sinusal cierta y 23% probable; Brunzlow, 1920, 63´5% y 22%; Cordero, 1934, 46% cierta y 33% probable; Garfin, 1942, 55%.

y la histología las características de la *enfermedad relacionada con IgG4*. Aunque esta entidad responde bien a los corticoides, la paciente los rechazó.

4.- El factor de una lagrimación excesiva ha participado varias veces en la etiología de la dacriocistitis; una secreción excesiva de lágrimas conduciendo a un estancamiento junto con una atonía del saco, puede resultar finalmente en una irritación crónica, inflamación o debilitamiento de la resistencia al ataque de micro-organismos.

5.- Como rareza un cuerpo extraño puede incitar una dacriocistitis, como la presencia de un pelo en el saco que llegó a través del canalículo (Rehr, 1894), un dacriolito formado sobre un pelo (Jay JL y Lee WR, 1976) o un cuerpo introducido a través de la nariz (Malgat, 1890, un pequeño chip metálico, Marfatia HK et al, 1997) pero como regla en estos casos la tolerancia del tejido es una característica muy notable.

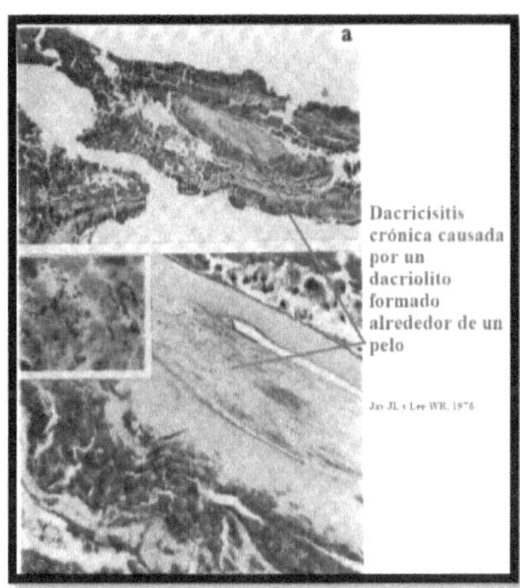

Los dacriolitos suelen encontrarse en aproximadamente un 8% de las dacrio-cistorrinostomías (Lliadelis E et al, 1999); Yazici B et al (2001) encontraron que el sexo masculino y la distensión del saco favorece su formación. Kaye-Wilson LG (1991) describió un caso curioso en una mujer de 38 años de edad que tuvo episodios recurrentes de dacriocistitis aguda dolorosa y que mejoraba al expulsar dacriolitos; el estudio bioquímico de uno de ellos demostró la presencia de urea, fosfato y fibrina lo que sugería que se formaban lentamente por la acumulación de detritos celulares ya que los fosfatos son iones intracelulares y la urea un producto de degradación de las purinas nucleares. Salam A et al (2006) informó de un caso similar en un hombre con un cuadro intermitente de epífora y una dacriocistitis de baja intensidad que se trató conservadoramente y se le propuso cirugía, unas semanas antes sufrió de un agravamiento de la dacriocistitis y tras un violento estornudo expulsó por la nariz fragmentos de dacriolitos que resolvió el caso. Con respecto a su composición Lliadelis E et al (1999) encontraron que están formados esencialmente por material orgánico amorfo con depósitos de sales de calcio. Jay JL y Lee WR (1976), Baratz y col. (1991), y Zhao J et al (2018), como acabamos de ver, informaron de casos con una pestaña en el centro de la concreción que representa un nido para la formación de cálculos. Las infecciones fúngicas se asocian con frecuencia con el desarrollo de dacriolitos, aunque no de manera constante, pero es difícil establecer cuál es el suceso primario si la formación del dacriolitos o la infección fúngica. Cándida albicans es el hongo más comúnmente encontrado en esta asociación aunque se han implicado a muchos otros (Wolter JR, 1976) como esporotricos, actinomices, rinosporos, criptococos, aspergilos (Comez AT et al, 2012; otros), cefalosporos y trichofitos. No obstante la aparición de dacriocistitis, habitualmente crónicas, sin la presencia de dacriolitos hace más probable que el suceso primario sea la infección y secundariamente se desarrolle o no el dacriolito (Purgason PA et al, 1992).

Aunque en realidad no se traten de cuerpos extraños, Alexandrakis G et al (2000) informaron de dos casos de dacriocistitis debidas a la obstrucción por compresión del

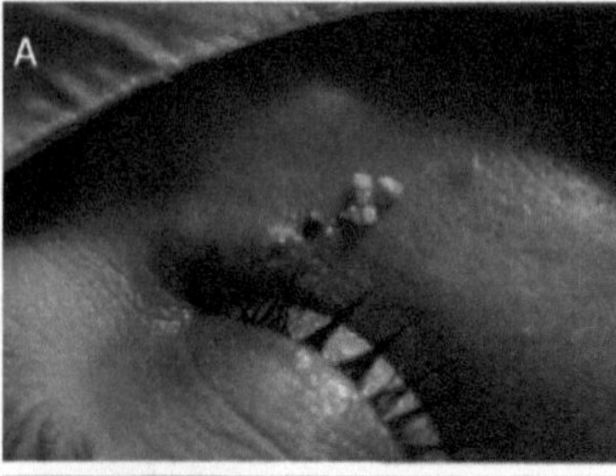
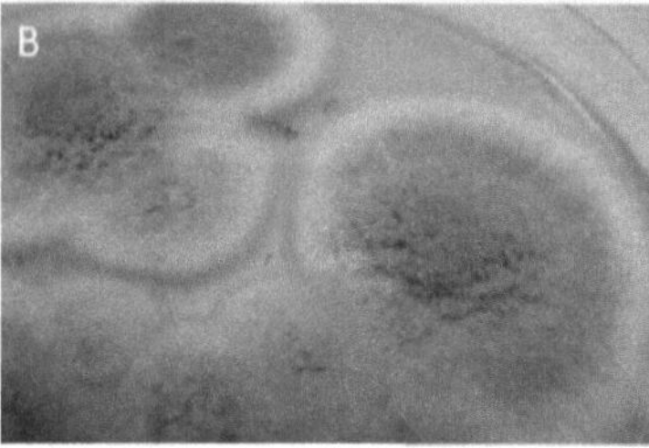

La apertura de la fístula lagrimal con múltiples dacriolitos blanco grisáceos (A). Colonias de Aspergillus fumigatus en placa de agar dextrosa Sabouraud (B)

Comez AT et al, 2012

conducto naso-lagrimal secundaria a dientes ectópicos, que curaron al eliminarlos quirúrgicamente.

La oclusión de los puntos lagrimales forma parte del arsenal terapéutico en el síndrome de ojo seco y es aconsejable explorar la vía lagrimal previamente a este procedimiento ya que se han informado de casos de dacriocistitis después de la oclusión puntal (Marx JL et al, 1992).

6.- *Secundarios a tratamientos*. En este sentido se ha informado de varios casos de dacriocistitis con obstrucción de la vía lagrimal como complicación del tratamiento con iodo radiactivo en pacientes con cáncer de tiroides[56]. Este fármaco se elimina y acumula por el sistema lagrimal y su absorción es dosis-acumulativa (más de 150 mCi de iodo, Cetinkaya A y Kerstein RC, 2007) por la mucosa nasolagrimal con la subsiguiente inflamación, edema y fibrosis que es la causante de la inflamación. Para Morgenstein KE (2005) el transporte a la mucosa de la vía lagrimal se realiza por el co-transportador Na(+)/I.

También se ha informado de casos de obstrucción y dacriocistitis secundarias al abuso crónico de cocaína intranasal. La histología revela una marcada inflamación crónica con fibrosis de la vía causante de la obstrucción, aparte de lesiones óseas y afectación sinusal (Alexandrakis G et al, 1999; Allard FD et al, 2013).

Cuadro clínico

La dacriocistitis de origen inespecífico se puede describir generalmente bajo dos encabezamientos –crónica y aguda. La forma crónica es la más común y habitualmente asume uno de tres tipos clínicos: catarral, un mucocele enquistado o una forma supurativa crónica, cuyas características pueden mantenerse indefinidamente; la pericistitis crónica

---

[56] Kloos RT et al, 2002; Shepler TR et al, 2003; Brockmann H et al, 2005; Sakahara H et al, 2007; Fonseca FL et al, 2012; Savage MW et al, 2015; Ali MJ, 2016.

es rara. No obstante, en cualquier momento o desde el comienzo en el caso de infecciones más virulentas, pueden desarrollarse las características de una dacriocistitis aguda, una

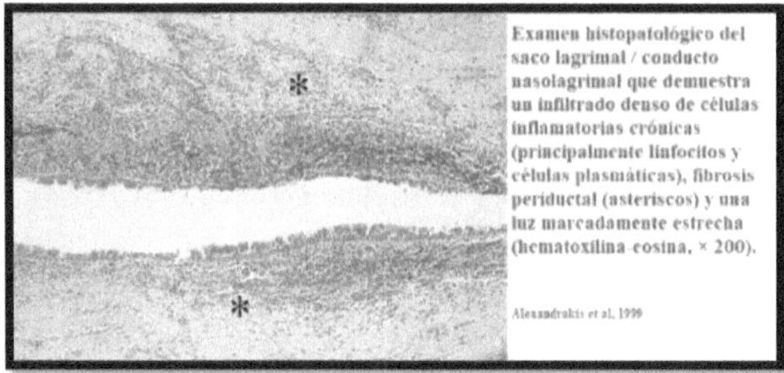

Examen histopatológico del saco lagrimal / conducto nasolagrimal que demuestra un infiltrado denso de células inflamatorias crónicas (principalmente linfocitos y células plasmáticas), fibrosis periductal (asteriscos) y una luz marcadamente estrecha (hematoxilina-eosina, × 200).

Alexandrakis et al, 1999

enfermedad que a su vez se puede estudiar mejor en tres tipos clínicos –dacriocistitis supurativa aguda, pericistitis supurativa aguda y la forma más rara de pericistitis gangrenosa. A continuación se describen las formas específicas.

Dacriocistitis crónica

Dacriocistitis catarral. En sus manifestaciones más simples la dacriocistitis catarral puede asumir una forma latente desprovista de síntomas excepto la epífora, no hay sensibilidad local a la presión y el cuadro clínico es indistinguible del de una estenosis simple excepto que a veces la vía es permeable a la perfusión aunque habitualmente con dificultad. No obstante, en los grados más intensos hay signos de hiperemia conjuntival e irritación en el ángulo interno, mientras que el lavado del saco muestra tiras de material fibrinoso o mucoso en el reflujo –prueba definitiva de la inflamación del saco. Caracterizada por estos dos síntomas –epífora constante y persistente, y una conjuntivitis angular unilateral intratable- la enfermedad puede persistir indefinidamente sin desarrollo posterior y con frecuencia es lo que sucede si no se aplica un tratamiento adecuado.

Mucocele lagrimal. No obstante, en muchos casos, la secreción tiende a estancarse y las paredes del saco se vuelven atónicas, con lo que se reúne un exudado inflamatorio para formar una hinchazón fluctuante, que puede finalmente alcanzar un tamaño considerable en la región lagrimal, abultando justo por debajo del canto interno por debajo del ligamento palpebral medial. Este sitio es constante ya que la parte superior del saco está comprimido y apoyado por este ligamento mientras que la parte inferior se expande libremente. La piel siempre se mueve libremente y es normal, y a la pre4sión no se produce sensibilidad o es mínima. Esta presión puede vaciar el mucocele; ocasionalmente

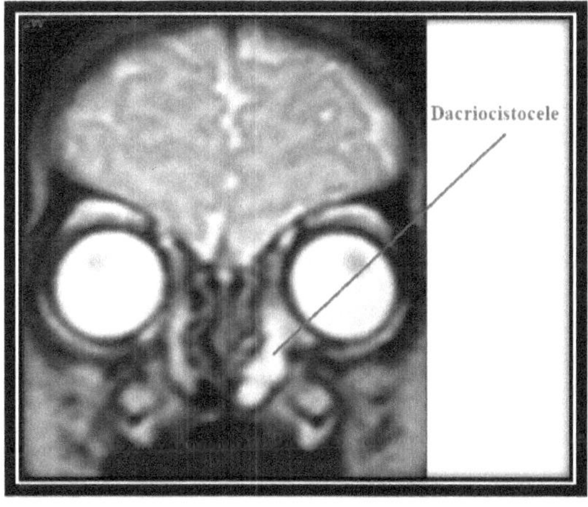

puede vaciar su contenido hacia la nariz pero es más habitual que lo haga por el canalículo hacia el saco conjuntival. La descarga es clara o lechosa, fluida o gelatinosa, puede ser fibrinosa o floculenta y habitualmente es estéril. Alternativamente, después de un lapso de tiempo o en presencia de una infección más virulenta, se pueden sellar ambas salidas y formarse un mucocele enquistado. En este caso la hinchazón a veces aumenta a proporciones considerables, convirtiéndose en un gran tumor de una curiosa translucidez azulada sobre la cual la piel permanece libre; pero al mismo tiempo la detención de la descarga tiende a disminuir la epífora y la irritación conjuntival.

El enorme tamaño que un mucocele enquistado puede asumir después de algún tiempo es remarcable y finalmente la enorme hinchazón puede extenderse casi hasta el canto lateral y el ángulo de la boca cubriendo al ojo y el puente de la nariz[57] e, incluso, desplazar al globo (Perry LJ et al, en un dacriocistomucopiocele, 2012).

Dusseldorp (1927) encontró un raro mucocele del conducto naso-lagrimal en un hombre de 35 años de edad, estos casos en adultos es raro (Lai PC et al 2014) frente a su frecuencia congénita relativa. Más raro aún es que estos dacriocistoceles adquiridos idiopático se presenten sólo con epífora sin signos de dacriocistitis[58], Ya que en la mayoría de los casos existe una causa primaria y deben descartarse infecciones crónicas, traumatismos, tumores primarios y secundarios y bloqueo idiopático del conducto nasolagrimal.

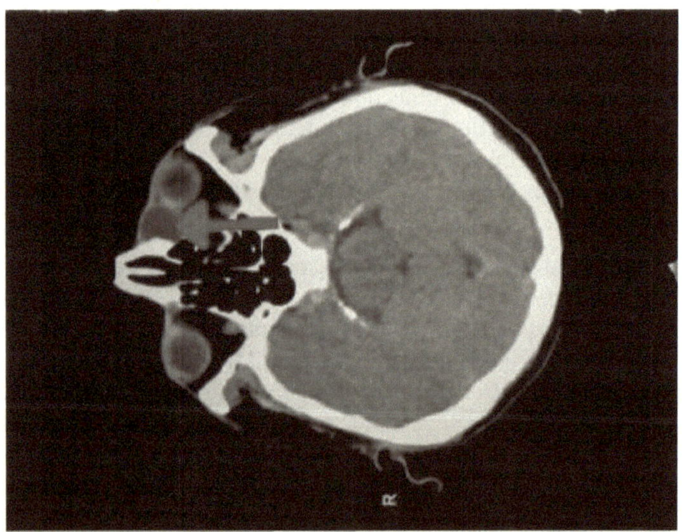

Wright (1938) describió una rara condición de hematocele del saco lagrimal. El paciente en cuestión había desarrollado una masa enorme sobre el área lagrimal con lo que el ojo sólo se abría con dificultad; contenía un fluido grumoso con cristales de colesterol y masas pigmentadas dispersas, mientras que la densa pared fibrinosa contenía muchas células gigantes aplanadas.

Dacriocistitis supurativa crónica. La supuración se puede hacer evidente en cualquier fase del desarrollo o puede presentarse desde el principio. El cuadro clínico es el mismo

---

[57] Rutten, 1902; Rollet, 1904; Valière-Vialeix, 1939; Meyer FW, 1947; otros.

[58] Woo KI y Kim YD, 1997; Yip CC et al, 2003; Xiao MY et al, 2008; Eloy P et al, 2009; Koltsidopoulos P et al, 2013; Lai PC et al, 2014; Anwar MJ et al, 2017.

que en las formas no supurativas excepto por la presencia ocasional de un ligero y difuso eritema suprayacente, mientras que la epífora y la conjuntivitis son más pronunciadas y puede ser considerable la deformación de los tejidos.

Al perfundir o presionar el saco, el material que sale por los puntos lagrimales es purulento. En ocasiones, en esta enfermedad la gran hinchazón puede recordar a un mucocele, el saco crónicamente engrosado e inflamado se distiende por el pus para formar un *piocele*; en realidad, un saco de esta naturaleza puede alcanzar un tamaño que desplace al globo y dificulte la visión (Tóth, 1949).

En todas estas formas la enfermedad es crónica y persistente, y no se puede esperar una cura espontánea mientras que es posible que se desarrolle una exacerbación aguda en cualquier momento. No obstante, a veces en mucoceles o en los tipos purulentos se abre una *fístula lagrimal interna* (etmoido-lagrimal) en las células etmoidales y la descarga se produce hacia la nariz con una disminución súbita o incluso la desaparición de los síntomas clínicos. En este caso, visto en su inicio, puede ser difícil establecer cuál fue el asiento primario de la enfermedad –las células etmoidales o el saco lagrimal; en el último caso las dehiscencias anatómicas en el hueso etmoidal, o su destrucción por absorción o caries facilita esta dirección de extensión (Kuhnt, 1908; von Szily, 1920). Este desarrollo puede aliviar los síntomas considerablemente actuando en el sentido de una operación de drenaje nasal.

Una forma clínica muy rara es la de una **peridacriocistitis crónica,** originalmente descrita por Cirincione (1890) y denominado *tumor pericístico* por Jocqs (1900) y *tumor pre-lagrimal* por Rollet (1900). Clínicamente aparece como un absceso crónico en el espacio perilagrimal dejando permeable a la propia vía lagrimal (Wright, 1928). Se puede originar una infección en la pared del saco o se puede formar un divertículo (Terson, 1903; Markomichelakis, 1964); alternativamente se puede originar de una periostitis o sinusitis vecina.

Dacriocistitis aguda

La **dacriocistitis supurativa aguda** se puede originar una exacerbación aguda de una inflamación crónica; a veces debido a un agravamiento de la infección (como una coriza); a veces sin una causa evidente, o tener un comienzo espontáneo sin una historia de epífora. Aparecen los síntomas habituales de inflamación —sensación de calor, rojez e hinchazón con edema en la región lagrimal extendiéndose a lo largo del párpado inferior sobre el lado de la nariz y hacia la mejilla, acompañado por un dolor local que irradia sobre la región frontal y hacia los dientes. El dolor puede ser intenso y asociarse con malestar general; mientras que la sensibilidad local es aguda. Con frecuencia es tan aguda que la aplicación de una presión local puede ser impracticable pero, si es posible, se puede conseguir la regurgitación de pus hacia el saco conjuntival; sin embargo, habitualmente no se produce esta regurgitación a causa de un bloqueo completo de los canalículos, una circunstancia que también impide el paso de una sonda –si se tolera la manipulación.

Ocasionalmente se produce la resolución antes de que se forme pus o éste encuentra una salida hacia el saco conjuntival o la nariz, quizás fundiendo las células etmoidales para formar una *fístula lagrimal interna,* en cuyo caso puede quedar un saco contraído y cicatrizal, pero la evolución más habitual en ausencia de tratamiento es una pericistitis debida a la extensión de la inflamación hacia los tejidos de alrededor. Los síntomas generales se encuentran acentuados, aumenta el dolor local, la sensibilidad y la hinchazón; la piel toma un aspecto erisipeloide, la mucosa conjuntival aumenta hasta una fase de quemosis, el ojo se cierra por un edema palpebral y los ganglios, submaxilar y, a veces, el pre-auricular, se hinchan. En el curso de unos pocos días aparece la fluctuación y el absceso se descarga espontáneamente dejando una *fístula lagrimal exógena,* cuya causa y patogenia fue explicada por Stahl (1707). Aparece típicamente bajo el ligamento palpebral medial pero como una excepción se ha señalado por arriba de esta estructura (Mayou, 1917), una situación inusual debido al apoyo dado a la parte superior del saco. Inmediatamente después de esto disminuyen todos los síntomas agudos pero tiende a quedar una gran fístula crateriforme donde se necrosa un área considerable de piel. Mientras que éste es el modo habitual de evolución, más raro es que permanezcan los síntomas agudos después de la evacuación del absceso debido a la supervivencia de islotes de mucosa, la retención del pus en algunos bolsillos aislados o la afectación de algunos de los senos paranasales. De manera alternativa, la fístula puede cerrarse; su cierre se puede seguir de una recaída aguda hasta que ocasionalmente drena a través de una fístula interna hacia la nariz, o se esclerosa toda la región conduciendo a su cura natural. De manera más rara, el pus puede extenderse hacia atrás y se puede desarrollar una celulitis de la órbita con todas sus serias consecuencias. Como rareza se ha informado de la presencia de cambios epiteliomatosos en una fístula crónica (Reeh MJ y Swan KC, 1950).

Se produce una *peridacriocistitis aguda* cuando la infección alcanza el tejido perilagrimal directamente desde alguna estructura vecina como un seno paranasal –habitualmente el etmoidal, ocasionalmente el maxilar y excepcionalmente el frontal (Bonnet, 1950) sin la afectación previa del propio saco[59].

El cuadro clínico es muy parecido al de una pericistitis secundaria a una dacriocistitis aguda que se ha abierto a los tejidos circundantes excepto en que habitualmente no es tan aguda; si se observa en las primeras etapas es posible distinguir que la hinchazón afecta al tejido de alrededor más que al saco propiamente y que, si es posible la perfusión, no se produce regurgitación de pus sino que la vía es en alguna medida permeable.

Si se produce descarga a través de la piel, la fístula habitualmente se encuentra en la posición clásica justo por debajo del ligamento palpebral medial, pero puede aparecer algo más alejada, particularmente a lo largo del margen orbitario inferior. En estos casos la fístula, aunque sujeta a recaídas después del cierre, tiene menos tendencia a ser permanente que cuando el propio saco se encuentra implicado. Por otro lado, se pueden ver otras maneras de evolución. Puede producirse la resolución antes de que se haya reunido el pus; puede no formarse ninguna reunión discreta de pus pero puede ocupar una hinchazón difusa inflamatoria a todo el párpado inferior que tiende a resolverse, y a afectar un área considerable de la cara (la *pericistitis erisipelatosa* de Valière-Vialeix, 1939); puede asumir un hábito más crónico cuando una hinchazón profunda fluctuante con solo ligeros signos inflamatorios se puede extender desde el canto interno a lo largo del margen orbitario inferior, o con unas relativamente leves molestias locales se puede manifestar una infección estreptocócica, una especie de adenitis aguda virulenta de los ganglios linfáticos, submaxilar y parotídeo (Poulard, 1903). En todos ellos la abertura quirúrgica del saco no revela la presencia de pus aunque la epífora tiende a seguir a la enfermedad.

Afortunadamente una ***peridacriocistitis gangrenosa aguda*** es una enfermedad rara (Veillon y Morax, 1900; Jost, 1926). Se presenta en pacientes con atresia lagrimal en el

---

[59] Parinaud, 1891; Blanco, 1908; Elschnig, 1913; Valière-Vialeix, 1939; otros.

desarrollo de una infección virulenta: Caspar (1902) describió un caso debido a difteria. Apareció como una pericistitis muy aguda con síntomas generales muy marcados y signos de una intoxicación profunda que recuerda al noma (estomatitis gangrenosa, cancrum oris). Aparece una hinchazón leñosa en la región lagrimal que se extiende sobre la mejilla y el párpado inferior, la piel se vuelve violácea y rápidamente se abre dejando una enorme cavidad abierta fétida con bordes firmes y un suelo cubierto de una falsa membrana adherente. Después de esto, la violencia de los síntomas tiende a disminuir pero durante algunos días la cavidad puede seguir extendiéndose mientras que con pinzas pueden desprenderse grandes fragmentos necróticos. No obstante, finalmente el edema disminuye y cicatriza lenta y completamente toda la región lagrimal.

Complicaciones

La dacriocistitis crónica se asocia con pocas complicaciones locales aparte de la casi invariable secuela de estenosis de la vía lagrimal con epífora permanente. La sinusitis asociada habitualmente se considera como un factor causal, pero el hecho de que la enfermedad de los senos paranasales pueda resolverse con la eliminación del saco inflamado ha llevado a muchos autores a inferir que la extensión se pueda producir en ambas direcciones (Cordero, 1934). La complicación más importante de la enfermedad es la característica e intratable conjuntivitis asociada con la infección constante y reinfecciones del saco conjuntival, frecuentemente por organismos virulentos como neumococos y estreptococos, que hacen que lesiones corneales mínimas puedan tomar un carácter serio y hacer peligrosa cualquier cirugía intra-ocular. En realidad, esta amenaza directa al ojo constituye el mayor peligro de la dacriocistitis y es el argumento más urgente para su tratamiento incluso en casos crónicos donde los síntomas no son prominentes; ciertamente antes de contemplar cualquier cirugía intra-ocular, debería buscarse en cualquier ojo acuoso la posible existencia de esta enfermedad y eliminarse o, en casos de emergencia, contrarrestarla mediante el bloqueo de ambos puntos mediante diatermia.

Las complicaciones de la dacriocistitis aguda son más dramáticas. En estos casos la conjuntivitis tiende a ser aguda, a veces con una intensa rojez y quemosis. Ocasionalmente el cuadro se identifica con complicaciones corneales, a veces tomando la forma de ulceraciones puntiformes superficiales marginales que, aunque se pueden asociar con iritis y sinequias, tiende a curar pero otras veces, particularmente en infecciones neumocócicas y probablemente iniciadas por un trauma, toma la forma de una ulceración con hipopion del tipo más virulento y destructivo. Las úlceras corneales de origen fúngico rara vez son concurrentes con obstrucción de la vía lagrimal, pero se han informado de algunos casos como el informado por Salazar KM y Yashaswini SR, 2019, que encontró dos casos de obstrucción de la vía lagrimal en 40 casos de úlceras corneales fúngicas; previamente Li G et al (2016) había informado de esta asociación y también en una proporción muy baja. En ocasiones, en infecciones por estreptococos, se pueden desarrollar erisipelas en la cara; o una pericistitis puede afectar a las celdillas etmoidales anteriores en una inflamación purulenta o, como una rareza, el pus puede pasar a la órbita y configurar un absceso orbitario[60] o una celulitis orbitaria (Ahrens-Palumbo MJ y Ballen PH, 1982; Allen MV et al, 1985; otros) que puede terminar en una necrosis de la córnea, panoftalmitis, tromboflebitis orbitaria, atrofia óptica, pérdida de visión o

---

[60] Molgat YM y Hurwitz JJ, 1993; Warrak E y Khoury P, 1996; Mauriello JA Jr y Wasserman BA, absceso intraconal, 1996; Ntountas I et al, 1997.

meningitis y muerte[61], complicaciones actualmente muy raras desde el advenimiento de los antibióticos.

Una tenonitis es un suceso más habitual (Gasparrini, 1894).

Diagnóstico

Hemos comentado anteriormente las principales técnicas de ayuda diagnóstica, por lo que sólo realizaremos unas consideraciones generales.

El diagnóstico de la dacriocistitis crónica habitualmente depende del síntoma de epífora en cuya investigación se encuentra una obstrucción en la vía lagrimal y en la regurgitación del fluido hacia el saco conjuntival con la perfusión donde se aprecia un contenido de moco o pus. En los casos más avanzados es diagnóstico la regurgitación de moco o pus a la presión pero, en las formas latentes, particularmente cuando la epífora no es intensa o

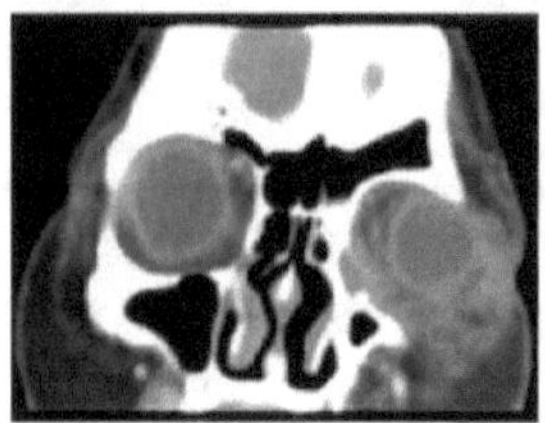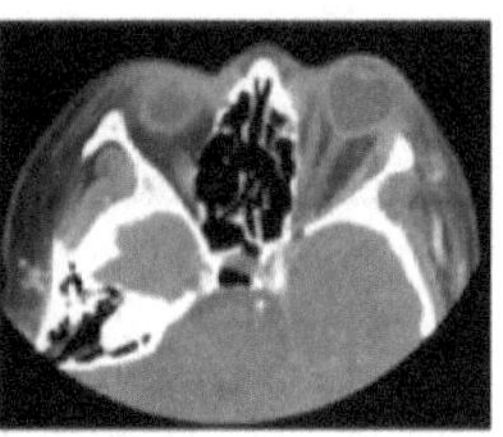

TC coronal y axial de las órbitas con contraste que muestra un saco lagrimal izquierdo agrandado, una gran colección de líquido complejo en la órbita izquierda inferomedial y una carpa severa del globo posterior.

ha pasado desapercibida a causa de una larga evolución, pueda quedar sin diagnosticar con más facilidad; en estos casos la presencia de una conjuntivitis crónica unilateral e intratable debería levantar sospechas. En ausencia de síntomas inflamatorios locales no se puede diferenciar una estenosis simple a menos que se aprecie alguna descarga o a menos que repetidos cultivos conjuntivales revelen, a pesar del tratamiento, una infección reforzada constantemente.

El *mucocele* es la hinchazón más común en el sitio del saco pero puede requerir diferenciarlo de un tumor o de un absceso frio, tuberculoso o sifilítico, mediante biopsia o cirugía exploratoria; el examen radiológico puede ayudar. Los quistes sebáceos y dermoides son más superficiales y dejan libre la vía lagrimal. Un mucocele de los senos paranasales presenta mayores dificultades, particularmente los originados de una celdilla etmoidal anterior o del seno frontal pero habitualmente se presentan por encima del ligamento palpebral medial. En estos casos, incluso en presencia de un llanto persistente que incluso puede ser el único síntoma, la vía lagrimal permanece permeable, el examen radiológico y otorrino aclaran el diagnóstico que, además, siempre deberían preceder a cualquier decisión terapéutica particularmente si se contempla decisiones de drenaje.

En la dacriocistitis aguda el diagnóstico diferencial se relaciona principalmente con quistes sebáceos inflamados o forúnculos cercanos al canto interno, erisipelas de la cara, una periostitis aguda, una sinusitis aguda o, más raro, con un absceso dental, particularmente de los caninos que da origen a una periostitis maxilar que puede simular una pericistitis.

---

[61] Hirschberg, 1892; Baas, 1893; Bistis, 1893; Leplat, 1894; Galezowski, 1900: Truc, 1900; Snell, 1914; Rössler, 1914; ten Doesschate y de Kleyn, 1917; Agnello, 1934; Vejdovsky, 1935; Schmitt N et al, 2005; Coşkun M et al, 2011; Pfeiffer ML et al, 2016; Lowry EA et al, 2018; Alsalamah AK et al, 2018; otros.

La fuente más común de confusión es una infección aguda de los senos etmoidales o frontales llevados a la región lagrimal, pero en estos casos la hinchazón máxima y el dolor habitualmente se localiza por encima del ligamento palpebral medial, la presión sobre el saco no produce la máxima sensibilidad y las vías lagrimales son permeables. Estos casos sólo se pueden confirmar por radiología y examen rinológico, procedimientos que siempre se deberían realizar para determinar no sólo lo etiología sino también la extensión de la enfermedad y que ya se ha comentado.

Raflo GT et al (1982) y Rosenstock T et al (1983) utilizaron un método termográfico para evaluar la inflamación del sistema lagrimal; encontró que en la dacriocistitis y canaliculitis agudas las imágenes muestran una grosera hipertermia y asimetría, pero en la dacriocistitis crónica y en casos únicamente con lagrimeo sólo un 40% de los casos mostraban un aumento de la temperatura en el lado de la lesión en la forma crónica. Machado MA et al (2016) lo utilizaron en un caso donde era imposible utilizar la dacriografía convencional.

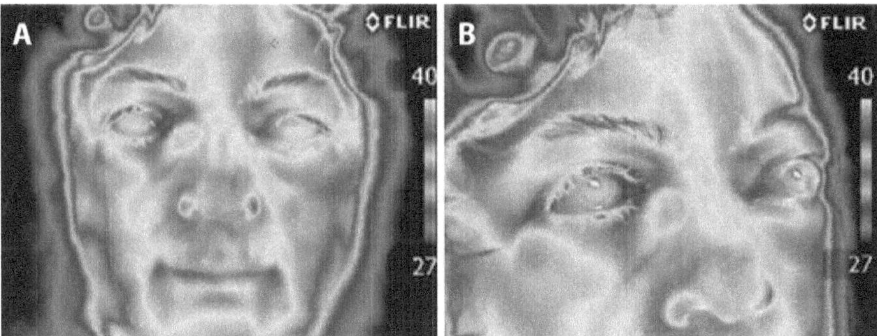

Imagen termográfica del caso de Machado MA et al, 2016

Este mismo autor utilizó la ecografía en casos donde no es posible la dacriografía convencional; dio los siguientes valores del saco en dacriocistitis crónica frente la normalidad: Diámetro ántero-posterior 10´99 mm (1´86 mm en el saco normal), vertical 14´13 mm (9´79 mm, normal). El contenido en hipoecogénico en el saco normal e hiperecogénico de tipo puntiforme en la dacriocistitis crónica.

Patología

Varios autores han descrito el aspecto macroscópico de sacos crónicamente inflamados[62]. El tamaño del saco puede variar desde restos escleróticos diminutos hasta una estructura enormemente dilatada a veces con grandes divertículos. Las paredes con frecuencia tienen un tamaño doble o triple de lo normal aunque puede presentar adelgazamientos en áreas ectásicas, y la mucosa es áspera, a veces con una textura aterciopelada y otras veces mostrando masas granulomatosas o pólipos, mientras que puede aumentar el número de células caliciformes. Las válvulas y pliegues se encuentran engrosados y exagerados, a veces la luz se encuentra completamente obstruida y otras veces aparecen una o más estructura; los sitios favoritos de obliteración son la terminación inferior del saco y la

---

[62] Joerss, 1899; Hertel, 1899; Tartuferi, 1903; Carrère, 1921; Muñoz Urra, 1922; Rollet y Bussy, 1923, 100 casos; Mckee, 1925; Guglianettl, 1929; Poljak, 1930; Bömer, 1931; Vittadini, 1933; Fahmy, 1934; Firdausi AH et al, 1964; Rahi AH et al, 1967; Casanovas, 1969; Mauriello JA Jr et al, 1992; muchos otros.

parte inferior del conducto. Ocasionalmente se encuentran cristales de colesterol dentro del saco (von Graefe, 1857; Soria, 1935).

Amin RM et al (2013) informó de los resultados histológicos de 33 biopsias de pacientes tratados con dacriocistorrinostomía externa por dacriocistitis crónica (32 mujeres y 1 hombre); ninguno de ellos mostró una histología normal, en todos ellos se encontró grados variables de inflamación crónica inespecífica no granulomatosa (infiltración por células inflamatorias, fibrosis y proliferación capilar). El infiltrado linfocitario mostró ser linfocitos T CD3+ve.

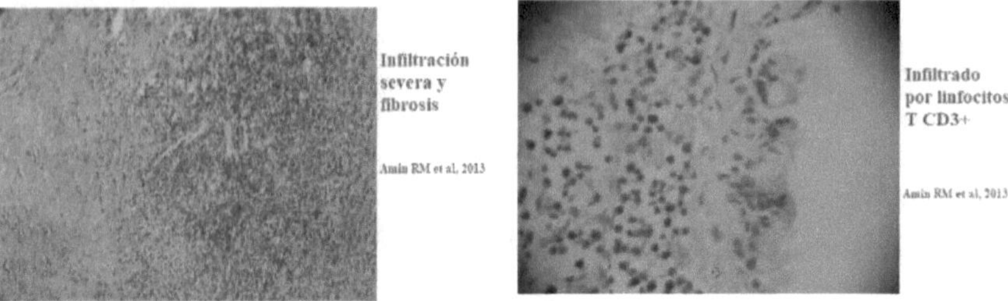

En las inflamaciones agudas el saco se encuentra lleno de pus y, si se ha desarrollado una pericistitis, la pared lardácea engrosada habitualmente se encuentra perforada anteriormente conduciendo a un absceso subcutáneo rodeado por un tejido similarmente denso. En estos casos la pared del saco también está engrosado tres o cuatro veces de su tamaño normal y su aspecto interno es rugoso o tachonado con crecimientos papilomatosos, pero con frecuencia se ha destruido el epitelio.

El tejido submucoso siempre se encuentra infiltrado; el tipo de células varía con la agudeza y duración de la enfermedad –polimorfos y linfocitos pequeños en la fase aguda, y grandes mononucleares, eosinófilos y células endoteliales en los más crónicos, mientras que los fibroblastos aparecen en casos de larga evolución. Se pierde el tejido elástico de la submucosa al aumentar el tejido fibroso, y esta pérdida combinada con el tiraje de bandas fibrosas conduce tanto a la formación de ectasias del saco como a distensiones de su contenido. Estos cambios se producen en algún grado de manera más o menos difusa a través de todas las paredes del saco y siempre afecta al conducto y, con frecuencia, se acentúan localmente donde la cicatrización conduce a una obliteración completa como en la zona de unión del saco con el conducto o en el orificio nasal del conducto.

Una fístula se encuentra habitualmente delineada por epitelio estratificado continuo con la piel rodeada por una infiltración masiva de células plasmáticas. Tiende a descargar pus hasta que se ha desprendido o destruido completamente la mucosa; después de lo cual la descarga tiende a ser serosa. En esta fase el epitelio pavimentoso estratificado se puede extender desde la piel hasta el saco y el desarrollo de tejido fibroso alrededor del tracto lo comprime con lo que se vuelve muy estrecho.

La bacteriología del saco inflamado ha estimulado una gran cantidad de investigaciones[63]. En general los organismos son nasales más bien que conjuntivales, pero a menudo la conjuntiva comparte la misma flora.

---

[63] Plaut y Zelewski, 1901; Axenfeld, 1907; Casali, 1909; Kuffler, 1909; Brons, 1910; Rollet y Bussy, 1923; Mckee, 1935; Traquair, 1941; Chatterjee, 1955; Lo Casscio, 1963; Sood NM et al, 1967; Sasaki T et al, 1973; Coden DJ et al, 1993; Hartikainen J et al, 1997; Jauch A, 1999; Herra M et al, 2002; Briscoe D et al, 2005;

En los primeros informes y en general en la dacriocistitis crónica inflamatoria habitualmente se debían a neumococos, frecuentemente en cultivos puros, seguido de estafilococos pero también se encontraron E. coli, moraxella y excepcionalmente gonococos, Ps piocianea, N. catarralis, proteus, corinebacteria xerosis o F. fusiformis; de manera excepcional se ha encontrado granulicatella adiacens (Ku CA et al, 2015), botriomicosis (actinofitosis estafilocócica) (Dsouza S et al, 2018). En la dacriocistitis subaguda habitualmente se encontraban neumococos o moraxella. En la dacriocistitis supurativa aguda son comunes los estreptococos sobre los que se puede superponer una inflamación neumocócica de origen nasal. La peridacriocistitis supurativa crónica con frecuencia se debe a estreptococos, habitualmente de origen nasal o paranasal.

Estudios más recientes indican que los cocos gram + son los predominante en la dacriocistitis crónica[64]; Pornpanich K et al (2016) encontró en una serie de 100 casos con obstrucción del conducto naso-lagrimal adquirido primario, donde el cultivo fue positivo en un 79%, que las bacterias Gram negativas se aíslan con más frecuencia en la dacriocistitis crónica que en la aguda o en la epífora simple, y a partir del 2005 comenzaron a aparecer informes indicando un aumento en su incidencia (Briscoe D et al, 2005; Sun X et al, 2005). No debemos olvidar que en los mucoceles enquistados los cultivos suelen ser negativos.

Aunque se manera mucho más rara se han cultivado hongos en casos de dacriocistitis como, por ejemplo, Rhodotorula en una dacriocistitis crónica (Muralidhar S y Sulthana CM, 1995) aunque este hongo se considera en general como un saprófito. Se han informado de otros hongos como causantes de dacriocistitis, generalmente de tipo crónico, como cándida albicans (Bozac E et al, 1986; otros), micobacterium fortuitum (Artenstein AW et al, 1993); otros.

Tratamiento

La historia del tratamiento de la dacriocistitis es interesante no sólo a causa de la antigüedad sino a causa de los varios procedimientos que se han realizado en diferentes épocas desde los tiempos del Código de Hammurabi (1800 a.C.), y también porque ejemplifica vívidamente la tendencia en el avance de nuestro conocimiento de hacerlo en círculos en lugar de en línea recta; pocas cosas existen bajo el sol que sean realmente nuevas. La historia ciertamente sirve para mostrar cuán de ingeniosa es la inventiva del hombre y cuán grande es la tolerancia de un cuerpo enfermo. Celsus (25 a.C-50 d.C.) extirpaba el tejido enfermo hasta el hueso que posteriormente quemaba con un hierro al rojo produciendo el desprendimiento de un gran secuestro óseo –una extirpación heroica del saco combinado con una operación de drenaje nasal. Archígenes (siglo II d.C.), con la misma finalidad en mente, incidía el saco, lo destruía con cáusticos y luego realizaba varias perforaciones en el hueso hasta llegar a la nariz. Estos y otros métodos igualmente brutales fueron los utilizados hasta que Anel (1713) introdujo una técnica más

---

Sainju R et al, 2005; Sun X et al, 2005; Das JK et al, 2008; Mandal R et al, 2008; Chaudhary M et al, 2010; Assefa Y et al, 2015; Ray S et al, 2018; otros.

[64] Huber-Spitzy V et al, 75% la mayoría estafilococos y 25% Gram negativo la mayoría Coli, 1992; Coden DJ et al, 1993; Hartikainen J et al, 1997; Jauch A, 1999; Herra M et al, 2002; Briscoe D et al, 2005; Sainju R et al, 2005; Sun X et al, 2005; Chaundry IA et al, 2005; Das JK et al, 2008; Mandal R et al, con predominio de estafilococo aureus, 2008; Chaudary M et al, predominio de estafilococos coagulasa negativo en el global y estafilococos aureus en cultivos mixtos, 2010; Amin RM et al, 2013; Assefa Y et al, estafilococos coagulasa negativo, 2015; Ray S et al, 2018; otros.

conservadora intentando restablecer la permeabilidad de la propia vía mediante sondajes y lavados con jeringa.

Estos tres principios –destrucción del saco, drenaje hacia la nariz y restablecimiento de la vía natural, sigue siendo con muchas variaciones la base de todos los intentos de tratamiento. Aparte de lo anterior, el tratamiento conservador dependía del calor y de una presión firme continua (Fabricius ab Aquapendente, 1613).

Recientemente Beloglazov VG (2006) dividió las diferentes técnicas de tratamiento en los siguientes grupos: 1) operaciones aplicando un abordaje externo del saco lagrimal, tipo Toti; 2) abordaje intranasal del saco, tipo West; 3) microdacriocistorrinostomías endoscópicas intranasales; 4) microdacriocistorrinostomía láser intranasal; 5) micro-dacriocistorrinostomía endoscópica láser trans-canalicular; 6) operaciones que recanalizan el conducto lagrimal; 7) tratamientos médicos.

Sondaje y lavado con jeringa. La severidad de los primeros procedimientos inmediatamente popularizó el método de Anel (1713) para intentar restaurar la función de la vía lagrimal mediante el sondaje a través del canalículo superior y simultáneamente lavar con jeringa a través del inferior pero, ya que no obtenían o mantenían la permeabilidad en muchos casos, se utilizó una gran cantidad de ingenio en el diseño de alternativas. La mejor de ellas es el método de *sondaje progresivo* introducido por Bowman (1857) utilizando sondas de un grosor progresivo.

Se defendieron otros métodos. Petit JL (1734) incidía el saco y desde este punto introducía sondas a través del conducto; la cura de la herida se permitía después de dilatar el conducto repetidamente durante algún tiempo; un procedimiento que resucitó Golowin (1923) utilizando sondas de hasta 9 mm de diámetro a través de una incisión en la parte inferior del saco y fracturando el hueso de esta manera. Por otro lado, de la Foreste (1753) practicaba un *sondaje retrógrado* desde el ostium nasal, un método que Polyak (1902) defendió más tarde. Critchett (1864) y más tarde Brown (1928) utilizaron sondas de laminaria. Weber (1863-65) defendió una *dilatación rápida* con sondas cónicas de hasta 4 milímetros de diámetro, una práctica seguida por Ziegle (1910-22). Se realizaron intentos variados para asegurar el drenaje permanente dejando un tubo metálico (de oro, Mackenzie, 1819; Dupuytren, 1833) o una varilla de plata en el conducto (Walton, 1863); otros utilizaron alambres o tubitos de otros metales que dejaban cosidos.

Todos los procedimientos se ha recuperado en años posteriores, particularmente los entubamientos, a los que se añadió el láser como medio de incisión. No obstante, la mayoría de ellos son más aplicables a estenosis del conducto que a una situación inflamatoria. Se han informado de curas con todos ellos, pero no olvidemos su potencialidad para producir o extender celulitis, algunos de ellos con resultados fatales.

Escisión o destrucción del saco (dacriocistectomía). El fallo frecuente de aquellos primeros procedimientos para reconstruir la vía lagrimal natural y erradicar la inflamación hizo que muchos cirujanos se aferraran al principio anterior de destruir el saco y drenar por la nariz. Sin embargo, de vez en cuando desde las lamentaciones de Paulo de Egina en el 670 d.C., se cuestionó el procedimiento y tras la insistencia de Woolhouse (1724) sobre la necesidad de la extirpación completa y sistemática del saco, y la popularización de la operación por Berlin (1868) se produjeron buenos resultados siguiendo a una simple escisión.

En lo que respecta a la técnica de la dacriocistectomía es esencial que la técnica operatoria se realiza en un campo sin sangre, con exactitud anatómica y eliminando la mucosa en su totalidad, prestando particular atención al fondo de saco y la unión con los canalículos que, si fuera necesario, se pueden diseccionar completamente alrededor de una sonda canalicular (Pooley, 1903), además, el conducto debe ser destruido con un curetaje completo en toda la longitud del canal naso-lagrimal. Para facilitar la escisión completa del saco Baddeley PA et al (2011) recomienda distenderlo previamente mediante el empleo de substancias viscoelásticas.

La persistencia de cualquier resto de mucosa implicará continuar con la supuración, una abertura de una fístula, una descarga continua a través de los puntos mediante presión, y la persistencia de la molesta epífora. Se debe señalar que en las supuraciones post-quirúrgicas la punta del absceso a veces se encuentra por encima del ligamento palpebral medial (West, 1932). Puede suceder que en el caso de una Canaliculitis persistente, se deben destruir los canalículos mediante diatermia (Schultz, 1904).

Para evitar la cicatriz externa y minimizar hemorragias, von Hoffman (1896) excindía el saco desde la cara conjuntival pero esta técnica presenta dificultades para conseguir una escisión completa y no se solía recomendar.

Como procedimiento la operación es buena con la gran ventaja de ser corta, fácil y no demandar una gran habilidad técnica, pero la necesaria persistencia de la epífora la hace funcionalmente pobre. No obstante, se debe recordar que después de algunas semanas la epífora disminuye considerablemente y rara vez se producen molestias a menos que se estimule el lagrimeo (aire frio, emociones, etc.) (Schirmer, 1903); la persistencia del llanto en un grado algo importante habitualmente indica que la operación ha estado mal realizada y ha sobrevivido alguna pequeña porción de mucosa infectada como para producir una irritación continua. Esta complicación se puede atacar tanto por una exploración del sitio quirúrgico o mediante (no aconsejable) la disminución quirúrgica de la secreción lagrimal. A pesar de sus fallos fisiológicos la dacriocistectomía era y aún es en casos seleccionados la técnica de elección en algunos casos como cuando el saco o la mucosa nasal llevan enfermos bastante tiempo en pacientes añosos[65] aunque muchos de sus detractores la consideran una mutilación innecesaria y bárbara, además de ser incurable (Dupuy-Dutemps y Bourguet, 1921). Holds JB et al (1989) la consideraba como una alternativa en pacientes con dacriocistitis recurrentes con obstrucción del conducto naso-lagrimal antigua y la epífora no es el síntoma principal, una propuesta seguida por otros autores (Hardwig PW, et al, 1992; Mauriello JA Jr y Vadehra VK, 1997), o existe un ojo seco (Matayoshi S et al, 2004; Galindo Ferreiro A, 2018); también es una alternativa en casos de fallos repetidos de la dacriocistorrinostomía (Varghese CM et al, 2014).

Hay que señalar que la dacriocistectomía no está exenta de complicaciones: pérdida de visión a través de una hemorragia retiniana (Kayser, 1932), hemorragia retrobulbar (Pai VH et al, 2006) o celulitis orbitaria (Galazowski, 1900), mientras que pueden seguirse ulceraciones corneales destructivas debidas a traumas inintencionados en el momento de la intervención. Tricoulis D et al (1981) señalaron la aparición de un fibroma de la pared orbitaria interna e inferior en un hombre de 75 años, un años y medio después de una dacriocistectomía sin complicaciones.

El primitivo método de destrucción de la membrana mucosa por el cauterio se sustituyó por el uso de la diatermia (Hildreth, 1936; MacGillivray, 1939; Safar, 1949). La alternativa de la destrucción química de la mucosa después de la incisión del saco (un método usado extensamente por Galeno) o por inyecciones a través de los canalículos se

---

[65] Cook HL y Olver JM, 2004; Detorakis ET y Tsilimbaris MK, 2009; Ali MJ, 2014; Meireles MN et al, 2017.

ha resucitado intermitentemente, con frecuencia con entusiasmo y convicción. Los agentes utilizados son variados como el nitrato de plata, cloruro de zinc, ácido tricloroacético, cloruro mercúrico, ácido crómico, oleato de etanoamina (Vasilakis M et al, 2001), tetradecil sulfato de sodio marcado con fluorescencia o bleomicina (Ali MJ et al, 2019) y otros. No obstante, este método de destrucción no era tan eficiente y pulcro como una escisión realizada adecuadamente, ni se encuentra libre de riesgo.

Operaciones de drenaje nasal

Durante finales del XIX y las tres primeras décadas del XX, los métodos clásicos de tratamiento de la dacriocistitis fueron los sondajes según la técnica de Bowman en aquellos casos donde se habían producido escasos daños tisulares y la escisión del saco en la inmensa mayoría de casos. En general los resultados eran satisfactorios pero incluso cuando la dacriocistectomía era lo más favorable, la persistencia de la epífora –incluso sin molestias- siempre originaba la aspiración a retornar a la técnica de los antiguos de conseguir la cura total de la enfermedad con una restauración perfecta de la función mediante el establecimiento de una conexión entre el saco y la nariz (Caldwell, 1893; otros). El cómo realizar una comunicación permanente –esencialmente un problema rinológico- permaneció sin resolverse hasta que el rinólogo italiano, Toti (1904), desarrolló su operación de *dacriocistorrinostomía externa*. La operación no se popularizó inmediatamente, parcialmente porque los resultados no eran invariablemente buenos. No obstante, las mejorías posteriores remediaron sus primeros defectos, aunque en el intermedio West (1910) y Polyak (1912) propusieron una técnica puramente rinológica: la *dacriocistorrinostomía endonasal o interna* donde el abordaje al saco se realiza desde la nariz, una técnica que se vuelve más fácil mediante un abordaje trans-septal (Kofler y Urbanek, 1925). Estas técnicas se amalgamaron y simplificaron para formar una cirugía *combinada externa-intranasal* (Mosher, 1915-23). Mientras tanto, el sueco Forsmak (1911) desarrolló la idea de un trasplante del saco donde se corta su mitad inferior y la superior se implanta a través de un agujero en el hueso en la nariz. Finalmente, debido a la persistencia de la supuración en algunos casos, Blaskovics (1912) escindía parcialmente y West (1921) completamente el saco dejando al mismo tiempo una abertura en la nariz –la *dacriocistectorrinostomía parcial o completa*.

La dacriocistorrinostomía original de Toti (1904) consistía en la exposición del saco mediante una incisión externa, resecar la pared interna, perforar un trozo de hueso correspondiente con la pared del saco con martillo y cincel, resecar el área correspondiente de la mucosa nasal y coser la herida externa. La pared lateral del saco, presionada por un vendaje sobre la abertura del hueso, se vuelve la pared lateral de la

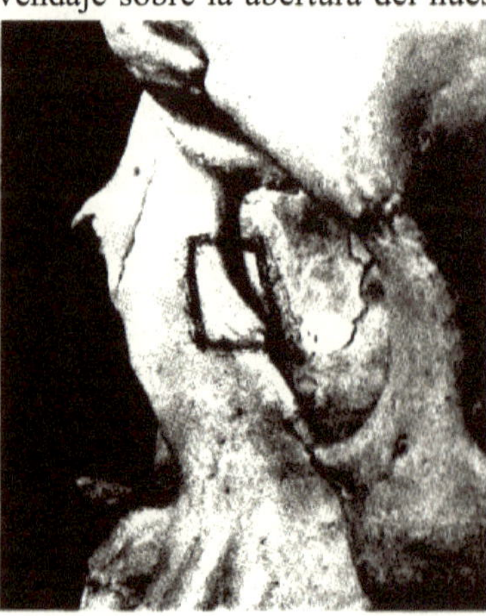

Localización de la ventana ósea con la técnica de Dupuy-Dutemps

nariz a la cual se abren directamente los canalículos con lo que deja de existir el propio saco.

El éxito de la cirugía dependía en gran medida de la extensión de la resección; pero incluso así, la formación de granulaciones o la presencia de una enfermedad severa de las paredes del saco frecuentemente producían su fallo por la subsiguiente cicatrización.

Lo anterior condujo a Kuhnt (1914) a suturar solapas de la mucosa nasal al periostio para limitar la formación de granulaciones; Ohm (1920) mejoró los resultados al suturar los márgenes de la mucosa nasal al saco, y Dupuy-Dutemps y Bourguet (1921), por incisión de la pared posterior del saco sin sacrificar tejido, suturaban las mucosas nasal y lagrimal sobre los márgenes óseos con lo que no queda ninguna parte de la herida que pueda cicatrizar. Incluso si lo hace, la incisión de la abertura y la realización de sondajes repetidos a través del punto inferior podían finalmente conseguir una vía funcionante. Esta técnica se volvió muy popular y en los casos adecuados proporcionan un índice elevado de éxito[66].

Durante este periodo las principales modificaciones se realizaron en los métodos de sutura, así, por ejemplo, Soria (1944) suturaba una solapa de mucosa nasal al flap posterior del saco y el flap anterior a la abertura ósea, Arruga (1929) sustituyó la trefina por el martillo y el cincel de Toti; Iliff (1954) introdujo una trefina de balanceo y Krasnov MM (1971) cortaba el hueso ultrasónicamente. Muchos cirujanos intentaron mantener la permeabilidad mediante la introducción temporal de diversos objetos como catéteres de

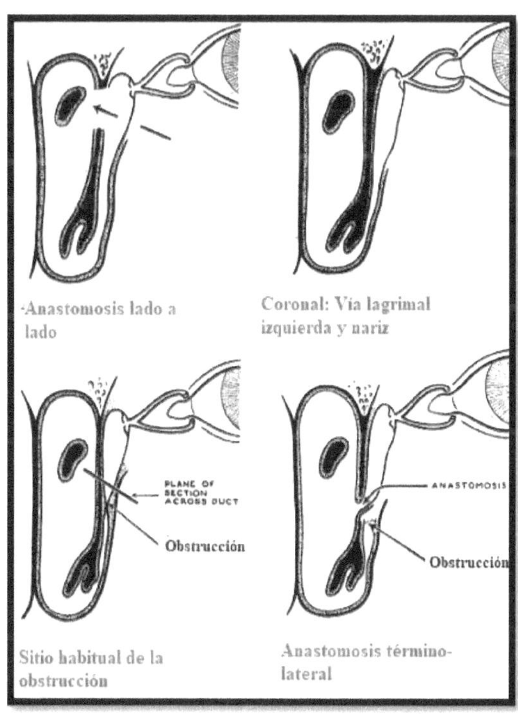

---

[66] 94'8 por mil, Dupuy-Dutemps, 1933; 96% en 1200 casos, Aerbach e Ivanova, 1935; 97% Weve y Kentgens, 1937; 80% Traquair, 1940; 90% Scott, 1949; 97% Picó, 1972; otros.

silicona, tubos de polietileno, suturas de seda o gasas[67]. Es esencial una buena homeostasia y para conseguirla algunos cirujanos recurrían a una anestesia hipotensora (Rycroft, 1959). La abertura en la fosa lagrimal ósea debía ser grande –al menos 12 mm de diámetro, y debería evitar la pared medial del canal nasolagrimal, no obstante Linberg JV et al (1982), en 22 cirugías, realizaba una ventana ósea de unos 12 mm de diámetro, pero las aberturas del ostium conseguidas eran sólo de 1´88 mm de diámetro y no pudo establecer una relación estadística entre estas dos cifras. La mucosa se debe suturar ántero- y posteriormente, y es preferible preservar el ligamento palpebral medial aunque, para aumentar la facilidad de acceso, se ha aconsejado su reparación. En 1982, Older mejoró los resultados mediante intubación de la fístula con tubos de silicona que tuvo una amplia aceptación.

Un inconveniente de esta cirugía (dacriocistorrinostomía externa) es la presencia de una cicatriz cutánea visible que se produce en el 9-33% de los pacientes (Benger R, 1992; Tarbet KJ y Custer PL, 1995; Duffy MT, 2000) con lo que la satisfacción del paciente a menudo no es proporcional al el éxito quirúrgico. La cicatriz se puede minimizar con el sitio de la incisión, una técnica quirúrgica meticulosa, un campo quirúrgico sin sangre y el colgajo cutáneo; además también puede tener un impacto significativo sobre su visibilidad la forma de la incisión (Davies BW et al, 2015). Se han utilizado diversas formas de incisiones para intentar reducir su visibilidad como lineal, curvilíneo lagrimal (Olver JM, 2005; Akaishi PM et al, 2011), subciliar en el párpado inferior (Kim JH et al, 2005; Dave TV et al, 2012; Ekinci M et al, 2013), nasal en forma de W (Ekinci M et al, 2014; Davies BN et al, 2015) y transconjuntival subcaruncular (Kaynak P et al, 2014; Ganguly A et al, 2016). Wadwekar B et al (2019) comparó las incisiones lineales y en forma de W a este respecto y, a diferencia de los informado por Ekinci M et al (2014) y Davies BN et al (2015), encontró que las incisiones lineales son más sencillas, rápidas, con menores complicaciones y más estéticas que las que tienen forma de W.

Trasplante *(implantación)* ***del saco lagrimal*** de manera que su terminación inferior se introduce en la nariz y es posible sólo cuando la vía lagrimal superior se encuentra abierta y es totalmente permeable. Forsmark (1911) cortaba la parte inferior del saco e introducía el muñón proximal a través de un agujero cincelado en el hueso lagrimal en la nariz donde lo anclaba con un hilo atravesado por la nariz y sujeto a la mejilla. Diversos cirujanos utilizaron técnicas parecidas[68] pero estas técnicas no se popularizaron.

La *dacriocistectorrinostomía parcial o completa* es aplicable cuando las paredes del saco se encuentran extensamente enfermas y su conservación parece inadmisible, una técnica válida cuando falta el saco. Para solucionar estos casos Blaskovics (1912), Hötte (1918) y Arruga (1935-38), utilizando un abordaje externo, eliminaban todo el saco excepto la parte donde se abren los canalículos y, a continuación, realizaban una abertura ósea hacia la nariz; mientras que West (1921), trabajando endo-nasalmente, escindía completamente el saco y con el mismo abordaje Morgenstern DJ (1947-50) destruía el saco mediante coagulación diatérmica.

La ***endoscopia nasal***, como hemos visto, se utiliza como procedimiento suplementario para el examen del sistema de drenaje bajo anestesia local en la mesa quirúrgica. La endoscopia nasal previa permite al examinador juzgar si la cavidad nasal es lo

---

[67] Soria, 1944; Hallum AV, 1949; Romanes GJ, 1955; Abrahamson IA Sn y Abrahamson IA Jr, 1959; Veirs ER, 1963; Mirabile JJ y Tucker C, 1965; Moore IG, 1967; Keith, 1968; otros.

[68] Stock, 1934; Stokes, 1935-39; Gifford, 1944; Juge P, 1955; Burn RA, 1961.

suficientemente grande para una osteotomía; permite observar directamente el orificio naso-lagrimal y hacer objetiva la prueba de la fluoresceína. Quirúrgicamente permite observar el curso de la cicatrización del ostium nasal y en casos de formación de granulaciones el eliminarlas (Bosshard C, 1982). Es útil en casos de intubaciones ya que permite localizar el extremo de la sonda o tubo, además, en el caso de que el cornete inferior se encuentre impactado con el suelo nasal, es posible encontrar la sonda bajo el cornete inferior lo que sería imposible de otra forma; y en el sondaje en niños comprobar si la sonda está situada correctamente, y evitar y reconocer perforaciones (Bosshard C, 1982).

La *dacriocistorrinostomía endoscópica* es un procedimiento bien establecido indicada para pacientes con obstrucción del sistema lagrimal a nivel del saco o más baja (Unlu HH et al, 2002). El primer informe de una dacriocistorrinostomía endonasal fue el realizado por Cadwell GW en 1893 mediante la eliminación del turbinado (cornete) inferior y siguiendo al conducto lagrimal hacia el saco.

Algunas de sus ventajas incluyen la inexistencia de una cicatriz cutánea, la conservación del mecanismo de bombeo del músculo orbicular, evitar posibles traumatismos al canto medial, la corrección de patologías intranasales asociadas como la existencia de un septo desviado o una rinosinusitis, y una disminución del tiempo quirúrgico con mejor visualización intra-operatoria (Leong SC et al, 2010). Los índices de éxito para la dacriocistorrinostomía endoscópica varían del 50% al 97% dependiendo de la técnica, nivel de la obstrucción y el uso de tubos de silicona (Callejas CA et al, 2010; Feng YF et al, 2011) aunque, como veremos este último factor es controvertido.

Los motivos más frecuentes para el fallo de este procedimiento incluyen adherencias, re-estenosis y obstrucción del canalículo común[69]. El procedimiento más común para evitar el cierre de la rinostomía es la inserción de un tubo de silicona (Gu Z y Cao Z, 2010; Okuyucu S et al, 2015; Sarode D et al, 2017). No obstante su utilización es controvertida. Algunos estudios informan que los tubos pueden causar tejido de granulación, predisponen a infecciones post-quirúrgicas, facilitan las adherencias y pueden producir laceraciones puntales, y provocar el fallo quirúrgico[70]. Los estudios comparando el uso o no de tubos no son concluyentes (Gu Z y Cao Z, 2010; Sarade D et al, 2017) y, a este respecto, un meta-análisis realizado por Kang MG et al (2918) concluye que los

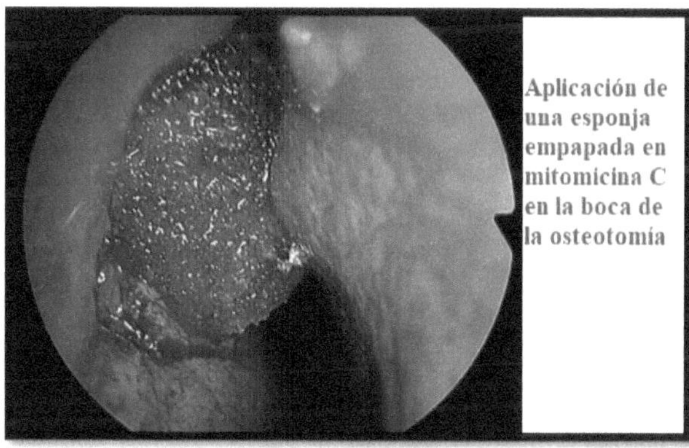

---

[69] McLachlan DL et al, 1980; Bousch GA et al, 1994; Sprekelsen MB y Barberan MT, 1996; Watkins LM et al, 2003; Syed MI et al, 2013.

[70] Allen K y Berlin AJ, 1989; Unlu HH et al, 2009; Feng YF et al, 2011; Saeed BM, 2012; Al-Qahtani AS, 2012.

resultados y complicaciones no se encuentran influenciados por el uso de tubos de silicona durante el procedimiento.

Otro método para evitar el cierre de la boca de la osteotomía por la proliferación de tejido es el uso de agentes antiproliferantes como la mitomicina C. Diversos estudios comparando los resultados con y sin mitomicina C no muestran un aumento significativo de resultados exitosos con su uso (Zileloğlu G et al, 2002; Yildirim C et al, 2007; Prasannaraj T et al, 2012) aunque se considera que su uso es beneficioso[71].

Entre los efectos adversos asociados con su uso se han descrito sangrado nasal anormal, necrosis de la mucosa, infección, úlceras corneales, perforación corneal, calcificación escleral, catarata secundaria, endoftalmitis, hipotonía y maculopatía.

Con la misma finalidad que la mitomicina C se ha utilizado Ologen, un material relativamente nuevo compuesto en un 90% por atelocolágeno porcino y

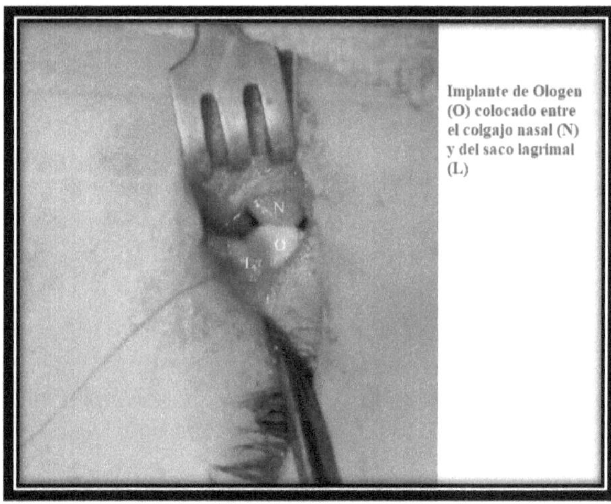

Implante de Ologen (O) colocado entre el colgajo nasal (N) y del saco lagrimal (L)

glucosaminoglucógeno porcino liofilizado con tamaños de poros que varían entre 10 y 300 μm y que proporciona un implante biodegradable que dirige a fibroblastos y mioblastos a formar un tejido conectivo laxo que minimiza la formación cicatrizal. Marey HM et al (2018) encontró con su uso efectos similares a los obtenidos con la mitomicina C.

Massaro et al (1990) fue el primero en utilizar el abordaje asistido por láser (*dacriocistorrinostomía endoscópica asistida por láser*) y posteriormente se utilizaron diversos tipos de láseres con esta finalidad: láser Ho-YAG, láser de potasio-titanil-fosfato

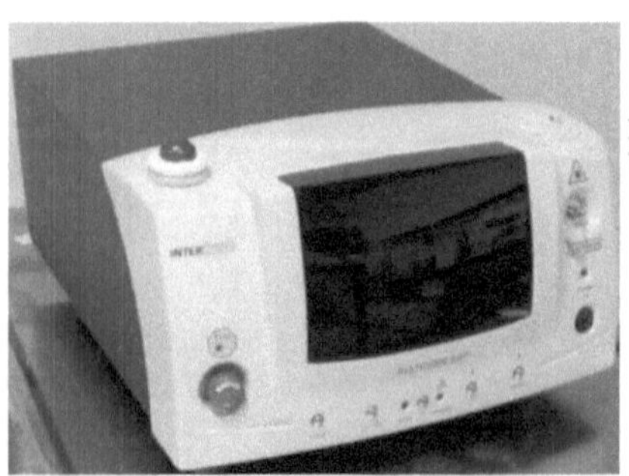

Láser diodo TM-S30-OFT

---

[71] Cokkeser Y et al, 2000; McMaster M et al, 2000; Pittores B et al, 2010; Kedilaya YJ et al, 2018.

(Láser PTP), de neodimium-YAG, de Erbium-YAG y láser de diodo (Nuhoglu F et al, 2012). Eloy et al (2000) fue el primero en informar de los resultados de la dacriocistorrinostomía con láser de diodo y su uso se ha extendido al provocar menos daño tisular y producir una osteotomía suficiente. Sus ventajas son similares a las comentadas en el abordaje endonasal de la dacriocistorrinostomía, es decir, no se produce una cicatriz cutánea externa, posibilidad de una anestesia local, menos sangrado, procedimiento más rápido y mínimas complicaciones intra- y post-operatorias.

En líneas generales el procedimiento quirúrgico es el siguiente: Se aplica povidona yodada al 10% en el sitio quirúrgico como antiséptico; se dilatan los puntos lagrimales superior e inferior con sondas de Bowman. Se inserta un endoscopio nasal rígido con 0º de ángulo y se ajusta el láser, por ejemplo para el láser de diodo de la imagen se suele utilizar una potencia de 10W, pulsos de 400 ms, pausa de 400 ms y modo de contacto. El radio de la sonda de fibra óptica del láser a utilizar es de unos 600 µm. Esta sonda se introduce en el saco lagrimal a través de los canalículos hasta visualizar la luz con el endoscopio nasal justo lateral y superior al cornete medio. Se aplica el láser hasta

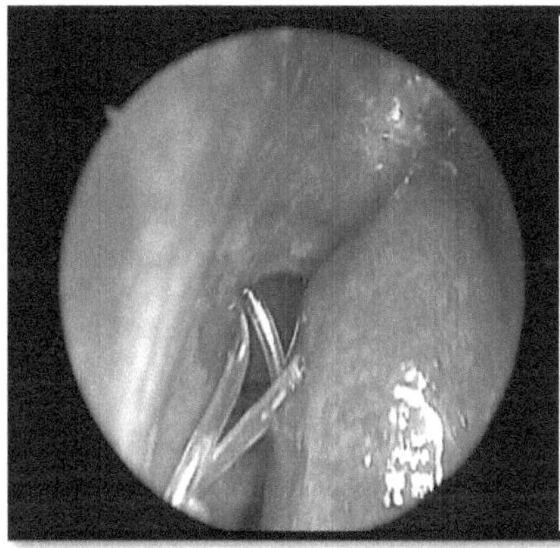

conseguir una osteotomía suficiente (9-11 mm de diámetro). Se coagulan los tejidos y los restos carbonizados se eliminan con el endoscopio. La fístula se limpia o irriga con suero salino y se puede dejar un tubo de silicona que se retirará hacia los 3 meses.

Entre los resultados de estos procedimientos Eloy et al (2000) informó de un 58'6% de éxito, Alañón Fernández et al (2004) de un 90'7% y Doğan M et al (2018) de un 75% a los 5 años. Caversaccio et al (2001), con el láser de erbio, informó de un 75% de éxito.

El *tratamiento médico* se ha recomendado desde los primeros tiempos como alternativa a la cirugía; pero en el global, con un pequeño número de excepciones, los resultados no eran buenos hasta la llegada de las sulfamidas y antibióticos que se pueden administrar tanto local- como sistémicamente; en el primer caso se utilizan en forma de colirios y pomadas. Cuando existe una obstrucción se utilizan para controlar la infección como medida pre-operatoria pero la mejoría sólo es transitoria si las vías no son permeables; en casos muy precoces donde se mantiene la permeabilidad pueden ser efectivos como cura.

Los antiguos métodos de introducir antisépticos como nitrato de plata, preparaciones de plata orgánica, iodo, percloruro de mercurio, etc., no sólo son inútiles sino que pueden ser peligrosos y producir pericistitis o celulitis orbitaria, particularmente si el lavado se realiza a presión.

Tracomatosa

Hemos comentado que una extensión de una infiltración tracomatosa submucosa de la conjuntiva puede afectar a los canalículos, y es entendible que también se pueda afectar el saco lagrimal y al tejido submucoso rico en tejido linfoide. No hay dudas de que los ojos tracomatosos, propensos a infecciones secundarias, con frecuencia se complican con dacriocistitis crónica y epífora crónica (Janssen K et al, 1993), pero de ninguna manera se sigue que estas formaciones foliculares sean indicativas de un verdadero tracoma. Al mismo tiempo, la presencia de cambios histológicos típicos del tracoma en las paredes del saco con la aparición de folículos conteniendo centros germinativos que erosionan el epitelio y muestran una degeneración central, así como la demostración de cuerpos de inclusión en las células del epitelio que delinea el saco, ha llevado a algunos autores a concluir que la enfermedad se puede extender de esta manera[72]. Pudo haber sido relativamente común la existencia de una dacriocistitis tracomatosa secundaria (Girgis, 1954; Gáll J, 1957-61) y, cuando se produce, el cuadro clínico con frecuencia se encuentra dominado por infecciones secundarias por lo que su presentación es inespecífica. La radiología con contraste puede revelar los cambios patológicos.

Con toda seguridad una dacriocistitis tracomatosa primaria es muy rara; en realidad es cuestionable su existencia aunque algunas autoridades sugirieron que se presenta en aquellos casos que sufren de una forma leve indetectable de la enfermedad. No obstante, no es imposible una localización primaria de la infección en el saco y su presencia fue afirmada en algunos informes[73].

La sintomatología no difiere de la de otras dacriocistitis y es necesario el examen patológico para confirmar una etiología específica.

Dacriocistitis tuberculosa

Es difícil determinar la incidencia de dacriocistitis tuberculosa ya que es probable que la ausencia de exámenes patológicos rutinarios deje muchos casos sin diagnosticar. No es una enfermedad común pero solía ser un tipo relativamente frecuente de dacriocistitis en menores de 20 años de edad, particularmente chicas, es decir, en el periodo de edad donde la dacriocistitis es rara. Así, Hertel (1899) y Rollet (1911) encontraron un 8% de material tuberculoso y Acholz (1914) un 6%.

Etiológicamente la dacriocistitis tuberculosa puede ser primaria o secundaria. Se ha negado la existencia de una infección primaria del saco lagrimal pero es posible que ocurra ya que se han informado de casos donde se ha desarrollado la enfermedad en ausencia de cualquier otra lesión tuberculosa demostrable en otros lugares del organismo; se puede asumir que la infección sea aérea o transportada por manos o pañuelos contaminados hacia el saco conjuntival o la nariz desde donde alcanza el canal lagrimal. De manera similar, en ausencia de cualquier lesión en las áreas de alrededor, una persona infectada en otra localización puede transportar exógenamente la infección al saco

---

[72] Raehlmann, 1901; Ischreyt, 1903; Axenfeld, 1907; Piccillo, 1912; MacCallan y Sobhy, 1922; Girgis, 1954; Litricin y Pavlovitch, 1955; Besnainou R y De la Geneste D, 1955; Charamis J, 1957; Postić S, 1957; Seuderi, 1958; Kudoiarov GKh y Korotkova LP, 1973; otros.

[73] Cirinciones, 1890; Kalt, 1894; Kuhnt, 1897; Basso, 1907; Piccillo, 1912; Postić S, 1957; Bahnasawi SA et al, 1976; Verin P et al, 1982; otros.

lagrimal o pueda alcanzarlo hematógenamente. Varios observadores han descrito casos de infección primaria[74].

Son interesantes los trabajos experimentales sobre este asunto. Valude (1889) no pudo producir la infección inyectando bacilos tuberculosos en el saco de conejos y afirmó que la acción bacteriostática de la lágrima impedía su alojamiento. No obstante, Gourfein (1899), repitiendo el experimento, encontró que la introducción de bacilos en el saco lagrimal con y sin la escisión de la glándula lagrimal, terminaba con el desarrollo de una tuberculosis tanto local como general; atribuyó los resultados de Valude a un examen demasiado precoz, y demostró la posibilidad de una infección primaria del saco incluso en presencia de un flujo lagrimal normal.

La tuberculosis secundaria afectando al saco puede tener cuatro puntos de origen –la nariz, la conjuntiva, la piel y los huesos adyacentes. La infección nasal es con mucho el origen más frecuente y la causa habitual una extensión directa de un lupus nasal; en realidad el llanto debido a una dacriocistitis secundaria no era infrecuentemente el síntoma que primero atraía la atención hacia la enfermedad nasal[75]. Caboche (1907) hablaba de una entidad clínica –*tuberculosis naso-lagrimal* en sujetos jóvenes, encontrando 13 ejemplos de afectación lagrimal en 24 casos nasales. En algunos de los primeros casos informados la enfermedad era muy extensa afectando a la nariz, los senos y grandes áreas de la cara. Desde luego se debe recordar que la inflamación lagrimal acompañante de la enfermedad nasal no necesita ser tuberculosa, el lupus puede cicatrizar el ostium lagrimal y a partir de aquí inducir una dacriocistitis simple (Rollet, 1911; Kemler, 1930).

La extensión conjuntival es rara (Lundsgaard, 1929). No obstante, se han informado estos casos (Gayet, 1885; Denig, 1895). Plitt (1905) describió un caso único de tuberculosis del sistema lagrimal –la glándula, la conjuntiva y el saco. También ocurren infecciones cutáneas pero debemos recordar que la afectación de la piel con frecuencia es secundaria a la lesión nasal, mientras que el origen óseo es poco común (Fage, 1910).

Las manifestaciones clínicas de la enfermedad fueron muy bien descritas por Rollet (1899-1911) y por Rollet y Bussy (1920). Los síntomas comunes importantes son los de una inflamación lagrimal crónica asociada con adenopatía pre-auricular y particularmente de los ganglios linfáticos submaxilares.

Se han definido 4 tipos de infecciones primarias no asociadas con lesiones evidentes en otros lugares: a) dacriocistitis tuberculosa fúngica caracterizada por una hinchazón semi-fluctuante, indolente e indolora no acompaña de descargas, que no se puede reducir con la presión y que aún es compatible con la permeabilidad; b) dacriocistitis tuberculosa atrésica donde las vías son impermeables debido a esclerosis sin signos de inflamación activa; c) dacriocistitis tuberculosa supurativa, recordando a una dacriocistitis supurativa simple con una descarga relativamente profusa que puede exprimirse hacia el saco conjuntival o que puede acumularlas para formar un absceso frio; y más raro d) una dacriocistitis tuberculosa fibrosa donde la fibrosis conduce a la formación de un tumor

---

[74] Grobe, 1898; Ollendorf, 1905; Shiba, 1905; Wagenmann, 1906; Wirtz, 1907; Bribak, 1911; Rollet, 1911; Scholz, 1914; Pérterfí, 1924; Del Duca, 1931; Huggert, 1951; Hugonnier et al, 1960; Sigelman y Müller, 1961; Csüllög et al, 1966; Cotton JB et al, 1995; Abrol R et al, 2002; Wong SC et al, 2004; Sagar P et al, 2019; Zhao Y et al, 2019; otros.

[75] Morax, 1898; Paterson y Fraser, 1919; James y Colledge, 1924; Davis, 1929; Anderson, 1947; Bouza E et al, 1997; y muchos otros.

duro de consistencia cartilaginosa, situado verticalmente en la región lagrimal e indentado en dos partes por el ligamento palpebral medial. De todos ellos el primero y el último eran los menos comunes y son bastante distintivos, pero el segundo y el tercero que eran los más comunes, presentan pocas diferencias clínicas con una inflamación crónica ordinaria y, en realidad, sólo se pueden distinguir con certeza de manera microscópica (Baquis, 1932; Csüllög et al, 1966). Estos tipos también son característicos de la tuberculosis secundaria en cuyo caso, desde luego, el cuadro clínico puede encontrarse dominado por otras características. En estos casos la enfermedad del saco puede encontrarse eclipsada por la extensa infección de la piel o por lesiones destructivas que afecten la nariz y senos, y a las áreas de alrededor con deformidades cariadas o mutilantes.

Queda la presencia de una e) pericistitis tuberculosa (la tuberculosis pre-lagrimal de Rollet) en la que la enfermedad ha sobrepasado el saco lagrimal dejándolo relativamente poco afectado y permeable, para formar una masa fluctuante purulenta o caseosa en los tejidos peri-císticos, apuntando en última instancia a un absceso frio (Sigelman y Müller, 1961). En estos casos, que recuerdan a abscesos peri-vesicales o peri-anales, las pistas conducen a un saco lagrimal aparentemente normal a través de cuyas paredes los bacilos han pasado sin dejar rastro (Rowland, 1932). En todos los casos la afectación linfática conduce a asumir las características típicas de los nódulos tuberculosos que son susceptibles de abrirse; lo que puede ser lo primero en aparecer y quedar como el síntoma principal –el desarrollo de un absceso frio submandibular llevando la atención hacia la lesión lagrimal (Rollet y Bussy, 1920).

La evolución clínica de estos casos toma varias formas. La extensión pericística con afectación subcutánea puede resultar en la invasión de la piel (escrofuloderma) y la formación de una fístula descargante o fungosa. Un desarrollo menos común es una extensión interna con la afectación cariada del hueso (Sagar P et al, 2019) y senos subyacentes. La invasión de la conjuntiva es mucho más rara. El cualquier momento y en cualquiera de las formas una infección secundaria puede precipitar un desarrollo agudo que toma las características habituales. En general y en ausencia de esta complicación la evolución es lenta; ocasionalmente el propio proceso tuberculoso puede tener un estallido de actividad (Poulard, 1903); es la regla la formación de una fístula crónica asociada con una propagación local constante, y sólo excepcionalmente se produce la cura espontanea por fibrosis. En el total esta manifestación de la tuberculosis es benigna y el pronóstico en los casos no complicados, con un tratamiento adecuado, es bueno.

La patología es la de la tuberculosis de las mucosas y del tejido submucoso, caracterizada por necrosis del epitelio y la habitual infiltración celular ordenada frecuentemente en los típicos tubérculos que ocasionalmente pueden proyectar hacia la luz del saco[76]. Es remarcable que los canalículos pueden compartir la enfermedad.

El diagnóstico sólo puede realizarse con certeza mediante el hallazgo de los bacilos, por inoculación experimental o mediante la presencia de otra enfermedad típicamente tuberculosa.

El tratamiento habitual es la escisión del saco, de cualquier tejido enfermo que lo rodee y de la fístula si se ha formado. Un paso previo es la administración de fármacos anti-tuberculosos que, si alivian la inflamación, permiten la dacriocistorrinostomía. Los ganglios afectados también pueden requerir su escisión. Hace tiempo se defendió la

---

[76] Grobe, 1898; deSchweinitz, 1898; Hertel, 1899; Shiba, 1905; Ollendorf, 1905; Wittich, 1913; Scholz, 1914; Rollet y Bussy, 1920; Baquis, 1932; Csüllög F et al, 1966; otros.

radioterapia (Meller, 1929) pero el alto nivel de recaídas hizo que se abandonara. En cualquier caso se recomienda un amplio periodo de control después de su aparente recuperación.

Dacriocistitis leprosa

Esta dacriocistitis ha suscitado poco interés pero, como cabe esperar, la afectación lagrimal se puede producir tanto por infección directa del saco en común con otros tejidos o desde la mucosa nasal; y se puede desarrollar atresia debido a la destrucción o deformidad en las estructuras vecinas (King, 1936). Weerekoon (1969) en Ceilán encontró 14 casos de obstrucción lagrimal entre 297 casos de lepra con complicaciones oculares; mientras que Khan T et al (2002) sólo encontró tres casos de dacriocistitis crónica entre 143 pacientes institucionalizados leprosos con complicaciones oculares.

Dacriocistitis sifilítica

Un chancro primario en el propio saco lagrimal es de una rareza extrema (Snell, 1898; de Vicentis, 1900; Stock, 1925). Aparece como hinchazón dura, indolora en la profundidad de la región lagrimal que finalmente puede ulcerarse, asociada con lagrimeo y afectación de los ganglios linfáticos submaxilares. Es posible que la infección sea transportada al saco conjuntival desde donde los organismos alcanzan el saco. Es mucho más común un chancro pre-lagrimal pero que entra en la categoría de los chancros de los párpados.

Las infecciones secundarias también son muy raras; Pais (1921) informó de una dacriocistitis. Más común pero aun siendo raros son los parches mucosos cercanos al canto interno que pueden afectar secundariamente al saco por la obliteración del punto o mediante la distorsión de los márgenes palpebrales.

Las afectaciones lagrimales en la sífilis terciaria son mucho más comunes. La forma típica de gomas originadas en el saco se ha descrito en diversas ocasiones[77], mientras que también se han descrito gomas en la región del saco (Luedde, 1912; Komura, 1928; Vasek, 1933; otros). El cuadro típico de una goma del saco es la de un tumor fluctuante blando en la región lagrimal asociado con lagrimeo e impermeabilidad de la vía lagrimal, que crece rápidamente para abrirse como una fístula o como una gran úlcera fungosa ocupando el total del ángulo interno. Al mismo tiempo tiende a enterrarse profundamente, destruyendo el hueso y convirtiendo la parte interna de la órbita y la nariz en una gran cavidad sucia en la que el saco lagrimal hace tiempo que desapareció. A veces la inflamación toma una forma aguda, simulando la forma habitual de inflamación que al escindir muestra sangre y un escaso fluido viscoso amarillento en lugar de pus. Sin embargo, la afectación más común del saco lagrimal en la sífilis terciaria es su infección secundaria hacia una osteoperiostitis sifilítica de los huesos vecinos a veces asociada con exostosis (Elschnig, 1928; otros).

En la sífilis hereditaria la característica habitual es una dacriocistitis consecutiva a estenosis (Antonelli, 1909; Igersheimer, 1914; Raffin, 1921; otros). La enfermedad que afecta a alrededor del 2% de las sífilis congénitas y probablemente cuente para la mitad de los casos de dacriocistitis en niños de 2 a 14 años de edad, aparece como regla en la infancia, es bilateral y se asocia con una coriza sifilítica, un ocena atrófico y es característico de estos niños deformidades óseas tipificadas en una nariz en forma de silla

---

[77] Galezowski, 1876, Panas, 1902; Igersheimer, 1918; Derby y Cheney, 1924; Rollet y Colrat, 1925; Cheifetz, 1928; Augstein, 1928; Desvignes, 1938; Wetzel, 1945; Havel, 1948; otros.

de montar. La inflamación habitualmente no es sifilítica sino el resultado secundario de la misma.

El tratamiento de todas estas lesiones es el de la sífilis que suele ser muy efectivo tomadas a tiempo. En el caso de una dacriocistitis siguiendo a una atresia cicatrizal, el tratamiento es el mismo que en los casos inespecíficos una vez que se ha controlado la enfermedad general.

Difteria

La difteria nasal se puede extender hacia la vía lagrimal para provocar una dacriocistitis diftérica; también se ha descrito en un caso de conjuntivitis diftérica (Feilchenfeld, 1902). La enfermedad fue informada por Caspar (1902) tomando la forma de una gangrena aguda recordando a un noma. Desde la aparición de los antibióticos su uso combinado con antitoxina controla la enfermedad.

Muermo

Goufein (1898) describió un caso de dacriocistitis con esta etiología; la lesión se abrió formando una fístula granulosa y se desarrolló una úlcera conjuntival.

Espiroqueta de Vincent

Las dacriocistitis por esta causa se conocen desde hace tiempo, tanto como lesión primaria (Wakisaka, 1909; Löhlein, 1921; Cange, 1924) o asociada con estomatitis y balanitis (Bowman, 1917).

Rinoescleroma

Gallenga (1899) describió la infección del saco lagrimal por un rinoescleroma que posteriormente también informaron Darbari BS y Saxena SP (1961) y Badrawy R (1962-65); la dacriocistitis que es de tipo crónico, puede estar causada por una obstrucción o una invasión directa del saco por el micro-organismo, que puede resultar en la formación de un tumor. Es más habitual la afectación de la vía lagrimal por una extensión desde la nariz (Ewetzky, 1898).

Actinomicosis

La actinomicosis del saco sin una infección previa de los canalículos es una entidad muy rara[78]. Su aspecto es el de una dacriocistitis supurativa que progresa hacia la formación de una fístula de donde se recuperan los característicos gránulos amarillentos de micro-organismos del pus.

El tratamiento requiere de una escisión amplia de todo el tejido enfermo seguido de antibioterapia de amplio espectro.

Dacriocistitis vírica

Son muy raras. Bill (1959) describió una dacriocistitis siguiendo a la extensión de una conjuntivitis viral por vaccinia que produjo una estenosis.

---

[78] Mitvalsky, 1898; Tjumänzew, 1910; Fava, 1917-22; Veys y Starastina, 1937.

La mononucleosis infecciosa se ha asociado con dacriocistitis agudas que se suelen aclarar en unas pocas semanas, pudiendo ser incluso la expresión inicial de la enfermedad[79].

Sanyal y Maitra (1942) informaron de una dacriocistitis en un tipo de queratoconjuntivitis con adenopatía en la India.

Dacriocistitis micótica

Las infecciones micóticas representan alrededor del 1′2% del total de las dacriocistitis (Coden DJ, 1993).

La esporotricosis del saco lagrimal es una rareza pero ha sido informada por Morax (1911), Fava (1913), Gifford (1922), Fazakas (1936) y Gómez Leal (1956). La infección se caracteriza por lagrimeo, una dacriocistitis purulenta y la afectación de los ganglios pre-auricular y submandibular; se puede asociar con la infección de los senos etmoidales. Se desarrolla un absceso pre-lagrimal que se abre para formar una fístula indolente o una úlcera. Se pueden desarrollar nódulos subcutáneos en la mejilla cercana al ángulo de la boca que se pueden abrir para formar fístulas de descargas. Se diagnostica reconociendo al hongo y es muy efectivo el tratamiento con iodina y anfotericina B.

La rinosporidiosis del saco lagrimal fue descrita en comunidades agrícolas de la India por parte de Kirkpatrick (1916), Wright (1922-38), Rambo (1949), Parandare y Deoras (1953) y Kuriakose ET (1963), y en Ceilán por Karunaratne (1936). Estudios más recientes son

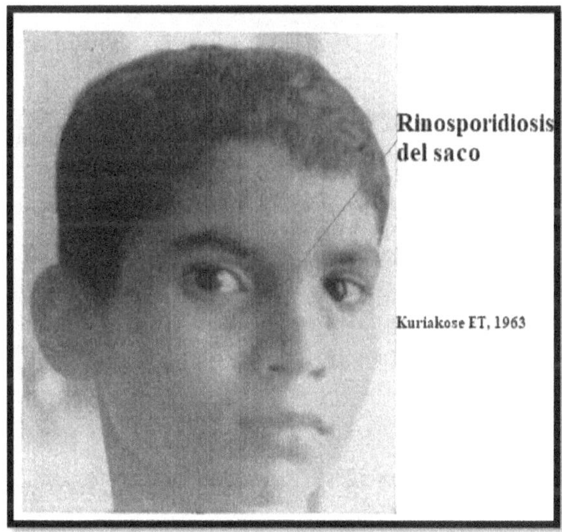

los de Mithal C et al (2012), Nuruddin M et al (2014), Rajesh Raju G y Sandeep S (2018) y Bothra N et al (2019). El saco puede encontrarse distendido por un pus cremoso que causa poco dolor y se puede exprimir hacia la nariz. Al escindir las paredes del saco se encuentra que están delineadas por granulaciones polipoideas que encierran a los típicos quistes que contienen los hongos y que pueden llenar toda la luz. La enfermedad puede extenderse para formar una pericistitis ósea y de los tejidos blandos, y se puede asociar con pólipos similares en la nariz.

---

[79] Bessière E et al, 1962; Kouba K et al, 1970; Atkinson PL et al, 1990; Steele RJ y Meyer DR, 1993; Delbet C et al, 2010; Ghauri AJ et al, 2011; otros.

En series más recientes se encuentra que la afectación del saco es la segunda en frecuencia después de la conjuntival (Kuriakase ET, 1963; Shrestha SP et al, 1998; Chowdhury RK et al, 2007). El rango de presentación varía entre los 8 y 40 años de edad (Nuruddin M et al, 2014; Rajesh Raju G y Sandeep S, 2018). En la gran mayoría de los casos se ha encontrado el antecedente de baños en aguas estancadas (Nuruddin M et al, 2014; Rajesh Raju G y Sandeep S, 2018) y la presentación más común fue la de una hinchazón pastosa en la región lagrimal. El tratamiento clásico mediante la escisión del saco, raspado de la cavidad y su irrigación con solución de quinina o cauterización suele dar buenos resultados, aunque se pueden utilizar otras técnicas como la dacriocistorrinostomía externa simple (Bothra N et al, 2019), modificada (Nuruddin M et al, 2014) o mediante escisión endoscópica transnasal (Rajesh Raju G y Sandeep S, 2018).

Buogo A y Renna V (1963) informaron de una infección del saco lagrimal por criptococo neoformans.

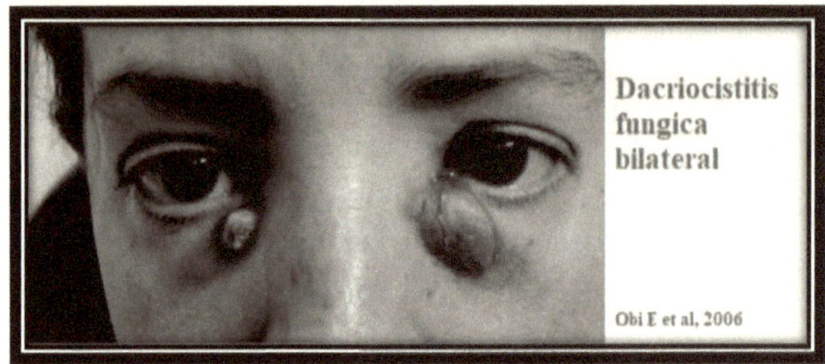

Fine M y Waring WS (1947) y Wolter et al (1956) informaron de la obstr5ucción del conducto lagrimal causado por Candida albicans que curó después del lavado de la costra que contenía estos hongos. Brownli (1920), Wolter JR y Deitz MR (1963), Bozac E et al (1986), Purgason PA et al (1992) informaron de dacriocistitis por Candida albicans; Buesseler JA y Godwing ID por Candida parakrusei, y Pastor Pascual F et al (2007) por Candida lusitaniae. Casos bilateral han sido informado por Codère F y Anderson RL (1982) por cándida albicans y celulitis facial después de un trauma, y por Obi E et al (2006) por Candida dublinensis en un paciente neutropénico. Janokta H (1970) informó de un absceso del saco lagrimal. El general, el tratamiento habitual es mediante la administración de nistatina o anfotericina B y una vez controlada la infección, si es necesario, se recurre a dacriocistorrinostomías.

Wright (1927-30) y Rosenvold (1942) informaron de dacriocistitis granulomatosa secundarias a infección de la órbita o de la región nasal por aspergilos.

Focosi (1932) informó de una dacriocistitis purulenta debida a cefalosporum. Bergaust B y Eng J (1965) informaron de una dacriocistitis crónica debida a trichofitum rubrum.

Dacriocistitis parasitarias

Las enfermedades parasitarias del saco lagrimal son raras y poco importantes, aunque la mayoría de los parásitos que pueden infestar los párpados pueden alcanzar la región lagrimal. Se ha informado de varios casos donde un gusano redondo (áscaris lumbricoides) viajó desde la nariz a través de la vía lagrimal hasta el saco conjuntival saliendo por los puntos lagrimales (Laignier-Terrasse, 1932; Kaplan et al, 1956; Leite Filho y Cremanesi, 1972). Lavagna (1914) informó de una dacriocistitis crónica con regurgitación mucosa debida a infestación por dístoma felineum, cuya larva se supuso que llegó a través de la nariz o de la conjuntiva.

También se ha informado de miasis del saco lagrimal. Von Herreschwand (1922) y Courtis (1927) describieron casos de dacriocistitis crónicas debidas a larvas de moscas, la primera era de un tipo mucoso y la segunda purulenta, terminando en fístula. Desde luego en miasis extensas nasales y orbitarias la región lagrimal puede afectarse.

Sarcoidosis

La sarcoidosis del saco lagrimal es muy rara donde un granuloma puede obstruir la vía y producir una dacriocistitis aguda[80].

---

[80] Lund, 1938; Neault RW y Riley FC, 1970; Fisher OE et al, 1971; Coleman SL et al, 1972; Ishikawa E et al, 2019.

Los quistes de los canalículos son extremadamente raros; es probable que tengan una base congénita, derivados de un divertículo (Torres Estrada, 1931; Vittadini, 1935; Sokolowski T, 1962). Se vuelven evidentes clínicamente al proyectar sobre el margen palpebral como tumores quísticos (Wilson, 1936) y el síntoma más frecuente es la epífora; se pueden infectar y su contenido volverse purulento (Fernández, 1913; Bowers BT y Simmons JR, 1970).

Yonekawa Y et al (2013) y Ali MJ et al (2015) informaron de quistes queratinizados que se presentaron como abultamientos en la región del punto lagrimal. El examen microscópico reveló un quiste lleno de queratina con formas de agujas. La pared epitelial estaba compuesta por un epitelio escamoso queratinizado multilaminar. No había inflamación asociada ni presencia de cuerpos extraños.

Nath K et al (1964) informó de un caso con múltiples quistes canaliculares.

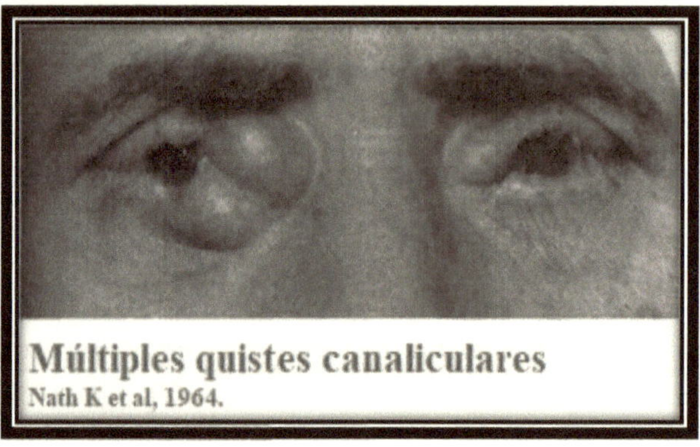

Los *quistes y divertículos del saco lagrimal* también son raros y pueden tener un origen congénito, inflamatorio o traumático.

Patológicamente se pueden describir como estructuras quísticas en asociación con el saco; sus paredes, mucosa y submucosa se corresponden con las del propio saco (divertículo quístico o biloculación del saco, Tartuferi, 1902). La conexión entre ellos puede ser pequeña o valvular con lo que la comunicación es difícil o imposible, o limitada a una sola dirección (Michaïl, 1932; Spinelli, 1937), o bien las dos estructuras pueden encontrarse separadas (un quiste verdadero) (Mandelstamm, 1889; Lurie, 1910; Kubik, 1920); el origen de este último tipo probablemente sea congénito. El divertículo puede mostrar una metaplasia escamosa del epitelio y un grado leve de inflamación (Bacin F y Kantelip B, 1981). El quiste puede contener un fluido mucoso pero si se encuentra en comunicación con el saco, particularmente si es de origen inflamatorio, su contenido puede ser purulento. En tales divertículos Melonová (1969) informó de la presencia de un dacriolito; posteriormente se informaron de casos similares (Bacin F y Kantelip B, 1981; Epley KD y Karesh JW, 1999). En el caso de Bacin F y Kantelip B (1981) el dacriolito se encontraba formado por capas de detritus celulares acompañado de una inflamación leucocitaria; además existía una infección micótica.

Los informes en la literatura son escasos. Entre las primeras referencias podemos citar a Janin (1772), Demours (1818) y Desmarres (1854); Michaïl (1932) revisó la literatura y sólo encontró 11 casos previos a los que añadió tres casos propios, mientras que los informes posteriores de tumores quísticos pre-lagrimales son más numerosos[81].

Clínicamente el quiste aparece como una tumoración tensa fluctuante, fijada a los tejidos profundos pero no a la piel que, como regla, aumenta muy lentamente a lo largo de los años. Se sitúa en la región del saco, a veces en el área pre-lagrimal pero con frecuencia se extiende a lo largo del párpado inferior y el margen orbitario inferior; es rara la presentación en la pared orbitaria interna sobre el ligamento palpebral medial (Gérard, 1919). Si el divertículo conecta directamente con el saco, al presionarlo se vacía su contenido a través de la nariz o del punto lagrimal; y la permeabilidad de la vía lagrimal a pesar del efluvio es una indicación clínica de su presencia. A veces puede quedar aire atrapado en un divertículo quístico cuyo resultado es la formación de un pneumatocele que se agranda al sonarse la nariz (Levitt JM y Kravitz D, 1959; Rochels R et al, 1989). Sin embargo, en el caso de un quiste aislado no es posible reducir la hinchazón mediante la presión a pesar de lo cual se puede demostrar la permeabilidad de la vía lagrimal aún con la presencia constante de la tumoración. En ambos casos el lagrimeo es un síntoma frecuente debido bien a la existencia de una dacriocistitis crónica asociada o bien a la presión del quiste sobre el saco.

Como regla la evolución es muy lenta (26 años para alcanzar el tamaño de una pequeña nuez, Spinelli, 1937), pero en cualquier momento puede sobrevenir una inflamación aguda (diverticulitis lagrimal aguda) que de manera muy rara puede conducir a una pericistitis y la formación de una fístula (Law FW, 1943; Milder B, 1955). Se ha asociado con rinosporidiosis (Krishnan MM et al, 1986; Varshney S et al, 2007). Akcay EK et al

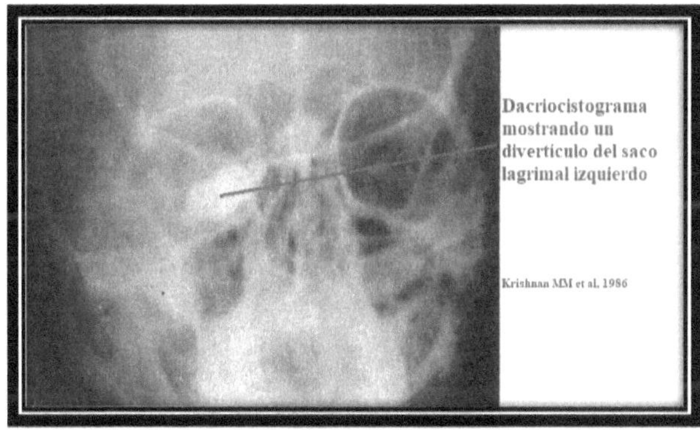

(2009) lo consideró la causa de celulitis orbitaria recurrente.

Esta anormalidad puede demostrarse directamente por dacriocistografía sólo en algunos casos; en los casos restantes, el diagnóstico preoperatorio puede ser arduo. La CT-dacriocistografía puede revelar una masa aparentemente sólida que causa obstrucción lagrimal inferior, y la ecografía un espacio quístico. La resonancia magnética ponderada en T1 puede mostrar el carácter quístico. La tomografía computarizada a menudo no puede discriminar tumores de quistes lagrimales ya que ambos muestran una densidad

---

[81] Mandelstamm, 1889; Tartuferi, 1902; Terson, 1903; Orlandini, 1907; Lurie, 1910; Gérard, 1919; Kubik, 1920; Margotta, 1923; Canitano, 1923; Tallei, 1925; Frieberg, 1927; Márquez, 1927; Magnasco, 1929; Michïl, 1932; Spinelli, 1937; Law FW, 1943; Ormrod JN, 1958; Levitt JM y Kravitz D, 1959; Korchmaros I, 1962; Markomichelakis, 1964; Zonis S y Gdal-on M, 1972; Krishnan MM et al, 1986; Popa DP et al, 1989; Bullock JD y Goldberg SH, 1989; Rochels R et al, 1989; Sinnreich Z, 1998, 12 casos; Epley KD y Karesh JW, 1999; Varshney S et al, 2007; Akcay EK et al, 2009; Kim JH et al, 2012; Zhang C et al, 2014; Ali MJ y Naik MN, 2017; otros.

parenquimatosa. La resonancia magnética puede diferenciar los espacios quísticos lagrimales de los tumores sólidos por la intensidad de T1 y por la demostración de sus paredes, pero no es específica para los divertículos. Solo la dacriocistografía y la ecografía

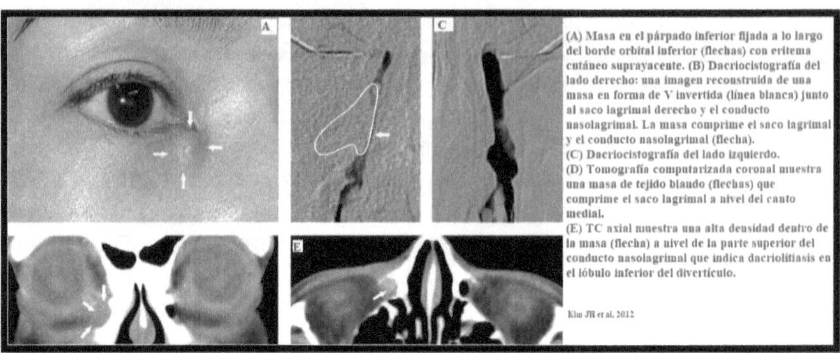

B-scan pueden revelar la estrecha comunicación entre el saco y el divertículo (Polito E et al, 1995). Aparte de lo anterior, el diagnóstico viene sugerido por la facilidad en la perfusión de la vía lagrimal a pesar de la presencia de una inflamación aguda o crónica.

El tratamiento se realiza eliminando quirúrgicamente el quiste o el divertículo; si el quiste se encuentra separado del saco lagrimal se puede dejar este último, mientras que si se encuentran conectados el método de elección sería la escisión del divertículo combinado con una dacriocistorrinostomía o, si no es posible, la escisión de ambos.

La estenosis de la vía lagrimal se produce preferentemente en 4 lugares: a) en el punto lagrimal, b) en el canalículo común en su punto de unión con el saco, c) en el saco y conducto, particularmente en la unión de los dos, y d) en el ostium inferior.

La etiología de la obstrucción ya se ha discutido así como los métodos de diagnóstico; el único síntoma de una obstrucción o bloqueo simple (es decir, bloqueo sin evidencias inflamatorias) es el lagrimeo, una cuestión que ya se ha comentado. A continuación se realiza un breve resumen de todo lo anterior.

- *Estenosis del punto.*

Puede presentarse como una anomalía congénita y en la displasia ectodérmica anhidrótica (Beckerman BL, 1973); también puede ser el resultado de sucesos inflamatorios o traumáticos afectando a la conjuntiva o a la piel del margen palpebral, que hayan tenido la suficiente severidad para causar cicatrización. Se ha observado que sigue a la administración de mióticos fuertes o de idoxuridina como un fenómeno temporal durante algunos meses (Patterson A et al, 1963). El diagnóstico es evidente y se puede verificar la permeabilidad del resto de la vía inyectando fluido en el saco lagrimal desde el ángulo interno del saco conjuntival desde donde debe pasar a la nariz; también se puede verificar endoscópicamente a través de la nariz que es un procedimiento menos traumático.

El tratamiento de los grados menores de estenosis puede ser exitoso realizando dilataciones repetidas con el dilatador de Nettleship. De manera alternativa, si el sondaje

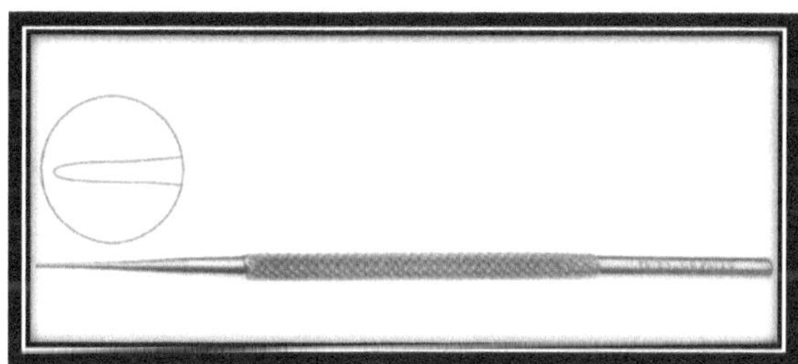

es insuficiente y se puede encontrar el orificio, se puede agrandar mediante una *canaliculectomía* abriéndolo una corta distancia limitada a la parte vertical del canalículo con las técnicas de "1-corte" o "3-cortes", o bien con trefina. Como alternativa Tóth (1948) insertaba una cánula bridada permanente de material plástico.

Si no se puede entrar en el punto porque está completamente cerrado o, quizás no se puede encontrar, se puede reconstruir desde arriba o abajo, o bien se puede modelar uno nuevo. En el primer caso se puede evidenciar su sitio como una ligera elevación grisácea habitualmente en la terminación nasal de la cilia a 6´5 mm., lateral al canto medial. En este caso se puede insertar una aguja verticalmente a este punto y luego pasarla horizontalmente hacia el canalículo; si este procedimiento se ha realizado con éxito se continua con un dilatador; la abertura se puede ampliar con un procedimiento de uno o tres cortes (Putterman AM, 1973). En el segundo caso, donde no se puede encontrar el punto, Sattler (1931) propuso abrir el saco y pasar una sonda fina hacia arriba por el canalículo que se abre en el lado conjuntival del margen palpebral; la abertura se mantiene abierta introduciendo un hilo de cerca, una crin de caballo o mejor un tubito de plástico durante unas tres semanas hasta que se produzca la epitelización; se continua con dilataciones repetidas. LaPiana (1972) identificaba el canalículo inyectando azul de metileno percutáneamente en el saco lagrimal mientras presionaba.

Finalmente se puede construir una nueva vía por varios procedimientos de *conjuntivo-dacriocistotomías* donde se crea una comunicación directa entre la conjuntiva y el saco lagrimal, o bien mediante una *conjuntivo-rinostomía* donde se cortocircuita toda la vía lagrimal.

- La **estenosis de los canalículos** es relativamente común, particularmente en su terminación medial. Muchos casos son secundarios a dacriocistitis, aunque la etiología de una cantidad considerable de casos es oscura (Dagleish R, 1967). Las causas conocidas son:

- Una anomalía congénita.

- Inflamaciones, tanto por una hinchazón congestiva de la mucosa o como secuela cicatrizal de una caniculitis. Se ha observado en ciertas infecciones víricas.

- Traumática, incluyendo los efectos de sondajes o de la terapia por irradiación de enfermedades neoplásicas.

- Concreciones lagrimales o cuerpos extraños.

- Pólipos.

- Cicatrización pericanalicular debido a lesiones inflamatorias profundas en el párpado o conjuntiva.

- Después de uso prolongado de mióticos (Shaffer RN y Ridway WL, 1951).

En todos los casos el diagnóstico se realiza mediante la demostración de la impermeabilidad y la verificación de que el saco y el conducto naso-lagrimal son permeables.

El tratamiento con medidas conservadoras se encuentra indicado si la etiología sugiere que la membrana mucosa permanece intacta. En las inflamaciones agudas puede tener cierta utilidad el lavado de la vía con efedrina seguido, si se considera necesario, de un sondaje a este nivel; lo último puede ser exitoso cuando la atresia se debe a una inflamación pericanalicular a menos que la cicatrización sea tan extensa como para producir una deformación considerable (Fazakas S, 1950). No obstante, si se ha formado una estenosis en un punto medial del canalículo, la alternativa se sitúa en un intento de aliviarla localmente o en construir un nuevo canalículo.

Se propuso escindir el canalículo, pero la discapacidad funcional producida es tan grande como su atresia; de manera similar, la *estricturotomía* practicada a finales del siglo XIX por Weber (1863-65) y defendida por Peters (1910) y Poulard (1920) rara vez eran exitosas: utilizando un fino cuchillete con una punta en sonda se escindía la estructura en varias direcciones y, a continuación, se pasa una sonda. Morgenstern (1947-48) pasaba una aguja a través de la estructura y dejaba una crin de caballo durante varias semanas hasta que se completaba la re-epitelización; mientras que Heinz (1948) practicaba la reconstrucción del canalículo alrededor de una crin de caballo. Posteriormente se utilizaron otros materiales como seda, nylon, tubos de polietileno o fibras de poliéster tratado con silicona (White JH, 1973).

Si la obstrucción es estrecha, con frecuencia es satisfactorio el método empleado por Jones RB y Corrigan (1969): después de una dacriocistorrinostomía, se reseca la estructura y los extremos del canalículo se anastomosan sobre un tubo de politene pasado a través de los canalículos y la rinostomía abierta en la nariz. Para una estructura mayor Stallard (1965), después de una escisión libre, reconstruía el canalículo mediante un colgajo rectangular de conjuntiva enrollado alrededor de una trenza de nylon insertada a través de las terminaciones cortadas del canalículo con su epitelio hacia dentro; pero con frecuencia este procedimiento fallaba. Resultados igualmente impredecibles se seguía con el trasplante del canalículo superior con su punto en el párpado inferior (Stallard, 1965).

Si la obstrucción se encuentra en la parte medial del canalículo o en el canalículo común dejando al menos 8 mm intactos, los mejores resultados se obtienen con una canalículo-dacriocistorrinostomía donde, después de escindir la estructura, los bordes cortados de los canalículos se suturan a la pared lateral del saco; a continuación se pasa un tubito fino de un material plástico a través del punto y canalículos al saco y nariz, dejándolo colocado durante un periodo de 12 meses (Jones RB, 1960; Jones RB y Corrigan, 1969).

Si la obstrucción se encuentra en la mitad lateral de los canalículos o ambos se encuentran obstruidos se deben construir nuevos canales desde el fornix conjuntival. Existen dos posibilidades: una conjuntivo-dacriocistotomía donde la conexión se realiza entre el saco conjuntival y el saco lagrimal mediante un tubo de mucosa bucal (Bangerter, 1947; Rycroft, 1949) o entre la mucosa conjuntival que se sutura directamente al saco lagrimal. Habitualmente ninguno de ellos eran procedimientos satisfactorios incluso aunque se mantuviese abierta la comunicación con tubos.

La segunda posibilidad es realizar una conjuntivo-dacriocistorrinostomía o, en ausencia del saco, de una conjuntivo-rinostomía mantenidas abiertas con tubitos de diferentes materiales[82]. Después de unas pocas semanas el tubo se puede sustituir por otro más pequeño y menos agresivo. Para mantener el tubo en posición se han utilizado varios procedimientos como el de Jones LT (1965-69) quien utilizaba una especie de collar o el de Sabadieanu et al (1972) en forma de un gancho metálico descansando en el margen del párpado. Si no existe un saco sano los colgajos de mucosa nasal se pueden suturar a la fascia lagrimal en lugar de al saco. Se puede ayudar a mantener la permeabilidad de los nuevos canales con una especie de un delgado envoltorio de mucosa conjuntival, cara epitelial interna, rodeando al tubo de goma (Guy, 1943) o de politene (Jones LT, 1965). Henderson PN (1971) propuso un método simplificado donde se pasa una guía metálica desde el ángulo del canto medial dirigido hacia abajo y ligeramente hacia atrás para salir por la cavidad nasal; con el mismo recorrido se utiliza una trefina para ampliarlo y a continuación se coloca un tubito. Cuando los canalículos se encuentran completamente obliterados, Jones BR y Corrigan (1969) y Kurz (1972) lo sustituían por un injerto venoso situado a conjuntiva y al saco, pero los resultados a largo plazo no eran buenos.

La historia de estas operaciones data de principios del siglo XX. La conjuntivo-dacriocistorrinostomía fue diseñada por von Hoffman (1904) y fue seguida por Zarzycki (1937), Stallard (1940) y Bangerter (1947), mientras que se mantenía la permeabilidad con el paso desde el saco conjuntival a la nariz de tubitos de cristal (Meller, 1929), metálicos (Gerke, 1937) o politene (Henderson JW, 1950; Callahan A, 1950). El español Arruga (1935) propuso la canalículo-rinostomía. Goar (1931) practicaba una conjuntivo-cistotomía con un pronóstico incierto, quien insertaba un estilete en el conducto lagrimal que mantenía 10 semanas seguido de sondajes repetidos; Morgan (1950) recomendaba un procedimiento parecido.

c) La ***estenosis del saco lagrimal y el conducto*** que puede ser catarral, fibroso u óseo se produce habitualmente en el punto de unión de los dos y, con menos frecuencia, en el ostium inferior; pero la constricción puede ser más amplia y afectar a todo el conducto con múltiples estructuras o toda la vía puede sufrir atresia. No obstante, es raro encontrar

---

[82] Jones LT, 1954-65; Huggert Y Sundmark, 1965; Reinecke y Carroll, 1969; Carroll y Beyer, 1973; otros.

una estructura en mitad del conducto sin afectación de uno u otro de los puntos habituales de obstrucción. Etiológicamente la estenosis puede ser:

- Congénita, en cuyo caso habitualmente el ostium inferior se encuentra afectado.

- Traumática.

- Post-inflamatoria, la dacriocistitis es la causa más común donde el sitio de unión del saco y el conducto es el lugar más frecuente de la estenosis.

- Tumores del saco lagrimal.

- Inflamación pericística.

- Cuerpos extraños.

- Presión pericística por tumores, etc.

- Estenosis ósea del canal lagrimal como sucede en la enfermedad de Paget o en la leontiasis ósea (Werb A, 1971; otros).

- Estenosis debida a una fibrosis secundaria a cirugía nasal.

- Oclusión del conducto debido a la acumulación de productos de descomposición de la adrenalina después de su administración tópica prolongada como informó Spaeth (1967) y posteriormente Barishak et al (1969).

El tratamiento de estas estenosis consiste en primer lugar en realizar un sondaje juicioso y moderado con el método de Bowman (1858) utilizando sondas progresivamente más gruesas pero debe tenerse en cuenta que en casos de atresia establecida el porcentaje de éxitos permanentes que debe esperarse de este procedimiento es pequeño. Rara vez se debe intentar si el examen radiológico muestra un bloqueo completo. Un sondaje forzado siempre es inútil debido a la subsiguiente cicatrización después del inevitable trauma y con frecuencia es peligroso ante la posibilidad de realizar una falsa vía y extender la infección, y si un aparentemente exitoso sondaje no hace desaparecer la epífora después de tres o cuatro manipulaciones es una pérdida de tiempo el seguir insistiendo. Los sondajes realizados en el momento y en los casos adecuados son valiosos ya que o alcanzan un éxito rápido o no lo alcanzan. Un sondaje no se debe seguir de inyecciones para evitar extravasaciones sanguíneas a través de la cual una abrasión extienda una infección. No obstante, es justo al intentar abrir una estenosis que se logre una buena anestesia.

Fallando el sondaje, la mejor alternativa es una dacriocistorrinostomía que, como hemos visto, generalmente es una cirugía exitosa siempre que el nuevo canal sea suficientemente amplio. Si el ostium nasal no es lo suficientemente amplio, lo que se puede comprobar radiológicamente utilizando una película dental aplicada al canto interno, se encuentra indicada una segunda cirugía, aumentando el ostium al menos 15 mm (Burch, 1964). Si a pesar de lo anterior no se consigue restaurar la función, se debe explorar la eficacia de los canalículos o la posibilidad del desarrollo de granulomas que ocluyan la abertura nasal; lo anterior se puede explorar por endoscopía nasal y utilizar esta vía para destruirlo.

En ocasiones las lágrimas lavan cuerpos extraños del saco conjuntival que pasan a los canalículos donde se retienen causando síntomas irritativos o inflamatorios. El más común es una pestaña y no es infrecuente que sobresalga tanto por el punto lagrimal superior como por el inferior pudiendo irritar la córnea o la conjuntiva donde causarán abrasiones u opacidades con una fotofobia y lagrimeo considerable, particularmente cuando es el punto lagrimal superior el afectado.

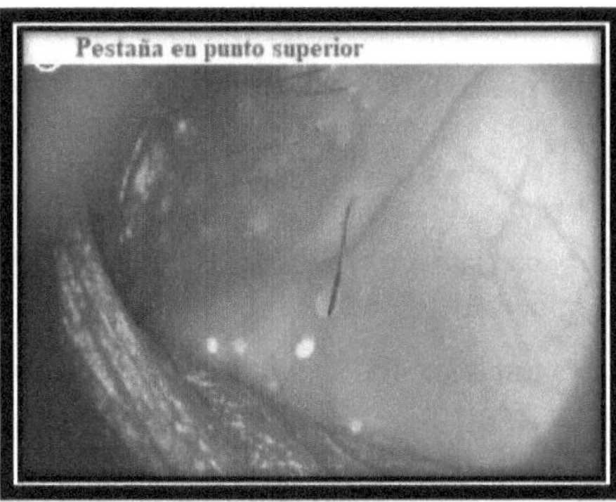

Se ha informado de otros tipos de cuerpos extraños –pelo (Glass, 1880), la cerda de un cepillo (Lachmann, 1926), granos (Praun, 1899) y otros detritos vegetales (Rosenstein, 1925)- incluso un gusano redondo (Haffner, 1880).

Como regla, aparte de los síntomas oculares si el cuerpo extraño es irritante, el punto se puede dilatar y el canalículo sufrir una inflamación supurativa que puede terminar en una dacriocanaliculitis purulenta enquistada. También puede formarse tejido granulomatoso si la inflamación es menos aguda que puede volverse polipoide.

El tratamiento consiste en la eliminación del cuerpo extraño, abriendo y curetando el canalículo si fuera necesario; habitualmente la recuperación es rápida.

Ocasionalmente el cuerpo extraño puede extrudirse espontáneamente; así Costenbader (1945) rompió la punta de una sonda en el canalículo pero a los 12 días la radiología demostró que había desaparecido.

Más raro es que el cuerpo extraño alcance el saco lagrimal o el canal naso-lagrimal, donde puede configurar cambios inflamatorios, así Garfin (1942) informó de un caso donde se expulsó por el conducto naso-lagrimal un molde como de yeso que contenía un pelo en su interior, mientras que una uña permaneció en el interior del saco lagrimal unos 10 años cuando se descubrió accidentalmente –un tributo a la tolerancia de los tejidos (Neuschuler, 1934). También han quedado retenidos piezas de instrumentos quirúrgicos (cánulas, sondas, etc.) generalmente produciendo una escasa reacción (Halle, 1917; 17 años, Rodin, 1928), pero otras veces causan una inflamación crónica incluso con la formación de una fístula (Hasty, 1931, 25 años) y frecuentemente excitando la formación de un granuloma habitualmente de tipo polipoide que puede progresar hasta llenar el saco (Stallard, 1940, en un caso de un pistilo mantenido 33 años). Más habitual es que un cuerpo extraño en la vía lagrimal inferior haya entrado por la nariz y, calcificándose, permanezca como un rinolito cerca del ostium.

Esta posibilidad se ejemplifica en el caso informado por Malgat (1890) donde un tallito de lechuga en la nariz se introdujo en el conducto naso-lagrimal después de estornudos repetidos donde formó un absceso. Sanguinetti (1933) describió una concreción en el saco lagrimal que demostró ser una semilla rodeada por una cubierta cálcica, y Lewis (1938) describió una gran concreción caseosa de 5 mm., de longitud, consistente en células degeneradas y detritos amorfos en el que no se encontró ni hongos ni micro-organismos.

Estos cuerpos extraños se eliminan tanto por incisión de la pared anterior del saco lagrimal como por vía endonasal

Dacriolitos

Se han comentado anteriormente, como resumen podemos decir que El mecanismo de formación de los dacriolitos no se entiende bien. El agente iniciador puede ser restos epiteliales de las células del conducto glandular (Duke - Elder 1974) o la condensación de albúmina del líquido lagrimal (Baker y Bartley 1990). Además se ha encontrado crecimiento bacteriano alrededor de los cálculos de las glándulas lagrimales. Baker y Bartley (1990) observaron Haemophilus influenzae y Mawn et al (1997) descubrieron Pseudomonas aeruginosae. En los pacientes de Halborg J et al (2009), se encontraron cantidades variables de bacterias gram-positivas alrededor de los cálculos que consideraron esenciales para la formación de los cálculos.

Las infecciones fúngicas se asocian con frecuencia con el desarrollo de dacriolitos, aunque no de manera constante, pero es difícil establecer cuál es el suceso primario si la formación del dacriolitos o la infección fúngica.

Los primeros escritores ya informaron de su presencia siendo referidos como *piedras lagrimales* por Césoin en 1670, y Pagenstecher (1872) describió uno de 6 x 3 mm.

Parte segunda

El motivo de estudiarlos juntos se debe al hecho de que clínicamente tanto los tumores como los pseudo-tumores son con frecuencia indistinguibles.

Es característico el cuadro clínico general de una hinchazón o tumoración de la glándula.

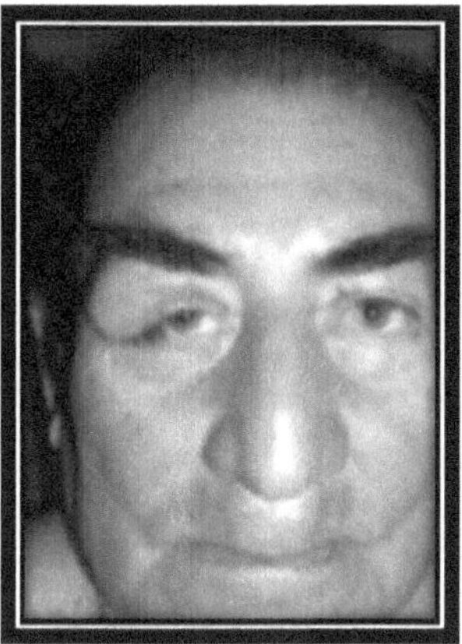

La afectación del lóbulo orbitario aparece como una masa con un agrandamiento lento y de consistencia habitualmente dura en la parte superior y externa de la órbita, móvil sobre la piel y el anillo orbitario, habitualmente sin historia de una enfermedad precedente de la glándula e inicialmente y durante largo tiempo asintomática. El dolor es infrecuente y su presencia sugiere la afectación del periostio y por ello de malignidad. El signo clínico primero y más típico es la plenitud del párpado con ptosis o proptosis con el eventual desplazamiento del globo hacia abajo y adentro, y la limitación del movimiento hacia arriba y afuera. Lo anterior se acompaña de diplopía que puede ser transitoria al principio pero que finalmente tiende a volverse permanente hasta que, como a veces sucede, la visión comienza a fallar. La pérdida de visión se puede deber a un astigmatismo corneal de varias dioptrías causada mecánicamente por la presión de la tumoración, por una queratitis por exposición, por un trastorno del nervio óptico y papiledema, debido a presión, estiramiento o interferencia con la circulación o por efectos directos sobre la retina –ingurgitación venosa (Colley T, 1931), hemorragias, arrugamientos (Last, 1935; Sanders, 1939) o desprendimiento de la coroides (Ziporkes, 1937). No obstante, como regla, los síntomas visuales son sorprendentemente leves y el fondo de ojo habitualmente es normal. La lagrimación puede no afectarse durante mucho tiempo, pero en las primeras etapas puede encontrarse aumentada y disminuidas en las últimas.

La afectación del lóbulo palpebral es más rara. Aparece una masa en la mitad externa del párpado superior justo por encima del canto externo y, como si pellizcara entre el globo y el anillo orbitario, tiende a elevar el párpado y desplazarlo hacia afuera (Pearson GH, 1931; Reddy, 1964). Como regla se llena el fondo de saco del fornix y se puede extender subconjuntivalmente para alcanzar el limbo (van Duyse, 1929). No obstante, el examen muestra que la cavidad de la órbita no se encuentra afectada, falta la proptosis y la limitación del movimiento o son ligeros, y la visión permanece sin afectarse.

Es importante realizar un buen diagnóstico diferencial; debe distinguirse primero de otros tumores orbitarios y, en segundo lugar, se debe diferenciar la propia lesión. El primer problema puede ser imposible de resolver y el diagnóstico necesariamente puede quedar como "una lesión ocupante de la fosa de la glándula lagrimal". Entre las enfermedades que pueden causar confusión podemos citar un quiste dermoide, una tarsitis crónica o la osteomielitis.

El segundo problema es más difícil. Zimmerman LE (1970) propuso tres apuntes clínicos. Las masas bilaterales siguieren con firmeza un pseudo-tumor o la presencia de una enfermedad sistémica como sarcoidosis, leucemia o macroglobulinemia. Los mismo se aplica a la afectación simultánea de las glándulas salivares, el síndrome de Mikulicz muy rara vez es neoplásico. La presencia de estas masas en niños hace muy improbable el diagnóstico de un tumor epitelial. Aparte de estas tres consideraciones, es casi imposible el diagnóstico de la naturaleza de la lesión pre-operatoriamente. En el momento de la exploración quirúrgica si la masa se puede escindir completamente y con relativa facilidad, y si se encuentra encapsulada el mayor cuidado hay que ponerlo en extirparlo sin romper la cápsula y, a continuación, realizar el estudio histológico, pero si la escisión completa conlleva un procedimiento radical se debería realizar un procedimiento histológico inmediato incluso en el propio quirófano ya que se podría encontrar que la cirugía radical es innecesaria, que ha sido demasiado escasa o demasiado drástica. Con esta finalidad, Reese AB (1963) aconsejaba realizar una biopsia en cuña para, una vez congelada, estudiarla en un procedimiento que no dura más de 15 minutos y que permite determinar el procedimiento quirúrgico más adecuado y realizarlo en una sola sesión (Howard GM, 1971).

Puede ser útil para el diagnóstico la utilización de las técnicas de imagen; la radiología sólo puede indicar que la causa de la proptosis es una hinchazón de la glándula lagrimal y también demostrar cualquier invasión del hueso, aunque una radiología negativa no excluye esta complicación. En este sentido se puede detectar un agrandamiento de la fosa lagrimal, un aumento en la densidad ósea debida a una hiperostosis inducida por la irritación de las células neoplásicas invasoras, o su destrucción o erosión. Los cambios subsiguientes en el aspecto radiológico después del tratamiento puede indicar la necesidad de una escisión ósea o incluso si es posible (Jones y Pfeiffer, 1954; Newton, 1962; Reese AB, 1964). La arteriografía y venografía pueden proporcionar alguna ayuda (Boudet C, 1953; Lloyd GA, 1970; Offret y Hayne, 1971) así como una orbitografía con contraste positiva (Silva D, 1968) y la pneumografía (Lloyd GA, 1970) aunque actualmente la resonancia magnética y la tomografía computarizada son procedimientos superiores a los anteriores.

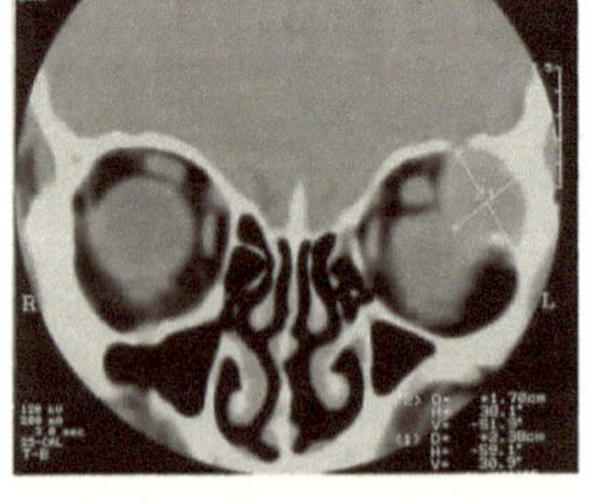

TAC de adenoma lagrimal

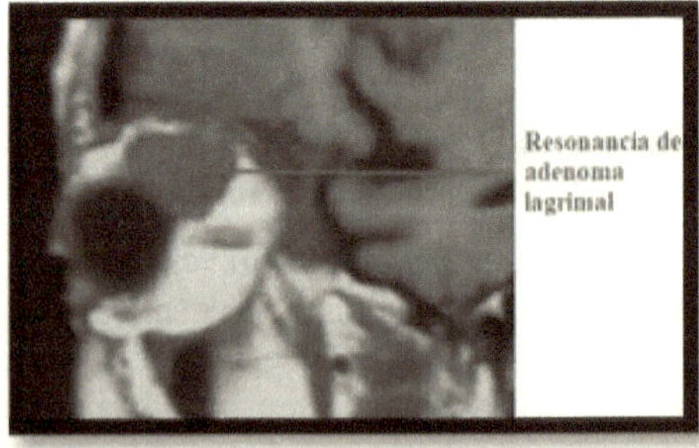

Resonancia de adenoma lagrimal

En general podemos decir que las lesiones ocupantes de espacio en la fosa lagrimal se pueden agrupar en 4 tipos: 1.- Tumores de la glándula lagrimal epiteliales, que pueden ser benignos o malignos (adenoma pleomórfico benigno, adenocarcinoma pleomórfico maligno, carcinoma quístico adenoideo, otros carcinomas); 2.- Tumores linfo-proliferativos (linfoma, leucemia, enfermedad de Hodgkin, linfosarcoma, plasmocitoma); 3:- Pseudo-tumores (inflamaciones crónicas, hiperplasia linfoidea reactiva) y 4.- Otros tumores (quiste dermoideo, hemangioma, neurinoma, hemangio-pericitoma, tumores metastásicos).

PSEUDO-TUMORES

Los pseudo-tumores de las glándulas lagrimales son relativamente comunes; en realidad, en una serie de 115 casos consecutivos de lesiones expansivas en esta región Reese (1963) encontró que el 26% no eran neoplasias, y El-Gammal (1963) informó de 38 de 63 casos. Se pueden describir en dos categorías, lesiones inflamatorias crónicas e hiperplasias linfoides reactivas; debe recordarse que ambas son de origen inflamatorio pero la última representa un grupo especial en la que la proliferación del tejido linfoide domina el cuadro histológico.

Pseudotumores inflamatorios

Ya se ha descrito los agrandamientos de la glándula lagrimal como resultado de una dacrioadenitis crónica, pero en muchos casos presentan un cuadro indistinguible de una neoplasia. Pueden ser tanto de naturaleza granulomatosa como no granulomatosa. El tipo más común es el no granulomatoso y, como hemos visto, tiene una etiología muy variada con un amplio espectro de cambios histológicos habitualmente sugestivos de una inflamación esclerosante inespecífica donde el parénquima de la glándula se encuentra en gran medida sustituido por tejido conectivo con un infiltrado de células inflamatorias crónicas a veces conteniendo folículos linfoides. El cuadro varía en diferentes partes de la masa, algunas partes son muy ricas en infiltrado celular, otras se encuentran muy ocupadas por tejido colágeno esclerosado; puede encontrarse afectado el tejido orbitario adyacente y bastante de la hinchazón se puede deber a un dacriops causado por una obstrucción ductal.

Las enfermedades granulomatosas son mucho más raras y comprende las lesiones de la sarcoidosis, sífilis, tuberculosis, lepra tuberculoide, etc.; todas ellas con cuadros histológicos distintivos que ya se han descrito.

Hiperplasia linfoide reactiva

Una hiperplasia linfoide reactiva es un pseudo-tumor inflamatorio cuya característica prominente es una proliferación de células linfoides. Es un proceso relativamente común que constituye una de las causas más frecuentes de agrandamiento no epitelial de la glándula lagrimal.

Histopatológicamente se caracteriza por el polimorfismo de las células, con folículos linfoides que contienen centros germinales y en la masa de linfocitos se encuentran numerosas células plasmáticas, reticulares y neutrófilos o eosinófilos junto con muchos vasos de paredes gruesas mostrando hiperplasia endotelial. Este aspecto contrasta con la

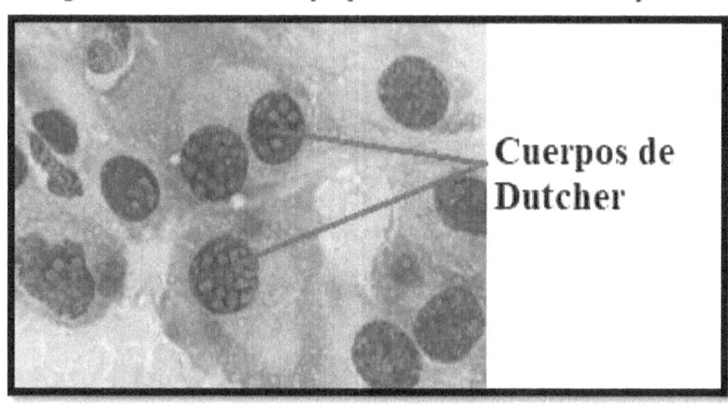

uniformidad de un tumor linfoide maligno (Zimmerman LE, 1970). Es interesante que esta lesión puede acompañar enfermedades más extensas como el síndrome de Sjögren o la macroglobulinemia de Waldenström, en esta última enfermedad frecuentemente hay una diferenciación plasmocitoide de los linfocitos con inclusiones intranucleares eosinófilas PAS-positiva (Cuerpos de Dutcher) y Kubota T y Moritani S (2007) informaron de una alta incidencia de enfermedad autoinmune en pacientes japoneses con esta hiperplasia linfoidea reactiva anexal.

Un tipo peculiar de pseudo-tumor es la *lesión linfo-epitelial benigna* o *hiperplasia linfoidea benigna* descrita por Godwin (1952) en las glándulas parotídeas en el síndrome de Mikulicz.

Tiene ciertas características histopatológicas[83]. El tejido acinar y la mayoría de los conductos se encuentran sustituidas por masas de linfocitos maduros; quedando sólo unos pocos conductos. En ellas hay un aumento del número y pérdida de polaridad de las células epiteliales, produciendo un aumento en el número de capas celulares dentro de la membrana basal de los conductos. La capa epitelial aparece como una mezcla irregular de células epiteliales y mio-epiteliales que fueron denominadas por Morgan WS y Castleman B (1953) como *islas mio-epiteliales*. Las células linfoides emigran hacia los conductos lagrimales que se vuelven cordones sólidos, densamente celulares rodeados por una membrana basal engrosada situados en un estroma de tejido linfoide y material hialino. Aunque el agrandamiento de las glándulas lagrimales en el síndrome de Sjögren es rara, se pueden encontrar las características islas mio-epiteliales hasta en el 40% de los pacientes con esta afección.

Los casos de hiperplasia linfoidea se subdividen en las categorías "reactivas" y "atípicas" según la presencia o ausencia de características malignas inequívocas. Con la mejora de las tecnologías de diagnóstico molecular, la hiperplasia linfoidea "reactiva" es, con mucho, la categoría más común, y la hiperplasia linfoidea atípica representa sólo una pequeña minoría de casos. Del mismo modo, las lesiones previamente diagnosticadas como hiperplasia linfoidea ahora se están revisando como linfoma no Hodgkin de células B de bajo grado o se diagnostican como afecciones benignas recientemente descritas, como la enfermedad relacionada con IgG4 (Mancera N et al, 2019).

El pronóstico de la hiperplasia linfoidea anexial ocular es generalmente favorable, pero el pequeño riesgo de desarrollo de un linfoma no Hodgkin exige un seguimiento de al menos 5 años (Lanuza García A et al, 2005; otros).

El diagnóstico sólo se puede realizar mediante biopsia y el tratamiento, si fuera necesario, consiste en la escisión de la glándula; también se ha utilizado corticoides o radioterapia local (Ulivieri S et al, 2009). En caso de predominio de células CD20 en el tejido hiperplásico (biopsia) Ho HH et al (2010) utilizó rituximab con buenos resultados y Mancera N et al (2019) en la enfermedad relacionada con IgG4.

Roh JL y Kim JM (2005) presentaron un caso inusual de sialoadenitis esclerosante crónica, conocido como tumor de Küttner que se trata de una enfermedad inflamatoria crónica de la glándula salival caracterizada por fibrosis periductal progresiva, conductos dilatados con una infiltración de linfocitos densos y formación de folículo linfoide, y atopia acinar, que presentó una afectación en serie temporal de las glándulas lagrimales

---

[83] Godwin, 1952; Morgan WS y Castleman B, 1953; Milam, 1957; Font et al, 1967; Meyer et al, 1971; otros.

y submandibulares bilaterales con hiperplasia folicular reactiva de los ganglios linfáticos cervicales superiores bilaterales.

TUMORES DE LA GLÁNDULA LAGRIMAL

Los tumores de esta glándula son relativamente raros y se presentan con una frecuencia estimada en menos de un caso por año y millón de personas (von Holstein SL et al, 2012) pero tienen una larga historia. Desde la descripción original de tales tumores por parte de Fabricius Hildanus (1598)[84], en toda la literatura hasta 1901 Warthin sólo encontró 132 casos la mayoría de los cuales no se encontraban convenientemente descritos; Lane (1922) anotó 229, Neely JM (1937) elevó el total a 267 y Sanders (1939) añadió 12 más. Birch-Hirschfeld (1930) de 252 tumores orbitarios informados –que ya son relativamente raros- encontró que 77 ocurrieron en la fosa de la glándula lagrimal; Sanders (1926) encontró una proporción del 25% y Godtfredsen E (1947-48) del 20%. Los estudios posteriores de grandes series de casos consecutivos mostraron una proporción entre el 5 y el 7% de lesiones ocupantes de espacio en la órbita. Así, de 72 tumores orbitarios, 9 se originaban en la fosa lagrimal (Das, 1961), 17 en 230 casos (Mos, 1962), 8 en 112 (Goder, 1962), 12 en 300 (Mortada et al, 1964), 14 2n 300 (Silva D, 1968), 25 en 504 (Reese, 1971); estudios más recientes indican que representan entre el 6 y el 12% de las lesiones orbitarias ocupadoras de espacio y aproximadamente el 22-28% de ellas son tumores epiteliales primarios de la glándula lagrimal (Kennedy RE, 1984; Shields et al, 1989-2004; Johansen S et al, 2000). Lloyd (1970) encontró 8 casos de tumores de la glándula lagrimal entre 166 casos de proptosis (excluyendo 46 casos debidos a exoftalmos endocrino) investigados con todas las técnicas radiológicas disponibles en esa época. La mayoría de los primeros informes clínicos de la literatura relativos a estos tumores se refieren a uno o dos casos individuales; además de los referidos anteriormente, se han informado de muchas series, algunas de ellas de un tamaño considerable[85]. Datos más frecuentes son los informados por Hajda H et al (2005) de Hungría, de 140 lesiones ocupantes de espacio en la región de la fosa lagrimal el 42% eran tumores epiteliales, el 50% se correspondían a tumores linfoides o pseudotumores y el 8% a tumores de otros tipos; de 59 tumores epiteliales primarios el 62'7% eran benignos y el 37'3% malignos. En cada tipo de tumor se informará de los estudios de frecuencia más reciente.

Tumores epiteliales

Constituyen el tipo más común de neoplasias de la glándula lagrimal, representando entre el 22 y 28% de los tumores lacrimales (Kennedy RE et al, 1984; Shields et al, 1989-2004; Johansen S et al, 2000). Se pueden clasificar, como veremos más adelante, como adenoma pleomórfico benigno, adenocarcinoma pleomórfico, carcinoma quístico adenoideo y otros tipos de carcinomas. Un adenoma es excepcionalmente raro. Zimmerman et al (1962), en su análisis de 116 casos de tumores epiteliales lagrimales, encontró que el grupo mayor eran tumores mixtos (58'6%) la mayoría de los cuales eran benignos y sólo el 8'6% malignos; 38 casos fueron considerados primariamente carcinomatosos de los cuales 29 eran de la variedad quística adenoidea y los 9 restantes adenocarcinomas. Series recientes indican que la proporción de los tumores epiteliales malignos es mayor, casi del

---

[84] Wilhem Fabry de Hilden: Opera observationum et curiatonum medico-chirurgicarum, Frankfurt, 1646.

[85] Davies WS, 1954; Forrest AN, 1954-71; Jones y Pffeifer, 1954; Milam DF Jr y Heath P, 1956; Spaeth EB, 1959—1; Offret G y Haye C, 1961-71; Bell, 1961; Zimmerman LE et al, 1962, 116 casos; El-Gammal, 1963; Reese y Jones, 1964; Puttanna ST y Ramachandraiah U, 1966; Böek y Feirte, 1966, 95 casos; Lederman, 1966; Mortada A et al, 1967; Wright et al, 1970; Kennedy RE, 1984; Shields CL et al, 1989; Johansen S et al, 2000; Shields JA et al, 2004; von Holstein SL et al, 2013; otros.

50% (von Holstein SL et al, 2013). El encontrado con mayor frecuencia es el carcinoma quístico adenoideo que comprende el 20-30% de ellos (Tellado MV et al, 1997), mientras que el carcinoma ex adenoma pleomórfico constituye aproximadamente un 10%, el adenocarcinoma (de novo) un 5-10% y el carcinoma mucoepidermoide un 1-2%[86]. El resto de tumores malignos son una miscelánea de tipos informados de manera aislada; entre ellos los más informados son el carcinoma de células escamosas, el carcinoma sebáceo y el adenocarcinoma ductal (Font RL et al, 2006; Weis E et al, 2009).

La naturaleza de estos tumores originó bastantes especulaciones y controversias en la literatura oftalmológica debidas parcialmente a su rareza, los escasos observadores que tenían experiencia con un gran número de casos, y parcialmente a su complejidad histológica. Afortunadamente nuestra comprensión empezó a mejorar bastante entre otras causas al compararlos con los tumores de las glándulas salivares.

Los tumores lagrimales se describieron al principio como hipertrofias o escirros (Boerhaave, 1751; Warner, 1784; Gluge, 1850; otros). Becker (1867) realizó el primer examen microscópico e introdujo los términos "adenoides" y "cancroide" para designar una preponderancia de elementos glandulares o intersticiales. El polimorfismo de los elementos tisulares encontrados –epitelial, mixomatoso, fibrosis, cartilaginoso- originó una complejidad similar en el diagnóstico de manera que Warthin (1901), que realizó el primer estudio científico al respecto, encontró que estos tumores habían sido etiquetados con no menos de 45 diagnósticos patológicos diferentes, hasta alcanzar términos tan monstruosamente largos como el de condro-mixo-hemangio-endotelio-sarcoma; una maraña de términos significativamente indicativos del caos del pensamiento patológico. Warthin, en su estudio de 132 casos, fue el primero en llegar a la conclusión de que los tumores lagrimales eran esencialmente similares a los que se presentan en las glándulas salivares y, siguiendo al clásico trabajo de Volkmann (1895), los llamó endoteliomas; no obstante, Verhoeff (1905), en un trabajo igualmente brillante, sugirió que eran de origen epitelial.

Durante los años posteriores los patólogos experimentaron grandes dificultades para la clasificación histológica de los tumores de las glándulas salivares y lagrimales hasta la publicación del trabajo de Foote FW JR y Frazell EL (1953) con un detallado estudio de 877 tumores de las glándulas salivares, y establecieron una clasificación histológica satisfactoria de estas lesiones que podía predecir, más o menos, su curso clínico; el primer intento para aplicar esta clasificación a los tumores de las glándulas lagrimales y establecer un significado pronóstico fue el realizado por Forrest AW (1954) quien mostró en un estudio de 26 casos que se podían distinguir fácilmente los tumores epiteliales benignos y malignos de la glándula lagrimal histológicamente y que tenían un comportamiento clínico distintivo. Estos hallazgos fueron confirmados por Zimmenman et al (1962) en un detallado estudio clínico-patológico de 116 casos con el primer detallado seguimiento, en algunos casos de hasta 25 años. De esta manera se estableció una clasificación histopatológica satisfactoria, estableciendo el pronóstico y significado terapéutico de los diversos tipos histológicos y volviendo a confirmar que, en general, los tumores de las glándulas lagrimales, aunque mucho menos comunes, son similares histológicamente a los originados de las glándulas salivares y mostrando que el manejo efectivo de estos tumores descansa en la cuidadosa evaluación de sus características histológicas. Estos hallazgos del Armed Forces Institutes of Pathology de Washington

---

[86] Font RL y Gamel JW, 1978; Ni C et al, 1992; Shields CL et al, 2004; Zeng J et al, 2010.

fueron corroborados por Forrest (1971) en el Eye Institute de Nueva York. Y la investigación continúa.

Los tumores epiteliales en la glándula lagrimal podemos clasificarlos como sigue:

1.- Adenoma pleomórfico (tumor "mixto" benigno).

2.- Adenocarcinoma pleomórfico (tumor "mixto" maligno; carcinoma ex adenoma pleomórfico).

3.- Carcinoma quístico adenoideo.

4.- Otros carcinomas: a) adenocarcinoma puro (de novo).

                       b) carcinoma muco-epidermoide.

                       c) carcinoma de células escamosas.

                       d) adenocarcinoma ductal.

                       e) carcinoma sebáceo.

5.- Oncocitoma (adenoma oxífilo).

En la séptima edición del sistema de estadificación TNM para tumores malignos de las glándulas lagrimales se ha igualado el sistema de estadificación de estos tumores con el de las neoplasias malignas de las glándulas salivales. Los principales cambios incluyen: (i) un ajuste del tamaño de los tumores para reflejar los correspondientes a las glándulas salivales para T1-T3, con el estadio T4 para cuando hay invasión ósea; (ii) un aumento en el número de categorías histológicas de 10 a 17, y una división de ellas en bajo y alto grado, según la clasificación de la Organización Mundial de la Salud de los tumores de las glándulas salivales; (iii) una solicitud de que la clasificación no se utilice para tumores malignos del saco lagrimal y el aparato de drenaje, ya que los tumores de estos sitios tienen un curso clínico y un espectro patológico muy diferentes; y (iv) una colección de biomarcadores y puntos de datos clínicos e histológicos para proporcionar información que pueda ayudar a desarrollar un manejo más específico de estas lesiones (Rootman J y White VA, 2009; Weis E et al. 2009).

Los ***tumores "mixtos"*** de la glándula lagrimal habitualmente se presentan en adultos; Reese AB (1963) encontró que aparecen con mayor frecuencia entre los 40 y 50 años de edad, mientras que en la serie de Zimmerman et al (1962) la edad media de presentación fueron los 53 años de edad. La forma maligna tiende a presentarse en personas mayores[87]; no obstante, estos tumores también se han informado en niños[88]. No hay predilección por el sexo.

Hrynchak M et al (1994) estudió 7 tipos de neoplasias benignas y malignas de la glándula lagrimal encontrando anomalías en los cromosomas 3, 8, 9 y 12, similares a las encontradas en tumores de las glándulas salivares, lo que sugiere un posible mecanismo común.

---

[87] 69 años, Vrabec F y Zahn K, 1955; 70 años, Reese AB, 1963; 73 años, Suzuki H et al, 1969; 85 años, Mine T y Yamada R, 1967.

[88] 5 años, Gupta S et al, 2013; 6 años, Puttana y Ramachandraiah, 1965; 6 años, adenoma pleomórfico, Faktorovich EG, 1996; 7 años, McPherson, 1966; 7 años, adenoma pleomófico, Gupta S et al, 2013; 9 años, adenoma pleomórfico, Chen CL et al, 2005; 9 años, adenoma pleomórfico, Korchak ME et al, 2015; 10 años, Cates CA et al, 2002; 12 años, Consul BN et al, 1961; 13 años, Sanders, 1939.

El cuadro clínico difiere poco del de otros tumores de la glándula. Puede afectarse tanto la órbita derecha como la izquierda, pero aún no se han publicado casos bilaterales. El tumor aparece como una masa palpable en el cuadrante superior y externo de la órbita; ocasionalmente es blanda pero con mayor frecuencia es dura, nodular y ligeramente móvil, situada justo por debajo del anillo orbitario. El signo más llamativo es la proptosis que se presenta invariablemente y aumenta muy lentamente; habitualmente suelen notarla antes las personas allegadas que los propios pacientes. Asociada con ella existe algún desplazamiento del globo hacia abajo y medialmente con alguna limitación del movimiento hacia arriba y afuera, y un grado variable de edema palpebral. En ocasiones el tumor puede crecer hasta un tamaño considerable antes de que se pueda sentir, y si se evierte el párpado la masa se puede ver en la parte externa del fornix superior. Típicamente se acompaña de pocos síntomas. Puede existir una historia temprana de dolor o de molestia orbitaria indefinida, un signo ominoso de malignidad, pero como regla faltan las molestias y la salud general es buena.

Habitualmente la visión se afecta en un grado sorprendentemente pequeño; a veces se experimenta una diplopía transitoria que finalmente puede volverse permanente, y en fases tardías puede desarrollarse una pérdida de visión, pero en la mayoría de los casos el fondo de ojo permanece normal.

La orbitografía y mejor aún la resonancia magnética de la órbita son de una ayuda considerable (Silva JA, 1968). La imagen de la resonancia magnética muestra en aquellos tumores epiteliales con afectación del lóbulo orbitario, una configuración ovalada bien circunscrita y ángulos redondos. El adenoma pleomórfico demuestra márgenes lisos, puede mostrar o no expansión ósea. El carcinoma adenoide quístico y el adenocarcinoma pleomórfico suelen mostrar márgenes irregulares y destrucción ósea. Todos los tumores epiteliales suelen mostrar una señal interna isointensa en las imágenes ponderadas en T1, una señal hiperintensa en las imágenes ponderadas en T2 y una mejora de contraste moderada (Gündüz K et al, 2003). La tomografía computarizada suele mostrar erosiones óseas relacionadas con los nódulos recurrentes (McNab AA y Satchi K, 2011).

El *tumor mixto benigno* o *adenoma pleomórfico* es la neoplasia epitelial más común de la glándula lagrimal (50%, Zimmerman et al, 1962); Habitualmente tiene una evolución lenta. Debido a la (desafortunadamente) ausencia de dolor y molestias, muchos casos presentaron signos de 1 a 4 años antes de su escisión pero como regla el progreso es estable. En ocasiones se ha encontrado una larga historia de proptosis (25 años, Gipner, 1931; 30 años, Benedict, 1939). Sin embargo, otras veces una hiperforia (McDonald, 1949) y más habitualmente una diplopía y una proptosis progresiva llevaron a los

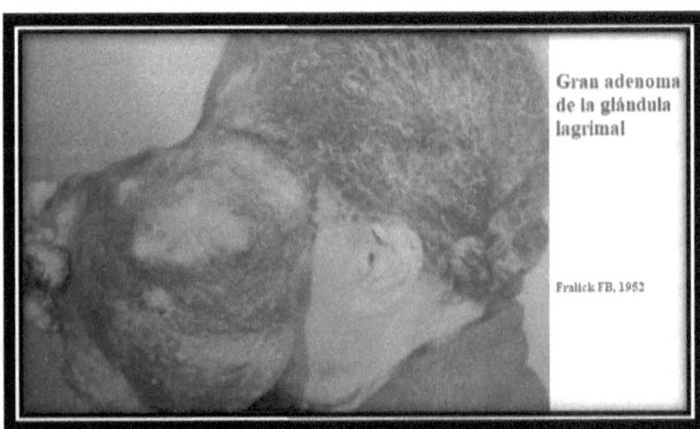

pacientes a un periodo de observación de uno o dos años antes de la escisión. Si se deja sin tratamiento el tumor puede alcanzar un tamaño considerable (Fralick FB, 1952).

Los casos posteriores en la literatura no son muy frecuentes[89].

Es raro que se presente un tumor en la porción palpebral de la glándula lagrimal pero Murphy MB y Rodrigues AT (1974) informaron de un tumor de esta naturaleza que se

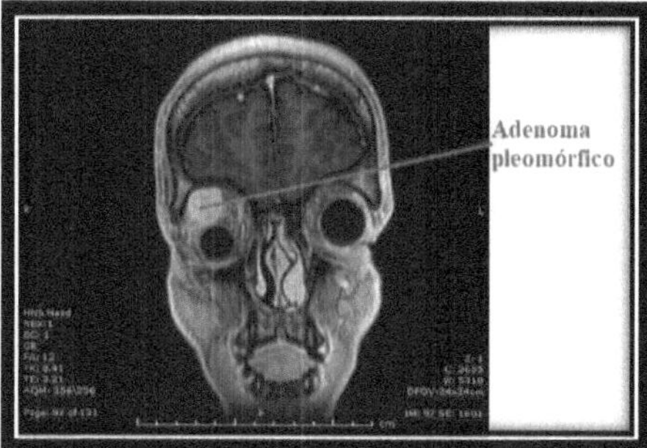

presentó como una lesión nodular sin proptosis. Auran J et al (1988) de un caso, Park SL y Glover AT (1990) informaron de 4 casos similares originados en el lóbulo palpebral y Vangveeravong S et al (1996) de tres casos más de adenomas con este origen; para este último autor los tumores originados en el lóbulo palpebral representan alrededor del 17% de los tumores lagrimales.

Histopatológicamente el adenoma pleomórfico se encuentra compuesto de una mezcla de elementos epiteliales y conectivos que muestran pleomorfismo y pueden variar en diferentes áreas del mismo tumor, pero básicamente se trata de un tumor epitelial derivado de los conductos de la glándula. Se encuentra delineado por una doble capa de células cuboides, la más interna de las cuales segrega un material muco-mucinoso y puede sufrir metaplasia escamosa; la capa más externa de células tiende a sufrir una metaplasia diferente, formando elementos que recuerdan al tejido conectivo y que da origen a una aspecto de tejido mixomatoso, fibroblástico, cartilaginoso e incluso óseo con áreas de

---

[89] Murphy MB y Rodrigues MM, 1974; Lehman JA JR et al, 1975; Bronner A et al, 1976; Shields JA et al, 1987; Riedel KG et al, 1990; Emori M et al, 1991; Christie DB et al, 1995, combinado con dacriops; Pârgă H, 1995; Yamada T et al, 1999, del lóbulo palpebral asociado con PIO elevada; Paulino AF y Huvos AG, 1999; Sadick H et al, 2003, con antecedente de trauma cerrado de la órbita; Rinna C et al, 2012; Alkatan HM et al, 2014; otros.

hialinización. Las células epiteliales pueden ordenarse en masas irregulares o en una formación tubular.

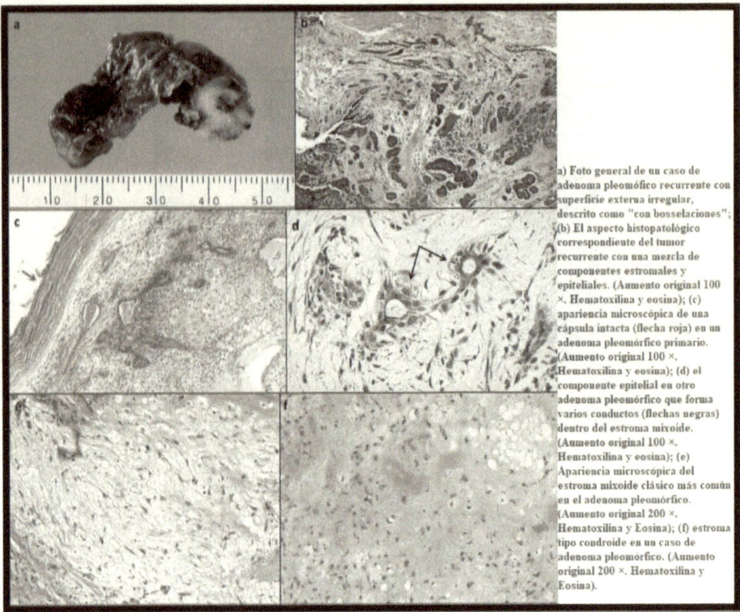

a) Foto general de un caso de adenoma pleomófico recurrente con superficie externa irregular, descrito como "con bosselaciones"; (b) El aspecto histopatológico correspondiente del tumor recurrente con una mezcla de componentes estromales y epiteliales. (Aumento original 100 ×. Hematoxilina y eosina); (c) apariencia microscópica de una cápsula intacta (flecha roja) en un adenoma pleomórfico primario. (Aumento original 100 ×. Hematoxilina y eosina); (d) el componente epitelial en otro adenoma pleomórfico que forma varios conductos (flechas negras) dentro del estroma mixoide. (Aumento original 100 ×. Hematoxilina y eosina); (e) Apariencia microscópica del estroma mixoide clásico más común en el adenoma pleomórfico. (Aumento original 200 ×. Hematoxilina y Eosina); (f) estroma tipo condroide en un caso de adenoma pleomórfico. (Aumento original 200 ×. Hematoxilina y Eosina).

Los tejidos que rodean el tumor pueden revelar una fibrosis marcada y cambios inflamatorios inespecíficos que podrían dar origen a un diagnóstico histológico erróneo de un pseudo-tumor. Habitualmente existe una pseudo-cápsula compuesta por una condensación de tejido conectivo que puede adherirse al periostio; éste puede encontrarse invadido por el tumor y si no se elimina completamente se seguirá inexorablemente de recurrencia; a este respecto es interesante el caso informado por Ossoff RH et al (1981) donde un paciente se 66 años sufrió de tres recurrencias que obligaron a una exanteración orbitaria, 13 años después se confirmó la recurrencia de la enfermedad con afectación del ala menor del esfenoides y de la duramadre del suelo de la fosa craneal anterior.

Los tumores recurrentes pueden ser pequeños y lobulados y, a veces, se aprecian áreas con un marcado cambio carcinomatoso o sarcomatoso (malignización), así Perzin KH et al (1980) informó de dos casos de malignización en tumores recurrentes y otros dos casos de malignización en pacientes con un largo historial de proptosis; no obstante, las metástasis son raras; entre ellas se han informado las intracraneales[90].

Habitualmente las recurrencias son tardías y así Zimmerman et al (1962) encontró que la mitad de ellas aparecían 10 años después de la escisión del tumor; Riley FC y Henderson JW (1970) encontraron una recurrencia sarcomatosa 40 años después de la eliminación de un típico tumor mixto benigno, y Sperling RL y Krimmer BM (1972) informaron de un caso donde después de dos escisiones separadas entre sí por un intervalos de 19 años, las dos del tipo mixto benigno, la escisión de una tercera recurrencia reveló características malignas. Shields JA y Shields CL (1987) informaron de un caso en una mujer que a los 23 años de edad se le diagnosticó de una masa benigna en la glándula lagrimal, 60 años después comenzó a aumentar la proptosis previamente estable y la escisión demostró ser

---

[90] Riley FC y Henderson JW, 1970; Font RL y Gamel JW, 1978; Perzin KH et al, 1980; Ni C et al, 1982; Yamasaki T et al, 1990; McNab AA y Satchi K, 2011; otros.

un adenocarcinoma pleomórfico que requirió exanteración orbitaria. Un caso más dramático es el informado por Emori M et al (1991) donde una mujer de 23 años se sometió a una biopsia por escisión de una masa palpebral derecha: el estudio histopatológico mostró un tumor benigno mixto de la glándula lagrimal. Posteriormente, el tumor recurrió repetidamente y se realizaron múltiples escisiones. Posteriormente, se tuvo que realizar una exanteración orbitaria derecha, y se extrajeron algunos huesos orbitarios y frontales. Cuando la paciente tenía 52 años, el tumor orbitario recurrió. El estudio histopatológico reveló transformación maligna (29 años después del diagnóstico inicial). A la edad de 54 años, la paciente sufrió una pérdida aguda de visión en su ojo izquierdo. La tomografía computarizada reveló la invasión del tumor en los senos paranasales posteriores y en el cerebro. Se han informado de otros casos de estos tipos[91].

En esta relación se ha informado de un aumento de la expresión de P21ras[92] en el adenoma pleomórfico de la glándula lagrimal lo que se ha relacionado con el inicio y progresión de este tipo de tumor (Zheng L et al, 1996).

Con respecto al abordaje Riedel KG et al (1990) considera que la orbitotomía lateral usando la técnica de Krönlein es la mejor ya que las craneotomías facilitan las recurrencias.

Se ha informado de casos originados de glándulas lagrimales accesorias como el caso informado por Mueller EC y Borit A (1979) localizado en el cono muscular; de una glándula accesoria de Wolfring (Tong JT et al, 1995).

Los ***tumores mixtos malignos, carcinoma ex adenoma pleomófico*** o ***adenocarcinoma pleomórfico*** son relativamente raros, el 8′6% de todos los tumores epiteliales en la serie de Zimmerman et al (1962). Carcinoma ex adenoma pleomórfico se considera un carcinoma que muestra evidencia histológica de surgimiento en o desde un adenoma pleomórfico benigno.

Los datos clínicos que sugieren una neoplasia maligna de una glándula lagrimal incluyen 1) aparición rápida y reciente de síntomas (protrusión orbitaria, hinchazón de los párpados); 2) presencia de dolor; y 3) estudios radiográficos que muestran destrucción ósea (Perzin KH et al, 1980).

Contiene áreas que son indistinguibles de las de un tumor mixto benigno pero además contiene regiones con cambios carcinomatosos o sarcomatosos, habitualmente un adenocarcinoma; en algunos casos el elemento carcinomatoso puede ser bastante pequeño y estar completamente encerrado por el tumor benigno original; en otros el componente maligno puede ser muy extenso invadiendo no sólo al tumor benigno previo sino también a los tejidos de alrededor. A diferencia de los carcinosarcomas, solo el componente epitelial es maligno. En la mayoría de estos tumores, hay un patrón de crecimiento infiltrativo obvio acompañado de atipia citológica significativa. Sin embargo, los componentes epiteliales malignos se pueden mezclar confusamente con el componente mesenquimatoso benigno, lo que dificulta el establecimiento del diagnóstico. Muy a menudo, el elemento carcinomatoso es un adenocarcinoma, no especificado de otra manera, pero ocasionalmente es de otro tipo, como un carcinoma ductal, carcinoma mucoepidermoide, carcinoma adenoide quístico o formas más raras. Se ha informado que

---

[91] Kamei I et al, 1992; Osteowski ML et al, 1994; Bertschinger D et al, 2010; Labh RK y Shrestha GB, 2013; otros.

[92] La proteína p21ras es codificada por los tres genes de la familia ras (H-, K- y N-ras), participando en la regulación del crecimiento y la diferenciación celular.

la tinción inmunohistológica de biomarcadores, incluido el receptor de andrógenos, p53 y la oncoproteína HER-2/ neu, se tiñe de manera fuerte y difusa en las áreas malignas (McHugh JB et al. 2009).

Estos tumores crecen más rápidamente que el tipo benigno y finalmente la proptosis puede ser tal que disloque completamente el globo. Durante un tiempo considerable el tumor puede permanecer encapsulado pero en ocasiones y en una fase relativamente temprana, puede producirse la invasión del tejido de alrededor, particularmente en el hueso orbitario, para producir extensiones intracraneales o temporales, o bien producir una obstrucción nasal.

Se pueden producir metástasis hacia los linfáticos regionales y ocasionalmente producir una enfermedad diseminada, pero la invasión local es el suceso más temido. En ocasiones el crecimiento de estos tumores es lento; así Waller RR et al (1973) informó de un caso interesante donde un tumor mixto maligno de la glándula lagrimal que actuó como fuente de metástasis esqueléticas cinco años antes de su descubrimiento. En los dos años siguientes a una amplia escisión incluyendo al hueso, se controlaron dos recurrencias en la región maxilar mediante irradiación local.

El pronóstico de estos dos tipos de tumores, benignos y malignos, difieren mucho entre sí como cabría esperarse. En el tipo benigno el panorama es relativamente bueno si se elimina completamente el tumor con su pseudocápsula intacta. Por ejemplo, de los 54 pacientes seguidos por Zimmerman et al (1962) durante más de cinco años, sólo murieron 4 y tres de ellos por causas no relacionadas con el tumor; 12 tuvieron recurrencias de los cuales 8 vivieron aparentemente libres de enfermedad durante un periodo de 10 a 25 años después de la operación inicial, y tres con tumor residual o recurrentes vivieron de 5 a 25 años. El pronóstico para el tipo maligno es más sombrío; de 10 pacientes sólo uno vivió más de 15 años, el resto murió de recurrencias o metástasis. Con los avances recientes en la terapia, el pronóstico parece haber mejorado. En una revisión de 2009 de 118 tumores de glándulas lagrimales, incluidos 57 adenomas pleomórficos, se demostró que solo 3 de los adenomas pleomórficos recurrieron y ninguno sufrió transformación maligna (Weis E et al, 2009).

Entre los carcinomas no relacionados con los tumores mixtos, el *carcinoma quístico adenoideo*[93] es el más frecuente y se presenta con mayor frecuencia en las glándulas lagrimales que en las salivares.

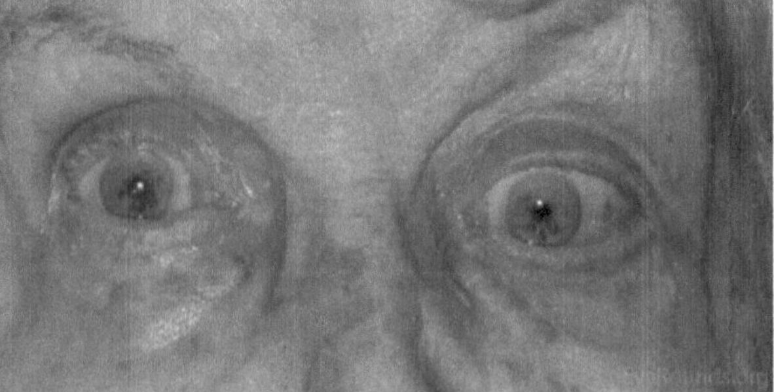

---

[93] Entre los informes de la literatura puedo citar los siguientes: Johns ME y Batsakis JG, 1975; en un niño de 11 años, Dagher G et al, 1980; Marsh JL et al, 1981; en una niña de 12 años, Lorenz B et al, 1982; Miranda D et al, 1982; Ohnishi Y et al, 1983; Lee Da et al, 1985, 26 pacientes; Uzura S et al, 1990; Holz FG et al, 1992; Singh J et al, 1992; Levartovsky S et al, 1993; Galliani CA et al, 1993, en un niño de 6 años; Naugle T Jr et al, 1994; Hironaka M et al, 1997; Shields JA et al, 1998, simulando un dermoide en un niño

Holz FG et al (1992) informó de un caso interesante de adenoma quístico adenoideo en una mujer de 38 años de edad que se presentó con una paresia periférica del VI par del lado izquierdo y un estudio neurorradiológico negativo. Después de un año, desarrolló una paresia incompleta del III par, entumecimiento de su rostro que se correlacionaba con los nervios V1 y V2, reducción de la secreción lagrimal y una masa palpable en el borde orbitario lateral. La resonancia magnética reveló un tumor orbitario que se extendía hacia el seno cavernoso; es decir permaneció oculto durante un año. Kiratli H y Bilgiç S (1999) informaron de un caso con un curso clínico inusual en una muchacha de 25 años de edad diagnosticada como pseudotumor inflamatorio que respondió al tratamiento corticoideo con exacerbaciones periódicas hasta que a los seis años el cuadro empeoró con proptosis rápida y dolor, momento en que se llegó al diagnóstico definitivo. Tse DT et al (2006) informó de otra presentación inusual en un hombre de 58 años de edad aquejado de diplopía progresiva y molestias orbitarias; la resonancia reveló una masa en el seno cavernoso izquierdo y vértice orbitario, la glándula lacrimal parecía normal. La biopsia confirmó el adenoma quístico adenoideo que se consideró irresecable en su porción intracraneal y se exanteró la porción orbitaria encontrándose células cancerosas alrededor de las fibras nerviosas y en el interior de la glándula lagrimal.

Microscópicamente se caracteriza por grupos de células carcinomatosas estrechamente unidas conteniendo núcleos hipercromáticos, y escaso citoplasma; en algunos casos los elementos epiteliales se ordenan en cordones a los que con frecuencia e innecesariamente se les aplicó durante bastante tiempo el término de *cilindroma*[94]. Entre los elementos epiteliales se desarrollan espacios quísticos en gran número conteniendo mucina.

La histopatología del carcinoma adenoide quístico lo revela como una neoplasia maligna de células mioepiteliales (abluminales) y ductales (luminales) diferenciadas. Se distingue de otros tumores de la glándula lagrimal de composición celular similar por características citomorfológicas características y tres patrones de crecimiento histológico: el cribiforme ("queso suizo" o similar a un tamiz), formas sólidas y tubulares, observadas en diferentes combinaciones y dominancia.

El patrón cribiforme es el más común, mientras que el patrón sólido es el menos frecuente. Sin embargo, generalmente hay una mezcla de patrones dentro de una sola neoplasia. El patrón de crecimiento predominante influye en el comportamiento biológico y el pronóstico. Dentro de las estructuras similares a quistes del tipo cribiforme, el estroma del tejido conectivo contiene una acumulación de glicosaminoglicanos amorfos basófilos o láminas basales eosinofílicas e hialinizadas, o ambas. En el carcinoma quístico adenoide tubular y sólido, dominan las células mioepiteliales basaloides; particularmente, en el último subtipo, hay una escasez o ausencia de glicosaminoglicanos y espacios similares a quistes que contienen láminas basales (Yamamoto et al. 1992). El carcinoma adenoide quístico a menudo es lento en realizar metástasis, pero generalmente demuestra un crecimiento invasivo persistente e implacable. El patrón infiltrativo neurotrófico del carcinoma adenoide quístico es un sello distintivo de estos tumores y contribuye a la naturaleza intratable de esta enfermedad.

---

de 9 años; Nakamura M y Migachi Y, 1999, con metástasis cutáneas; Zeidan BA et al, 2006, con metástasis hepática; otros.

[94] Irvine AR et al, 1951; Böck J y Feyrter F, 1966; Marusić et al, 1969; Gierkowa A et al, 1973; Delive Y et al, 1975; Szusterowska-Martinowa E y Pruszczyński M, 1979; Talmud M et al, 1980; otros

Se descubrió una translocación cromosómica específica t (6;9) que conduce a la fusión entre el oncogén MYB y el gen del factor de transcripción NFIB, con una sobreexpresión del oncogén MYB, en el carcinoma adenoide quístico de cabeza y cuello, incluido un caso en la glándula lagrimal (Persson M et al. 2009). Esto parece ser característico de estos tumores independientemente del sitio anatómico (Marchio C et al. 2010). La consecuencia de la fusión MYB-NFIB es la activación de genes asociados con apoptosis, control del ciclo celular, crecimiento celular, angiogénesis y adhesión celular. La fusión, por lo tanto, parece jugar un papel importante en el proceso oncogénico del carcinoma adenoide quístico y tiene potencial como objetivo molecular terapéutico. Sin embargo, no parece existir correlación entre el pronóstico y la expresión de la proteína de fusión MYB-NFIB (Mitani Y et al. 2010). El receptor c-kit de tirosina quinasa (CD117) se expresa en más del 90% de los carcinomas adenoides quísticos, pero rara vez se han identificado mutaciones en el kit c (Ellis GL y Auclair PL, 2008; Vila L et al. 2009). La alta expresión de c-kit podría ser una consecuencia de la desregulación de MYB ya que c-kit representa un gen objetivo MYB aguas abajo (Persson M et al. 2009). Otros análisis cromosómicos de estos tumores demuestran pérdidas frecuentes en 1p32-p36, 6q23-q27 y 12q12-q14. De estos, la pérdida de 1p32-p36 se ha asociado con un mal pronóstico (Rao PH et al. 2008).

Este tumor es muy invasivo con una fuerte tendencia a la infiltración entre planos tisulares y a los largo de nervios y vasos sanguíneos; además es habitual la invasión ósea mostrada primero por una hiperostosis y posteriormente por destrucción ósea.

El pronóstico es malo; son frecuentes las recurrencias, la extensión intracraneal y las metástasis (Ashton N, 1973). De los seguidos por Zimmerman et al (1962) ningún paciente sobrevivió aunque Adam YG y Farr HW (1971) publicó una supervivencia de 17 años; Byers RM comunicó personalmente a Henderson JW (1987) la supervivencia de un caso suyo durante 20 años y que se encontraba bien en el momento de la comunicación. Gamel JW y Font RL (1982) informaron que los pacientes con un patrón basaloide en su tumor tenían una tasa de supervivencia a cinco años del 21% y una supervivencia media de tres años, mientras que los pacientes cuyo tumor no contenía rastros de un componente basaloide tenían una tasa de supervivencia a cinco años del 71% y una tasa de supervivencia media de ocho años. Lee DA et al (1985), en 26 pacientes, encontró mayor supervivencia en el modelo cribiforme histológico.

Otros tipos de tumores epiteliales malignos de la glándula lagrimal son raros: adenocarcinoma puro (Freyberg, 1932; Charamis, 1947); carcinoma muco-epidermoide[95], y carcinoma indiferenciado (Zimmerman, 1964; Sanders, 1966; Forrest, 1971).

El adenocarcinoma NOS[96] es un carcinoma con diferenciación glandular o ductal, que carece de la característica histomorfológica características que definen a los otros tipos de carcinomas más específicos. Debido a que la mayoría de los tumores malignos de las glándulas lagrimales son adenocarcinomas de varios tipos, el término de modificación "NOS" se usa para distinguir estos diversos carcinomas inespecíficos.

El carcinoma mucoepidermoide (una contracción de la terminología anterior "carcinoma epidermoide mixto y secretor mucoso") (De M y Tribedi B, 1939) es el tumor epitelial maligno más común de las glándulas salivales, pero es raro en la glándula lagrimal. La

---

[95] Jain IS y Rangbulla V, 1967; Malhotra GS et al, 1967; Sofinski SJ et al, 1986; Levin LA et al, 1991, con características oncocíticas; otros.

[96] Iniciales de la terminología inglesa que podemos traducir como "no especificado de otra manera".

histología revela que el carcinoma mucoepidermoide se compone de tres elementos celulares básicos: células epidermoides-escamosas, secretoras de mucosidad e intermedias, y estas últimas superan en número a los otros tipos de células en la mayoría de los tumores. Además, puede haber células columnares mezcladas, claras y ocasionalmente oncocíticas. Las células secretoras mucosas pueden ser grandes, ovoides o con forma de copa, y poseen un abundante citoplasma espumoso. En muchos tumores, la mucina intracitoplasmática solo es evidente con el uso de tinciones especiales, como la mucicarmina o el azul de Alcian. Las células mucosas de cualquier forma comprenden menos del 10% de la mayoría de los carcinomas mucoepidermoides (Auclair et al. 1992).

Mientras que ocasionalmente se encuentran focos de diferenciación sebácea en el adenocarcinoma, los casos primarios de carcinoma sebáceo de la glándula lagrimal son raros y hasta ahora sólo se han reportado seis casos (Shields JA y Font RL, 1974; Konrad EA y Thiel HJ, 1983; Rodgers IR, et al. 1991; Harvey PA, et al, 1994; Briscoe D et al, 2001; Yamamoto N et al, 2003). Se sabe que el adenocarcinoma ductal de las glándulas salivales es un tumor de alto grado, pero en la glándula lagrimal, solo se han descrito seis casos de este tipo de tumor[97]. Los pacientes tenían entre 47 y 68 años al momento del diagnóstico, y la mitad de los pacientes estaban libres de enfermedad después de la cirugía y radiación, mientras que dos tenían recurrencias locales y uno tuvo metástasis linfáticas durante el seguimiento.

El mioepitelioma es una entidad bien conocida en las glándulas salivales. Sin embargo, solo se han informado unos pocos casos de este tumor benigno en la glándula lagrimal[98]. Los pacientes tenían entre 23 y 88 años en el momento del diagnóstico, y con una escisión completa, el pronóstico parecía bueno, aunque el tumor puede tener la capacidad de

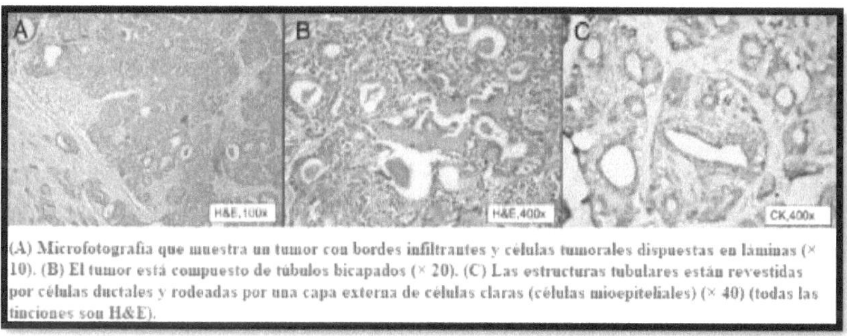

(A) Microfotografía que muestra un tumor con bordes infiltrantes y células tumorales dispuestas en láminas (× 10). (B) El tumor está compuesto de túbulos bicapados (× 20). (C) Las estructuras tubulares están revestidas por células ductales y rodeadas por una capa externa de células claras (células mioepiteliales) (× 40) (todas las tinciones son H&E).

transformarse a una forma maligna (Okudela K et al, 2000) y presentar recurrencias (Moret A et al, 2014). Se han informado de casos de trasformación mioepitelial de adenomas pleomórficos (Venkatesulu BP et al, 2015; otros).

Aunque es uno de los tumores benignos más comunes de las glándulas salivales, solo se ha informado un caso de tumor de Warthin de la glándula lagrimal (Bonavolonta G et al. 1997).

---

[97] Nasu M et al, 1998; Paulino AF y Huvos AG, 1999; Krishnakumar S et al, 2003; Kim MJ et al, 2008; Weis E et al, 2009

[98] Heathcote JG et al. 1990; Font RL y Garner A 1992; Ni C et al. 1992; Grossniklaus HE et al. 1997; Okudela K et al. 2000; Weis E et al, 2009; Singh G et al, 2012; Moret A et al, 2014.

Los tumores del tipo *oncocitoma* se encuentran habitualmente en las glándulas lagrimales y en la carúncula, siendo raros en la glándula lagrimal donde se han encontrado oncocitos, a veces formando un tumor[99].

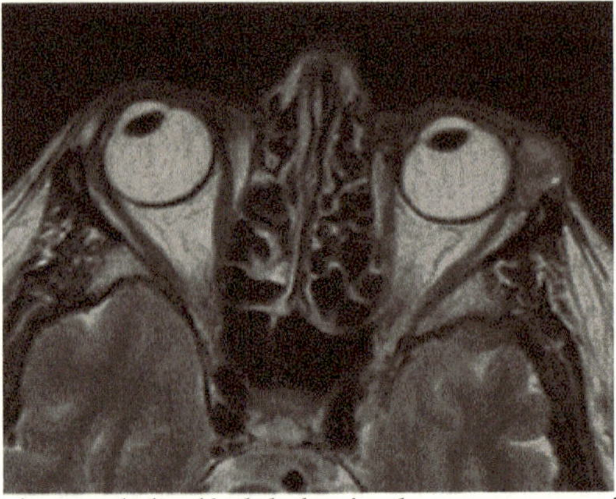

Los oncocitomas de la glándula lagrimal son tumores epiteliales benignos que surgen en el revestimiento celular ductal de las estructuras glandulares apocrinas. Tienden a crecer lentamente y los síntomas pueden variar desde una leve hinchazón del párpado sin molestias (como en el caso que se informa aquí) hasta proptosis con dolor intenso.

Se observan dos tipos de células en los oncocitomas: una célula de tipo columnar y otra célula de tipo poligonal. Estos dos tipos de células muestran una tinción eosinofílica

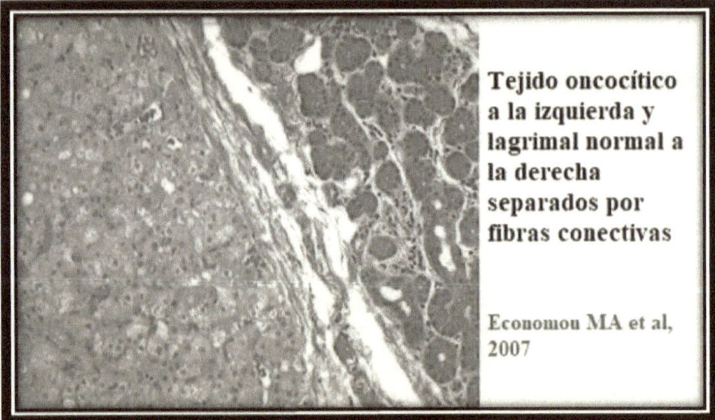

diferente del citoplasma de acuerdo con la densidad de las mitocondrias. El aumento de las mitocondrias en los oncocitos se ha interpretado como el resultado de la compensación de la anormalidad funcional (Hamperl 1962). Sin embargo, los detalles de este fenómeno aún son desconocidos. En cuanto al origen del tumor, informes anteriores indican que los oncocitomas en la glándula lagrimal se originan a partir de células acinares (Radnót, 1941).

---

[99] Böck y Schlagenhauff, 1938; Radnót, 1941; Beskid M y Zarzycka M, 1959; Böck y Feyrter, 1966; Biggs SL y Font RL, 1977; Riedel K et al, 1983; Hartman LJ et al, 2003; Calle CA et al, 2006; Economou MA et al, 2007; Archondakis S et al, 2009; Kim JY et al, 2010; Bernardini FP et al, 2010, en un paciente con neurofibromatosis; Timoney PJ et al, 2011; Aghaji AE, 2011; Fenelon EM, 2017; Mikkelsen LH, 2017.

Mikkelsen LH et al (2017) informó que la hibridación genómica comparativa basada en matrices demostró una ganancia de una copia del cromosoma 8 y la pérdida de una copia del cromosoma 22 como únicos desequilibrios genómicos en un caso de oncocitoma de la glándula lagrimal.

Las proliferaciones de células oncocíticas también pueden mostrar características malignas y convertirse en oncocitomas malignos. Riedel K et al (1983) describió a dos pacientes de 58 y 59 años respectivamente con un oncocitoma maligno (sinónimo: adenocarcinoma oxífilo) de la glándula lagrimal con extensión intracraneal. A pesar de la resección radical y la radioterapia postoperatoria, ambos pacientes fallecieron como resultado de metástasis hepáticas 6 meses y 2 años después de los síntomas iniciales. Una mujer de 81 años informada por Biggs SL y Font RL (1977) tenía un historial de proptosis de 6 meses debido a un adenocarcinoma oncocítico de la glándula lagrimal. El autor no proporcionó información de seguimiento. El informe de Calle (2006) describe a una mujer hispana de 40 años con un oncocitoma de la glándula lagrimal tratada con orbitotomía lateral y sin recurrencia tumoral después de 21 meses de seguimiento.

Tratamiento de los tumores epiteliales

Decidir el abordaje quirúrgico correcto para estos tipos de lesiones es probablemente una de las decisiones de tratamiento más críticas y puede salvar al paciente de una morbilidad y mortalidad innecesarias. Antes de la cirugía debe estudiarse cuidadosamente la localización exacta del tumor, el tamaño, la definición del borde, la extensión o infiltración y la consistencia. Las barreras orbitales, es decir, la periorbita y la órbita ósea, son estructuras importantes y deben preservarse durante la cirugía si es posible. La apertura inadecuada de una barrera puede permitir la propagación o siembra de células tumorales, y el enfoque general debe planificarse cuidadosamente antes de la operación. Es esencial la buena visualización de todas las estructuras durante la cirugía por lo que es muy conveniente el uso de binoculares de aumento con una iluminación incorporada adecuada, como un foco de fibra óptica y el microscopio quirúrgico. Una criosonda también es una herramienta útil que permite al cirujano ejercer tracción sobre la masa cuando la retira sin romper su superficie externa, lo que es muy útil en casos de adenoma pleomórfico.

La ecografía preoperatoria o la resonancia magnética del área preauricular y del cuello pueden ser útiles para diagnosticar la afectación de los ganglios linfáticos y deben realizarse antes de planificar la cirugía de tumores malignos.

Biopsia. Ya que he comentado que es útil la realización de biopsia intra-operatoria pero el enfoque quirúrgico para un tumor de la glándula lagrimal ha sido motivo de controversia debido a la confusión sobre la política de no biopsiar que se propuso tras la publicación de Font y Gamel en 1978[100]. Lo anterior dio como resultado una cirugía radical innecesaria o la imposibilidad de tomar decisiones tempranas con respecto a la cirugía ante cualquier masa de la glándula lagrimal interpretada en imágenes como posible adenoma pleomórfico. Lai T y col, (2009) reexaminaron el lugar de la biopsia incisional en el adenoma pleomórfico y encontraron una baja tasa de recurrencia donde se realizó. Las masas lagrimales se confunden fácilmente y se malinterpretan en las imágenes, y a veces se diagnostica por error un adenoma pleomórfico. Por lo tanto, se acepta que la biopsia incisional de masas de glándulas lagrimales es una opción, aunque el propio Lat et al (2009) afirma que debe considerarse con precaución. Sin embargo, hay

---

[100] Font RL y Gamel GW, 1978; Wright JE et al. 1979; Rose GE y Wright JE, 1992; Currie ZI y Rose GE, 2007.

consecuencias cosméticas y reconstructivas menos deseables después de la biopsia y la escisión secundaria del adenoma pleomórfico, incluida la extracción del tracto de la biopsia, lo que resulta en que la mayoría de los cirujanos de órbita siguen prefiriendo la escisión completa inicial.

La elección de cómo realizar una biopsia sigue siendo controvertida, ya que algunos cirujanos prefieren una biopsia con aguja a un enfoque abierto. Se ha demostrado que la biopsia con aguja fina de los tumores orbitarios es útil y confiable para hacer el diagnóstico (Tani E et al, 2006). El principal riesgo de la biopsia incisional o con aguja es la recurrencia y no la malignidad. El tumor benigno recurre al infiltrarse típicamente en los tejidos orbitarios y requiere exanteración orbitaria (Rose GE y Wright JE, 1994; Rose GE, 2009). La mayoría de los cirujanos prefieren un enfoque abierto, ya que permite la escisión completa en bloque de toda la masa en el caso de un adenoma pleomórfico, no deja un tracto de biopsia y proporciona material de diagnóstico adecuado para el patólogo. Potencialmente puede producirse la recurrencia tumoral del adenoma pleomórfico después de una biopsia con aguja fina, aunque los defensores de este método afirman que es poco probable (Kopp ED et al, 2010).

Antes de la biopsia y la cirugía, es importante verificar que el paciente no esté usando anticoagulantes o agentes antiinflamatorios no esteroideos. Una biopsia incisional de abordaje abierto se puede realizar fácilmente bajo anestesia local. Por lo general, se inyecta una pequeña cantidad (0.5–1.0 cc) de anestesia local subcutánea que contenga adrenalina (1: 100 000–200 000 unidades) en el área del pliegue del párpado superior y el área preseptal debajo del borde orbital. La adrenalina produce vasoconstricción y ayuda a evitar hemorragias innecesarias durante la cirugía. Se realiza una incisión lateral en el pliegue del párpado superior a través de la piel, el orbicular y el tabique hasta el borde orbitario lateral superior. Se hace una abertura en el tabique y la masa, que generalmente es palpable, se puede exponer utilizando el lado romo de un liberador perióstico para liberar los tejidos que lo recubren. A veces, la grasa preaponeurótica de la almohadilla de grasa media puede bloquear el abordaje inicial y deberá extirparse. Una vez que se expone la masa, se debe tomar una biopsia con cuidado para no dañar térmicamente el tejido ni aplastarlo con pinzas. El cuchillo creciente en ángulo recto se encuentra diseñado de manera que los bordes de la hoja cortan en todos los lados, y es útil para tomar la biopsia al permitir que el cirujano corte en tres direcciones y pueda levantar la muestra de la biopsia. Es útil usa una cánula de succión fina durante la biopsia para mantener una buena visualización del área en caso de sangrado. El sangrado del sitio de la biopsia se puede controlar después de que se haya obtenido el tejido utilizando diatermia bipolar o, adicionalmente, aplicando en el área una esponja con anticoagulante o ácido tranexámico.

Cuando se ha tomado suficiente tejido para la biopsia y se ha logrado una hemostasia meticulosa, se sutura la piel.

Cirugía. El abordaje quirúrgico clásico para los tumores de las glándulas lagrimales se realiza a través de una orbitotomía lateral con extracción de la pared lateral de la órbita. Este enfoque proporciona una buena exposición de la fosa de la glándula lagrimal y el área retrobulbar, lo que permite la extracción de toda la glándula lagrimal con la masa tumoral. Sin embargo, el abordaje abierto puede realizarse con mayor facilidad a través de una incisión transeptal del pliegue superolateral del párpado superior. Este enfoque extraperióstico tiene la ventaja de permitir la exposición y el examen macroscópico inicial de la masa, lo que puede ser diagnóstico por su aspecto, además de mantener intacta la barrera perióstica. Estos abordajes deben realizarse bajo anestesia general, pero es recomendable suplementarla con una inyección de anestésico local que contenga adrenalina por vía subcutánea. Esto evita hemorragias innecesarias y quemaduras de diatermia en el tejido circundante como ya se dijo. La escisión de un adenoma pleomórfico o una masa lagrimal a menudo se puede completar mediante el abordaje anterior (la técnica se describe a continuación). Los tumores de la glándula lagrimal generalmente se encuentran limitados anteriormente, en cuyo caso el abordaje anterior es suficiente, pero pueden tener una extensión orbitaria medio-posterior. El enfoque del pliegue del párpado superior se puede extender cuando sea necesario hacia una orbitotomía lateral permitiendo de esta manera una exposición más amplia y profunda a la órbita cuando sea necesario. La incisión extendida en el pliegue del párpado expone el borde orbitario lateral, y el periostio y el músculo temporal se pueden diseccionar desde la pared lateral hacia atrás hacia la fosa temporal. Esto se consigue utilizando un elevador libre perióstico y mediante la disección roma de la envoltura grasa en la fosa temporal. La periorbita se diseca cuidadosamente y de manera intacta del lado orbitario interno de la pared lateral, y del cigomático-temporal y cigomático-facial. Los vasos se cauterizan con unas pinzas bipolares. La pared lateral se abre con una sierra oscilante con una hoja en ángulo. El hueso se corta superiormente a 5 mm por encima de la sutura fronto-cigomática e inferiormente un poco por encima del arco cigomático. Unos retractores planos maleables protegen los tejidos durante el aserrado del hueso. El colgajo óseo cortado se retira y se almacena en solución salina. La periorbita se abre en forma de T con la parte superior de la T que se extiende horizontalmente a lo largo del borde orbitario. Independientemente del abordaje (anterior o lateral), se necesita diseccionar cuidadosamente la glándula lagrimal y puede ser útil una criosonda para sostenerla y aplicar una tracción suave durante la disección. En casos de adenoma pleomórfico, algunos cirujanos también extraen una capa de la mayor cantidad posible del tejido que rodea al tumor para realizar secciones congeladas y verificar que no hay tumor residual en la pseudocápsula. Una vez que se ha extirpado la masa o la glándula lagrimal, la periorbita puede cerrarse con suturas y el colgajo óseo puede suturarse nuevamente en su posición inicial utilizando una sutura absorbible 2.0 en la parte superior e inferior después de la colocación de un taladro en cada uno de los bordes del hueso. Rose GE (2009) publicó que no hubo tomas de biopsias inadvertidas en su serie de 76 casos desde que adoptó la política de extender el abordaje del pliegue del párpado hacia una orbitotomía lateral cuando fuese necesario.

Los tumores malignos de la glándula lagrimal deben, en caso de que la masa sea pequeña y circunscrita, extirparse por completo mediante resección en bloque local, generalmente a través de una orbitotomía lateral, que brinda una exposición máxima. En la mayoría de los casos, la cirugía se seguirá de radioterapia o quimioterapia.

La exanteración orbitaria se encuentra indicada cuando el carcinoma lagrimal es extenso y la masa se ha infiltrado más allá de su cápsula. Existe mucha controversia sobre cuánto contribuye la exanteración orbitaria al resultado del paciente. En este procedimiento, se extirpan total o parcialmente los contenidos de tejido blando orbitario. La eliminación completa de los párpados, los tejidos perioculares y el contenido de la órbita hasta el hueso se denomina exanteración total. En la exanteración subtotal, la piel, la conjuntiva y los párpados pueden quedar parcialmente libres o conservados. La exanteración para extirpar todo el tumor lagrimal maligno se puede extender hasta eliminar el hueso afectado cuando sea necesario. Debe descartarse preoperatoriamente la existencia de linfadenopatía preauricular o cervical en tumores malignos mediante examen clínico y de imágenes, ya que estos pacientes a menudo necesitan cirugía de disección del cuello para extirpar los ganglios afectados en el momento de la exanteración.

Tratamiento no quirúrgico

El tratamiento no quirúrgico incluye radioterapia, quimioterapia y agentes dirigidos molecularmente y pertenece clásicamente al arsenal de los tumores malignos. Sin embargo, un adenoma pleomórfico de la glándula lagrimal, que se clasifica como un tumor benigno, puede beneficiarse de la terapia médica contra el cáncer dado su potencia para recurrir. Además de para este tumor benigno agresivo, la terapia médica contra el cáncer juega un papel importante en el tratamiento de los tumores epiteliales malignos de la glándula lagrimal. La rareza de estos los tumores epiteliales malignos significa que la probabilidad de obtener datos aleatorios para guiar las decisiones de tratamiento adicionales es baja. Como tal, muchas decisiones de tratamiento se extrapolan de tumores con la misma histología pero de otros lugares del cuerpo. El motivo de lo anterior deriva del hecho de que los tumores epiteliales de la glándula salival y lagrimal comparten un origen embriológico y una morfología comunes. Actualmente, el estándar de atención en pacientes con tumores epiteliales malignos de la glándula lagrimal en la presentación inicial es la cirugía con o sin radioterapia postoperatoria. El papel de la terapia sistémica generalmente se ha dejado para el entorno metastásico. Los tumores epiteliales de la glándula salival se dicotomizan comúnmente en carcinoma quístico adenoideo y carcinoma quístico no adenoideo dado el comportamiento clínico peculiar del carcinoma adenoide quístico (Razak AR et al, 2010).

- *Radioterapia.* El tratamiento primario del adenoma pleomórfico de la glándula lagrimal es la cirugía, pero la radiación puede ser necesaria si el tumor no es susceptible de ella. Según los datos obtenidos en pacientes con adenoma pleomórfico de la glándula salival, también se debe recomendar la radioterapia para mejorar el control local en pacientes con tumores resecables incompletos y/o recurrencias multifocales (Mendenhall et al. 2008).

La cirugía y la radioterapia postoperatoria se usan comúnmente como tratamiento local inicial tanto en el carcinoma quístico adenoideo como en otros tumores epiteliales malignos de la glándula lagrimal (Tabla) (Garden et al. 1995). En pacientes con alto riesgo de recurrencia, la quimioterapia concomitante basada en el platino, que se usa ampliamente en otros cánceres de cabeza y cuello, como el carcinoma de células escamosas, podría agregarse a la radioterapia posoperatoria en un intento de mejorar la radiosensibilidad en ambos tipos de tumores malignos.

Régimen y dosis de radioterapia

Adenoma pleomórfico

Radioterapia exclusiva Resección incompleta	70 Gy; 2Gy/día; 5 días/semana
Adyuvante Invasión de márgenes	66Gy: 2 Gy/día; 5 días/semana

Carcinoma quístico adenoideo

Exclusiva	74-76Gy; 1´8 Gy/día; 5 días/semana
Resección incompleta	66-70 Gy; 1´8 Dy/día; 5 días/semana

Adyuvante, resección completa	55-60 Gy; 1´8 Gy/día; 5 días/semana

Tumores malignos no carcinoma quístico adenoideo

Radioterapia exclusiva Resección incompleta	70 Gy; 2 Gy/día; 5 días/semana
Adyuvante	
N0	50 Gy; 2 Gy/día; 5 días/semana
N+ extensión extracapsular -	60 Gy; 2 Gy/día; 5 días/semana
N+ extensión extracapsular -	66 Gy; 2 Gy/día; 5 días/semana

Se debe proponer radioterapia exclusiva con o sin cisplatino concomitante a pacientes no aptos para cirugía o que alberguen tumores que no se puedan extirpar quirúrgicamente debido a su situación. Para los pacientes con pocas metástasis a distancia, la cirugía o la radioterapia deben discutirse siempre que sea posible. La elección entre cirugía y radioterapia dependerá de la viabilidad, la morbilidad asociada y la eficacia potencial.

- Quimioterapia:

Carcinoma quístico adenoideo: las antraciclinas y los compuestos de platino parecen ser los agentes quimioterapéuticos más activos[101]. Para los pacientes con un carcinoma adenoide quístico irresecable en la presentación debido a una alta carga tumoral, se debe considerar el uso de quimioterapia intravenosa con cisplatino y una antraciclina antes de cualquier terapia locorregional. Si bien se han informado respuestas alentadoras con la quimioterapia neoadyuvante intraarterial en el carcinoma quístico adenoide localmente avanzado de la glándula lagrimal (Meldrum et al, 1998; Tse DT, 2005; Tse DT et al, 2006), esta estrategia se asocia con una toxicidad sustancial. Para los pacientes con carcinoma adenoide quístico metastásico no susceptible de cirugía o radioterapia, la quimioterapia puede desempeñar un papel basado en su eficacia en el carcinoma adenoide quístico no lagrimal. En este contexto, los medicamentos deben administrarse como monoterapia para reducir la toxicidad.

Los compuestos de platino y los taxanos son los fármacos más activos en los tumores malignos epiteliales no carcinoma quístico adenoide de la glándula lagrimal. Para los pacientes con tumores que no son resecables en la presentación debido a una alta carga tumoral, se debe discutir el uso de la quimioterapia intravenosa con carboplatino y paclitaxel. La combinación de carboplatino-paclitaxel también debe usarse como la primera opción en pacientes con enfermedad metastásica, ya que el papel de la cirugía o la radiación es anecdótico en este contexto.

El alcance limitado del uso de quimioterapia en el carcinoma adenoide quístico no lagrimal ha llevado a centrarse en agentes dirigidos molecularmente que desencadenan vías de señalización específicas que se consideran críticas para el crecimiento tumoral. Los agentes dirigidos molecularmente han demostrado una eficacia significativa en varios

---

[101] Licitra L et al, 1991; Vermorken JB et al, 1993; Verweij J et al, 1996; Airoldi M et al, 2000-1; Gilbert J et al, 2006; Laurie SA y Licitra L, 2006; van Herpen et al, 2008; Laurie SA et al, 2010.

tipos de tumores. Además, se han identificado varios receptores transmembrana sobre-expresados y/o aberrantes con potencial oncogénico en el carcinoma adenoide quístico.

Tumores de las glándulas de Krause y Wolfring (glándulas lagrimales accesorias)

Son muy raros. Los tumores de las glándulas lagrimales accesorias fueron descritos por primera vez por Wolfring y Krause en el siglo XIX. En la primera literatura se describieron varios casos como verdaderos adenomas[102]. Los tumores más frecuentes de las glándulas lagrimales accesorias son el adenoma pleomórfico seguido del carcinoma quístico adenoide[103]

Los tumores en los párpados se presentan como una masa nodular o quística de crecimiento lento que puede confundirse con un quiste benigno, chalazión o incluso una neoplasia epitelial del párpado[104]. El tumor también se puede evidenciar en el párpado superior por encima del nivel del tarso. El cuadro histológico de los primeros casos mostraba anastomosis de túbulos ramificados habitualmente delineados con una capa simple de células cúbicas que a veces da paso a una doble capa irregular. El estroma suelto se diferencia ampliamente de la densa pseudo-cápsula tumoral que está formada de tejido tarsal.

Fuch (1878) describió un gran tumor ovalado fijado a la lámina tarsal del párpado superior que mostraba histológicamente un origen mixto, parte fibroso, parte "condromatoso" y parte adenocarcinomatoso; Ischreyt (1906) y Jain BS (1964) describieron tumores que parecían tener una etiología similar; Kapoor S et al (1978) describieron un gran adenoma pleomórfico que probablemente se originó de una glándula de Wolfring; Tong JT et al (1995), Alyahya GA et al (2006) informaron de casos similares. Es probable que sean de una naturaleza similar a los encontrados ocasionalmente en otros lugares del párpado. Freydinger JE y Duhig JT (1964) describieron una lesión maligna presentada como un chalación en el párpado inferior; Dithmar S et al (2000) informó de un caso de carcinoma mucoepidermoide de una glándula lagrimal accesoria con invasión orbitaria; Paarlberg JC et al (2007) informó de un carcinoma quístico adenoide, también mal-diagnosticado como chalación del párpado inferior, con un probable origen en una glándula lagrimal accesoria; Font RL et al (2008) informó de tres casos de carcinoma quístico adenoide de la conjuntiva originado de las glándulas lagrimales accesorias.

Se sabe que se presentan islotes de tejido glandular lagrimal ectópico en áreas donde normalmente no se ven y en ocasiones pueden desarrollar tumores que tienen la estructura histológica típica de tumores lagrimales mixtos benignos y, con mucha menor frecuencia, malignos como algunos de los comentados anteriormente. Green y Zimmerman (1967) reunieron 35 casos de estos tumores; muchos de ellos se encontraron en la conjuntiva bulbar, a veces invadiendo la córnea e incluso en el interior del ojo.

Es interesante que en algunos tumores se producen cambios inflamatorios, quizás debido al éxtasis de los productos segregados que pueden producir quistes y una reacción inflamatoria, ambos conducentes a la aparición de una proptosis.

Tumores linfo-reticulares

La naturaleza pluripotencial de las células del sistema retículo-endotelial puede dar origen a varios tipos de tumores, pero la afectación de las glándulas lagrimales es relativamente

---

[102] Salzmann, 1891; Rumschewitsch, 1890; Markbreiter, 1908; Morax, 1926.

[103] Pecorella I y Garner A, 1997; Østergaard J et al. 2011; Mulay K et al, 2018.

[104] Font RL et al. 2008; Kim UR et al. 2010; Østergaard J et al. 2011; Ali HJ et al. 2012; Palioura et al. 2013

rara. Incluye a la hiperplasia linfoide reactiva, la participación en neoplasias del sistema hematopoyético con agregaciones reticulares histiocíticas o linfomatosas, a linfomas benignos apareciendo en ausencia de cualquier discrasia sanguínea, o en el linfosarcoma maligno invasivo, en este punto es conveniente recordar que el término linfosarcoma se encuentra actualmente en desuso. Las proliferaciones linfoideas representan entre un 10 y un 15% de todas las lesiones ocupantes de espacio en la órbita (Bleeker GM et al, 1975; Tewfik NH et al, 1979; Knowles DM y Jacobiec FA, 1982; otros).

Es rara una neoplasia localizada del tejido linfoide en la glándula lagrimal (Pfingst AO, 192; Heath, 1949; MacDonald, 1949; otros). En líneas generales los linfomas son tumores originados de los linfocitos; se clasifican en dos grandes grupos: linfomas Hodgkin y no-Hodgkin; de estos últimos existen más de 30 subgrupos que en general se dividen en: 1) Indolente o de bajo grado: las células tumorales se dividen y multiplican lentamente, lo cual dificulta el diagnóstico inicial. Los pacientes con linfoma indolente pueden llegar a vivir muchos años con la enfermedad, aunque el tratamiento habitual no puede curarlo en sus estadios avanzados. 2) Agresivo o de alto grado: las células tumorales se dividen y multiplican rápidamente. En este caso, si no recibe tratamiento a tiempo, la enfermedad puede ser mortal en un plazo de seis meses a dos años. La OMS tiene una clasificación más detallada.

A pesar de la mejora en los métodos diagnósticos y de clasificación aún es interesante el caso informado por Shields JA et al (1986) de un hombre de 72 años que desarrolló una masa de crecimiento lento afectando a la glándula lagrimal izquierda. La biopsia escisional reveló un tumor linfoplasmocitoide que, según las técnicas de inmuno-histoquímica, se trataba de una proliferación monoclonal, que expresaba IgM citoplasmática lambda. Sin embargo, la inmunoelectroforesis de proteínas séricas reveló un pico monoclonal en la región de gammaglobulina con IgG lambda. El paciente todavía se encontraba sano sin evidencia de linfoma casi diez años después del reconocimiento inicial de la masa de la glándula lagrimal.

Los linfomas orbitarios se observan con mayor frecuencia en pacientes de edad avanzada entre los 44 años (Lee JL et al, 2005) y los 64 años (White WI, et al, 1995). Se ha observado, en investigaciones previas, que las mujeres con proliferaciones linfoides anexiales oculares superan en número a los hombres, en contraste con el linfoma no Hodgkin, que en general afecta a los hombres con más frecuencia que a las mujeres (Knowles DM y Jacobiec FA, 1980; Medeiros LJ y Harris NL, 1989; Knowles DM II, et al, 1990). Sin embargo, el informe posterior de Lee et al muestra que las mujeres son superadas en número por los hombres (Lee JL et al, 2005).

En el grupo extraganglionar de linfomas se incluye el linfoma de células B de la zona marginal del tipo MALT (tejido linfoide asociado a la mucosa) o linfomas MALT.

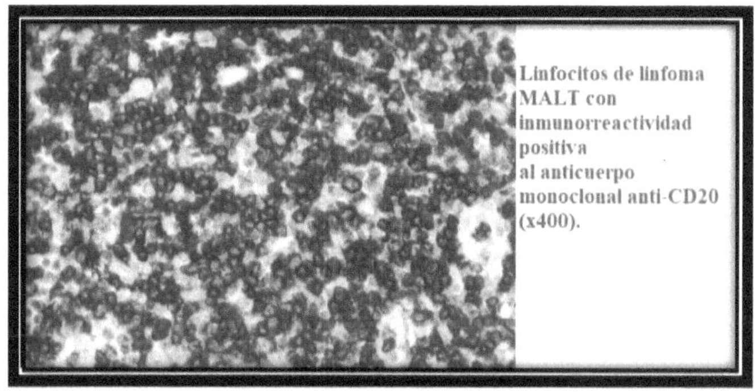

Histológicamente, la mayoría de los linfomas orbitarios son de origen MALT, pero la glándula lagrimal es el sitio de mayor rareza de presentación. Las características histopatológicas y clínicas del linfoma de células B de bajo grado de MALT se encuentran bien descritas en el artículo realizado por Li et al (Li G et al, 1990), de acuerdo con los criterios descritos por Issacson PG y Norton AJ (1994).

En órganos normalmente desprovistos de MALT, se puede adquirir tejido linfático como resultado de un trastorno inflamatorio o autoinmune crónico, por ejemplo en el síndrome de Sjogren. Algunos informes no están de acuerdo sobre si el linfoma MALT puede ocurrir como una enfermedad primaria, o como una enfermedad primaria y secundaria en los anexos oculares (White WL et al, 1995; 15). Sin embargo, sí se está de acuerdo que los pacientes con linfoma anexial ocular primario tienen un mejor resultado que aquellos con enfermedad secundaria (Medeiros LJ y Harris NL, 1989; Knowles DM II y otros, 1990; White WL y otros, 1995).

Con respecto a los síntomas clínicos, los informes (Jenkins C et al, 2003) muestran que la mayoría de los pacientes examinados presentaban una masa, hinchazón o blefaroptosis, o una combinación de estos que refleja la participación de la estructura anterior, incluida la glándula lagrimal. Los hallazgos de la TC y la RM son importantes en el análisis de los infiltrados linfoides orbitarios y de los anexos. La afectación de la glándula lagrimal generalmente se identifica como un agrandamiento difuso y un alargamiento axial de la glándula, que se ajusta al contorno del globo (Weber AL et al, 1996). En la RM ponderada en T1, las lesiones linfoproliferativas tienen baja intensidad de señal, mientras que en las imágenes ponderadas en T2 la intensidad de la señal es baja o intermedia debido al aumento de la celularidad de la masa (Weber AL et al, 1996). Además, es obligatorio la tomografía computarizada del tórax, el abdomen y la pelvis para garantizar una estadificación correcta que se proporciona en términos de estadio clínico, generalmente de acuerdo con la clasificación de Ann-Arbor (Garbone PP et al, 1971). Fung CY et al (2003) también informaron que el 19% de los pacientes con linfoma MALT de los anexos oculares tenían enfermedad en estadio III o IV en el momento del diagnóstico.

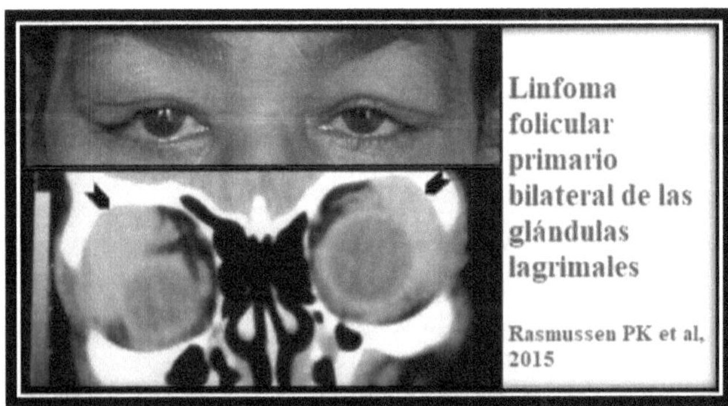

Los linfomas MALT anexiales oculares en general, como sus contrapartes en otros sitios del cuerpo, tienden a permanecer localizados durante períodos prolongados y, cuando se diseminan, el sitio de recidiva es otro sitio típico de MALT. El pronóstico está estrechamente relacionado con la etapa clínica en la presentación, los pacientes con enfermedad diseminada tienen peor pronóstico que aquellos con enfermedad localizada (Weber AL et al, 1996).

Aunque no se observó en estudios más grandes, una serie más pequeña sugirió que el linfoma de la glándula lagrimal presenta un mayor riesgo de enfermedad sistémica posterior que la enfermedad orbitaria (White VA et al, 1996).

Al igual que los linfomas no Hodgkin en otros sitios, la cirugía sola no debe emplearse como el tratamiento principal del linfoma MALT de los anexos oculares. Se ha informado que la radioterapia es muy efectiva en el linfoma MALT de los anexos. Fung et al (2003) mostraron una relación dosis-respuesta significativa en el linfoma MALT de los anexos oculares; la tasa de control local a 5 años fue del 86% para menos de 30 Gy y del 100% para 30 Gy o más.

El **linfoma folicular** es la neoplasia de células B de bajo grado más común y afecta principalmente a sitios nodales (linfáticos). Aproximadamente el 10% de los linfomas foliculares surge en un sitio extranodal. Este subgrupo de linfomas foliculares difiere de los linfomas foliculares nodales respecto a sus características histopatológicas, genéticas y clínicas[105]. La región ocular anexial que se corresponde a la órbita, los párpados, la conjuntiva, la glándula lagrimal y el saco lagrimal, es una región extranodal. El linfoma folicular es relativamente común en esta región, representando el 23% de todos los linfomas anexiales oculares en los Estados Unidos (Ferry JA et al. 2007). En Europa occidental y Asia, sólo del 5 al 10% de todos los linfomas en esta región anatómica se corresponde con un linfoma folicular. Se ha descrito que el linfoma folicular anexial ocular presenta características morfológicas e inmunofenotípicas similares al linfoma folicular nodal (Ferry JA et al. 2007). Además, la genética de los linfomas foliculares anexiales oculares no se encuentra demasiado bien caracterizada. La translocación cromosómica t (14; 18) (q32; q21), que involucra al gen pesado de inmunoglobulina (IGH) y el gen BCL2, es el sello genético del linfoma folicular con una prevalencia de aproximadamente el 85%. Se han informado tasas variables de t (14; 18) en linfomas foliculares extranodales que ocurren en diferentes sitios anatómicos (Goodlad JR et al. 2004; Weinberg OK et al. 2009; Yanai S et al. 2010), lo que viene a indicar diferencias específicas del sitio.

La mayoría de los pacientes son de mediana edad y ancianos (Weinberg OK et al. 2009; Fernández de LC et al. 2011; Rasmussen PK et al, 2015). Curiosamente, las mujeres son notablemente más frecuentes en el grupo de pacientes con linfoma folicular que se origina en la región ocular anexial que en otros sitios extranodales[106]. Además, la glándula lagrimal se encuentra más relativamente afectada en comparación con la órbita y la conjuntiva, lo que contrasta con el subtipo de linfoma anexial ocular más común, el linfoma de la zona marginal extranodal, que parece estar localizado con menos frecuencia en la glándula lagrimal (Ferry JA et al. 2007; Sjo LD et al. 2008).

La tasa de supervivencia general sugiere un pronóstico relativamente bueno para la mayoría de los pacientes, de acuerdo con series extranodales recientes (Weinberg OK et al. 2009; Pugh TJ et al. 2010; Rasmussen PK et al, 2015). Curiosamente, no hubo diferencias en la supervivencia entre pacientes con linfoma primario, diseminado y recidivante, lo que indica que el sistema de estadificación de Ann Arbor tiene menos valor pronóstico en la serie de Rasmussen PK et al, 2015, lo que probablemente se deba a la naturaleza indolente del linfoma folicular.

---

[105] Goodlad JR et al. 2004; Weinberg OK et al. 2009; Yanai S et al. 2010; Fernández de LC et al. 2011
[106] Damaj G et al. 2003; Weinberg OK et al. 2009; Fernández de LC et al. 2011; Rasmussen PK et al, 2015

La radioterapia con dosis en el rango medio de 20 Gy proporciona un excelente control de la enfermedad en pacientes con linfoma ocular anexial primario con una tasa de supervivencia específica de la enfermedad del 100%, 5 y 10 años después del diagnóstico. Del mismo modo, los pacientes con una recaída localizada tuvieron un resultado favorable[107]. Se ha encontrado que rituximab mejora la supervivencia de pacientes con linfoma folicular diseminado (Marcus R et al. 2008; Vidal L et al. 2011).

La **enfermedad de Hodgkin** ocasionalmente se asocia con una tumefacción crónica de las glándulas lagrimales, a veces con hinchazón de la parótida y glándulas salivares, y habitualmente con un agrandamiento similar de los ganglios linfáticos cervicales, submaxilares y finalmente mediastínico y de otras localizaciones. Ocasionalmente estas hinchazones pueden ser de un tamaño enorme. Histopatológicamente participan una amplia variedad de células, particularmente las células de Reed-Stemberg, y son similares en estructura al crecimiento destructivo invasivo que puede afectar a otras partes corporales como esternón, clavículas o vértebras.

Otros tumores de la glándula lagrimal son más raros.

- Un *angioma* es de una rareza excepcional pero se ha informado en infantes[108]. Los tumores informados son pequeños, indoloros, reducibles a la presión y no originan proptosis. Histológicamente muestran las características de un angioma capilar o cavernoso con tejido glandular normal interrumpido por capilares dilatados o grandes vasos o espacios linfáticos delineados por células endoteliales. Slem G e Ilçayto R (1972) informó de un hemangioma cavernoso de la glándula lagrimal en un hombre de 65 años de edad. Coombes AG et al (1997) informó de un hemangioma epiteloide (hiperplasia angiolinfoide con eosinófilos) en la glándula lagrimal de una mujer de 77 años de edad y Char DH et al (2010) de un hemangioma cavernoso intra-glandular.

En la fosa lagrimal se ha informado de la presencia de un hemangioendotelioma benigno (Canavan YM y Logan WC, 1979). En esta misma localización Seiff SR et al (1986) informó de la presencia de un hemangioma cavernoso que fue confundido con un tumor mixto benigno al producir proptosis y como tal se planeó la cirugía pero la histología confirmó su naturaleza.

- Un caso aparentemente único de un *melanoma* encapsulado originado en la fosa de la glándula lagrimal fue el informado por Rama G (1953) en un hombre de 75 años de edad después de una contusión severa; el tejido glandular no se encontraba afectado y las células pigmentadas eran fusiformes; Rama lo denominó "melanoma sarcomatodes". Tewari M et al (2012) informó de otro caso.

- Wilson (1935) informó de un tumor con un origen congénito en la región lagrimal que se extirpó con facilidad, consistente en una malla de fibras nerviosas mielínicas intercaladas con grandes células ganglionares y conteniendo isletas de tejido lagrimal normal. El tumor se interpretó como un *ganglioneuroma* probablemente originado de elementos simpáticos de la glándula lagrimal.

---

[107] Fung CY et al. 2003; Guadagnolo BA et al. 2006; Pugh TJ et al. 2010; Rasmussen PK et al, 2015
[108] Patry, 1929; Scardapane, 1930; von Szabó, 1932; Meisenbach, 1940; Polychronakos, 1953; Başar D y Özman M, 1966; Kargi S et al, 2001.

- El término *coristoma* se utiliza para describir diferentes crecimientos de tejido normal en una localización anómala. Ya hemos descrito la presencia de tejido lagrimal en diferentes localizaciones, pero sólo he podido encontrar un caso de coristoma en la glándula lagrimal; es el informado por Gogi R et al (1978) con la presencia de un coristoma cartilaginoso en la glándula lagrimal izquierda de una niña de 5 años de edad.

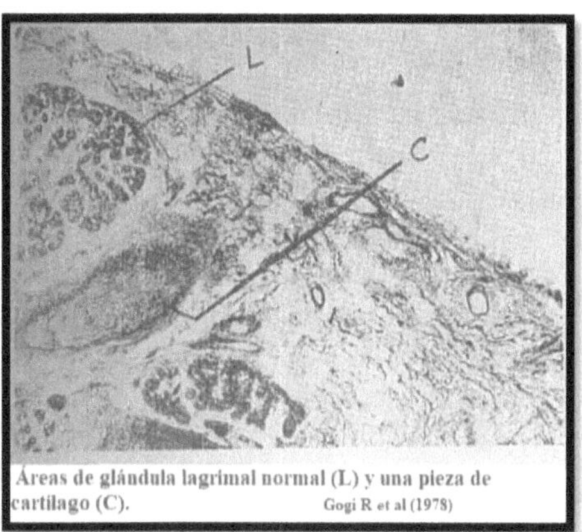

Áreas de glándula lagrimal normal (L) y una pieza de cartílago (C). Gogi R et al (1978)

Los **tumores secundarios** pueden producir una masa en o alrededor de la glándula lagrimal; se han informado muchos tipos secundarios en este lugar como neurofibroma plexiforme, schwanoma maligno, meningioma, hemangio-endotelioma, hemangio-pericitoma, rabdomiosarcomas y extensiones directas de tumores de tejidos vecinos. Muy raramente se presentan metástasis de carcinomas originados en otros lugares corporales.

Tumores de los canalículos

Los tumores de los canalículos de ninguna manera son comunes. Lo más habitual es un pseudo-tumor inflamatorio –un granuloma- asociado con una canaliculitis de alguna duración.

- *Granulomas inespecíficos: pseudo-tumores*

Pueden ocurrir cuando un irritante ha actuado durante algún tiempo, como en presencia de infecciones micóticas o cuerpos extraños, o después de traumas como los sondajes; en estos casos y en ocasiones pueden sobresalir a través del punto pólipos granulomatosos de un tamaño considerable comprimiendo el canalículo y vegetando sobre el margen ciliar del párpado[109]. Pueden faltar los síntomas, aparte de los de la enfermedad inflamatoria asociada pero como regla la presión sobre el canalículo exprime pus de la hinchazón y su aspecto es desagradable. Ahn HB et al (2009) informó de un caso de canaliculitis con una masa similar a un papiloma causada por un tapón de colágeno no absorbido que se había colocado 3 años antes.

Patológicamente no es un verdadero pólipo epitelial sino agregaciones de tejido inflamatorio crónico, frecuentemente de un carácter mixomatosos, infiltrado con linfocitos y células plasmáticas, y cubierto por un epitelio irregular; en ocasiones pueden ser muy vasculares recordando a un granuloma telangiectásico (Scheerer, 1931).

- *Papiloma*

Los papilomas formando verdaderos pólipos ya fueron señalados por los primeros escritores como Demains AP (1818) y Desmarres (1854), y posteriormente aparecieron otros informes[110]. En algunos casos la causa es viral.

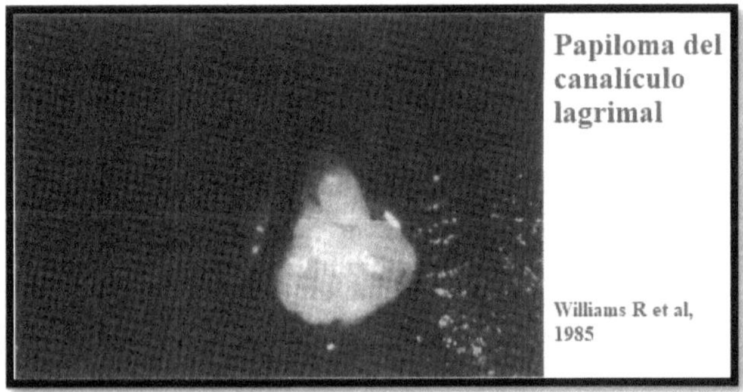

En estos casos no existe un historial de inflamación, ni sale pus por el punto con la expresión, lo único es una historia de epífora siguiendo a una hinchazón sobre el canalículo y un aspecto desagradable del punto a través del cual apunta finalmente un tumor pequeño, firme y rojo. Estos tumores pueden ser múltiples –en el caso de Aubineau

---

109 Wegner, 1926, en actinomicosis; Serna, 1926, con una pestaña retenida; Fazakas, 1937, después de cauterización; Nicholls, 1938 y Redi, 1947 en casos de tracoma antiguo; Nath K et al, 1967; Werb A, 1971; otros.

110 Ayres SC, 1903; Libby GF, 1904; Juler FA, 1915; Aubineau E, 1923; Nicoletti G, 1926; Fazakas, 1937; Burke JW, 1938; Bonomi L y Cricchi M, 1961; Anderson DR, 1967; Camara J y Quintana M, 1975; Maruko H y Nakagawa T, 1977; Coticelli L et al, 1978; Williams R et al, 1985; Slade CS et al, 1988; otros.

E (1923) habían tres. La mayoría de los casos informados no se relacionan con papilomas conjuntivales o del saco lagrimal (Williams R et al, 1985) y suelen ser unilaterales.

Patológicamente representan verdaderas neoplasias consistentes en un núcleo de tejido conectivo muy vascularizado cubierto por un epitelio estratificado proliferativo a veces

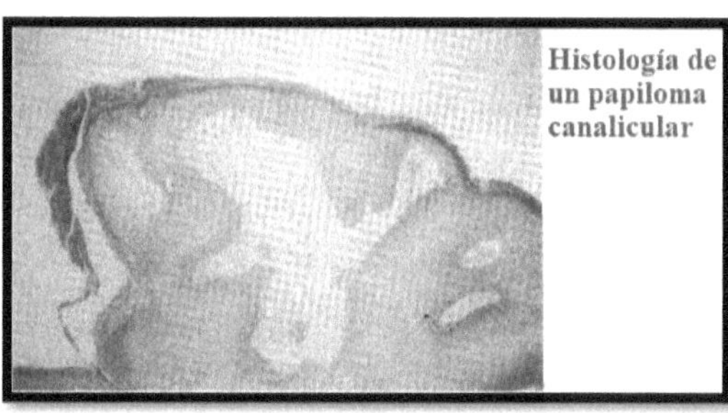

de 20 a 30 capas de grosor.

El tratamiento de todos los pólipos, tanto inflamatorios como neoplásicos, es su extirpación después de escindir el canalículo; después de lo cual se debería recanalizarlo mediante sutura o reconstrucción. También es efectiva la crioterapia (Williams R et al, 1985)

El pronóstico es bueno, aunque existen recurrencias.

Wilson (1930) describió un nevo del punto inferior cuyos labios se encontraban hinchados y erosionados; la pápula tenía un color marrón oscuro y el canalículo se encontraba enterrado en un tejido conectivo denso invadido por una masa de células con gránulos de pigmentos intra- y extra-celulares. Nevo (1947) describió un nevo papilomatosos y Ehara Y et al (2015) un nevo azul.

Los tumores malignos de los canalículos son extremadamente raros. Contino (1924) informó de dos casos, uno de los cuales describió como epitelioma y el otro como linfangio-endotelioma.

Los tumores secundarios comúnmente invaden los canalículos por extensión desde los párpados, de los cuales los más habituales son los epiteliomas.

Tumores del saco lagrimal

Los tumores del saco lagrimal son raros y, aunque la literatura data más allá de las *Mémoires* de Janin (1772) y contiene contribuciones de Neiss (1822), Desmarres (1854) y von Graefes (1894), no es grande y la mayoría de las referencias se datan relativamente recientes. El asunto fue resumido inicialmente por Lagrange (1904) y Pokrowsky (1912); Strada y Urrets Zavalía (1925) reunieron 25 casos publicados; Urrets Zavalía y Obregón Oliva (1935) llegaron a 43 casos; Penman y Wolff (1938) elevaron el número a 64; Jones IS (1956) a más de 100, Radnót M y Gàll J (1966) a 184 y Parma DN y Rose GE (2003) a 300. Pirodda (1962) informó de 75 casos de tumores malignos en la literatura; desde entonces se han informado de muchos casos más.

De los 184 casos revisados por Radnót M y Gàll J (1966), 46 fueron pseudo-tumores o granulomas inflamatorios; de los 138 tumores 86 eran de tipo epitelial (22 benignos, 64 malignos), 31 eran tumores mesenquimales (5 benignos, 26 malignos), 6 tumores pigmentarios y 15 reticulosis. Los tumores epiteliales son los más comunes entre las verdaderas neoplasias (Harry J y Ashton N, 1968).

Cuadro clínico. Desde un punto de vista clínico el aspecto presentado por la inmensa mayoría de los tumores son tan parecidos que es imposible realizar un diagnóstico diferencial hasta la biopsia; el cuadro clínico presentado por un pólipo, tanto si se trata de un granuloma de origen inflamatorio como de un papilomata de una verdadera naturaleza neoplásica, es indistinguible, ni se puede diferenciar un tumor simple temprano de un crecimiento maligno hasta que el último es traicionado por su carácter al extenderse más allá de los confines del saco. Por lo tanto describiremos el cuadro general presentado por estos tumores y luego discutiremos detalles peculiares de cada uno de ellos.

Los *tumores simple* –tipificado en los pólipos lagrimales- atraviesan dos fases clínicas, la que simula una dacriocistitis y los de una obvia formación tumoral, a lo que en raras ocasiones puede añadirse una tercera fase, la de una *extensión visible.*

Como en la nariz, los pólipos lagrimales habitualmente aparecen después de la existencia de una inflamación crónica del saco de larga evolución y ha recaído en un escenario de supuración crónica donde se puede exprimir pus o moco purulento desde el punto lagrimal; en algunos casos existe un absceso pre-lagrimal (Pokrowsky, 1912) o incluso aparecer una fístula (Strzeminski, 1900). Otras veces pueden faltar las descargas pero se puede expulsar sangre (Hird, 1932); en todos los casos una epífora constante y de largo historial sugiere una estenosis inflamatoria por lo que el paciente es casi invariablemente tratado y con frecuencia el tumor se descubre durante la cirugía realizada para tratar la presunta enfermedad inflamatoria. En esta fase la vía puede ser permeable; puede pasar una sonda pero con menos frecuencia, y ha ocurrido que al pasarla empuje delante de ella un pequeño pólipo hacia la nariz. Más tarde aparece una hinchazón en el área lagrimal, tanto sólida como fluctuante, que puede ser parcial pero nunca completamente reducible; en esta fase el cuadro clínico recuerda a un mucocele o al cuadro más raro de un quiste o un divertículo. Falta el dolor y la sensibilidad no es marcada y, aunque la piel puede encontrarse ligeramente enrojecida (Dupuy-Dutemps, 1929), habitualmente es normal. El tumor permanece así más o menos estable con un crecimiento lento en tamaño, hasta que se elimina quirúrgicamente. No obstante, en ocasiones el pólipo crece a lo largo del canalículo y asomar por el punto inferior (Desmarres, 1854); con menos frecuencia el crecimiento distiende el canal lagrimal y aparece en la fosa nasal a la que finalmente puede bloquear (Janin, 1772). Finalmente, se debe recordar que los papilomas tienen tendencia a malignizarse en cuyo caso el cuadro clínico cambia completamente; en realidad, es posible que todos los tumores epiteliales formen una única serie de varios grados de malignidad.

Como cabría esperarse los pólipos en el saco se asocian frecuentemente con pólipos en la nariz que, aunque mucho más comunes, tienen la misma etiología y patología.

Tumores malignos –preponderantemente epiteliomatas y sarcomatas- tienen la misma historia clínica inicial y evolucionan a través de tres etapas a saber una primera de *aparentemente una dacriocistitis,* con epífora; seguido de la *formación de una tumoración* y una última de *extensión.* La fase que simula una dacriocistitis puede prolongarse durante un tiempo considerable –varios años en un epitelioma (Genet, 1936), dos años en un linfosarcoma (Rollet, 1906). Aunque las vías son con frecuencia permeables y a veces se cateterizan, el lagrimeo es constante, posiblemente a causa de la insuficiencia del saco lagrimal debida a la pérdida de elasticidad de sus paredes por la infiltración. El dolor, aunque ocasionalmente presente (Strada y Urrets Zavalía, 1926) rara vez es importante; pero una descarga sanguinolenta por el punto tras presionar el saco siempre se debe considerar como un signo significativo, y un sangrado tras sondaje o lavado, un signo particularmente ominoso (Duke-Elder, 1971; Flanagan JC y Stokes

DP, 1978). Posteriormente aparece la tumoración que puede ser tardía en su desarrollo; y en cualquier etapa hasta este momento puede emprenderse cirugía tanto para una enfermedad inflamatoria o para un posible tumor si se sospecha la neoplasia. Finalmente, la *extensión* comienza a vindicar la naturaleza maligna de la enfermedad. La extensión perióstica conduce a una hinchazón edematosa fluctuante que puede simular una pericistitis crónica, para finalmente afectarse la piel y producirse su ulceración; el desarrollo de adenopatías se dirige hacia los ganglios pre-auriculares, submaxilares y

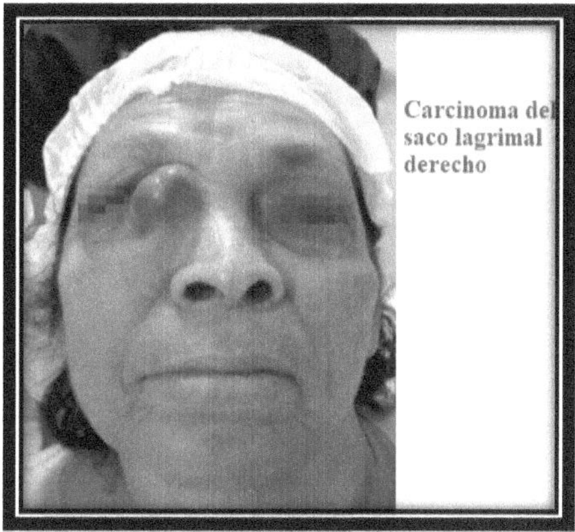

cervicales, y pueden aparecer metástasis aunque son raras.

Más habitual, si la enfermedad no se trata, es que la extensión local sea lo más prominente –destrucción ulcerativa de la cara, el etmoides y senos paranasales, el paladar óseo, la órbita y, finalmente, la extensión intracraneal. En ambos tipos: sarcomas y epiteliomas, se pueden producir recurrencias y la muerte a pesar de amplias recesiones y terapia radiactiva y farmacológica.

El diagnóstico diferencial, como hemos comentado, es difícil en fases tempranas y la enfermedad suele confundirse con una dacriocistitis o una estenosis post-inflamatoria. En la fase de tumefacción puede confundirse con un mucocele, una dacriocistitis tuberculosa que también se asocia con adenopatías, una dacriocistitis sifilítica o con una inflamación pericística. Debemos considerar los tumores cutáneos en la región pre-lagrimal –quistes sebáceos o dermoides, lipomas, papilomatas, así como enfermedades inflamatorias o neoplasias de la nariz, senos paranasales o huesos adyacentes. En estos casos extra-lagrimales la demostración de la permeabilidad de la vía lagrimal y su integridad en la

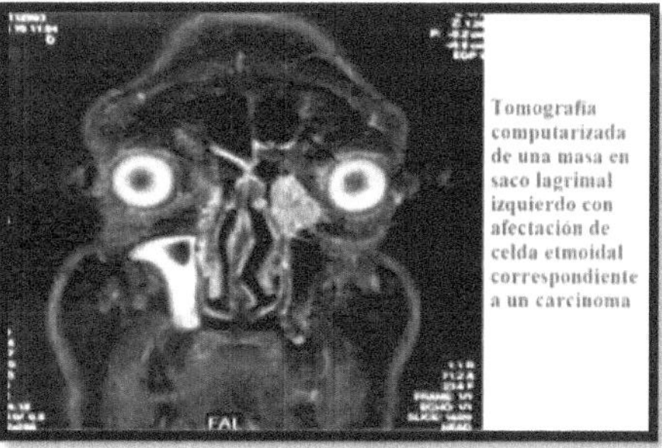

radiología contrastada junto con imágenes TAC o RM clarifica el diagnóstico. En ciertos tumores epiteliales malignos que aparecen en el canto interno puede ser imposible determinar su origen tanto si es del epitelio lagrimal como si no (Harry J y Ashton N, 1969).

Numerosos informes confirman el valor de la dacriocistografía y otras técnicas de imagen, como TAC y RM, en el diagnóstico de los tumores intrínsecos del saco lagrimal, especialmente en ausencia de una masa palpable y, en realidad, se debería considerar como un examen esencial antes de realizar cirugía en casos de epífora para los que no se encontrado una explicación en el examen externo. Radiológicamente una masa dentro del saco puede producir una distensión o desplazamiento del saco, o invertir su curva radiográfica normal. No obstante, el desplazamiento lateral del saco puede producirse por una anomalía ósea local de origen congénito o traumático, o bien por lesiones expansivas de estructuras vecinas como un mucocele o neoplasias originadas en el seno etmoidal (Radnót M y Gáll J, 1965). Los canales de drenaje pueden encontrarse obstruidos o ser permeables pero no funcionantes[111].

El tratamiento de los tumores del saco lagrimal es primariamente quirúrgico. En muchos casos de pólipos es posible su escisión con conservación de la vía lagrimal pero, como regla general, el procedimiento de elección es la escisión de la parte del saco implicada o su eliminación total, seguido del establecimiento del drenaje nasal (dacrio-cistecto-rrinostomía) si es posible. Ante cualquier sospecha de malignidad es imperativo la escisión completa que debería seguirse de irradiación.

En algunos casos puede tenerse en cuenta para las recurrencias una extensión insospechada del crecimiento hacia los canalículos siguiendo a la escisión del tumor en el saco por dacriocistectomía (Paxton et al, 1970). En una fecha posterior puede ser posible restaurar un canal funcional hacia la nariz mediante una dacrio-cistecto-rrinostomía o formando una nueva ruta con una conjuntivo-rinostomía.

Desde luego una extensión hacia la nariz, senos paranasales o la órbita necesita de procedimientos quirúrgicos mucho más mutilantes. Sólo en ciertos tipos de tumores linfoides es justificable realizar sólo radioterapia.

Granulomas inespecíficos; pseudo-tumores del saco lagrimal

Prácticamente todas las enfermedades inflamatorias crónicas de la mucosa lagrimal se caracterizan por la formación de vegetaciones hipertróficas. En estos casos el epitelio que delinea el saco puede desorganizarse y sustituirse por tejido de granulación proliferativa o bien la reacción puede quedar circunscrita con la formación de un pólipo. La frecuencia de estas formaciones polipoides intrasaculares en dacriocistitis crónicas se estimó de manera variable (desde el 33%, Rollet y Bussy, 1923, a 1 en 162 casos, Michaïl, 1932). Pueden aparecer masas granulomatosas similares sin una historia precedente (Cole JG et al, 1963; Nolan J, 1966), puede seguir a un traumatismo (Wagenmann, 1906; Spoto, 1910), a un sondaje (Piesbergen, 1921; Bouzas, 1961) o constituir la reacción a un cuerpo extraño retenido, como una astilla (Stallard HB, 1940), un tubo de plástico (Weizenblatt S, 1957) o a polvo introducido durante la cirugía (Hallermann W, 1955).

Estos granulomas, como hemos visto, pueden crecer hasta proyectar fuera del punto lagrimal o, dilatando el canal óseo, emerger en la nariz. Estos pólipos son friables y están compuestos de tejido inflamatorio usualmente de una naturaleza mixomatosa y conteniendo una infiltración de linfocitos o células plasmáticas, sobre el cual se estira una capa epitelial que no muestra signos de crecimiento neoplásico y con frecuencia se encuentra muy atenuada e incluso vestigial en algunos lugares. Si el granuloma alcanza

---

[111] Jones IS, 1956; Campbell W, 1964; Milder B y Sanders, 1966; Radnót M y Gáll J, 1966; Milder B y Smith ME, 1968; otros.

algún tamaño habitualmente se diagnostica como un tumor y es reconocido después de la biopsia.

Los pólipos constituyen el tipo más común de crecimiento en el saco[112]. Su etiología se ha relacionado con infección con el virus del papiloma humano[113], siendo los serotipos 6 y 11 los relacionados con las formas benignas; debemos recordar que otros serotipos de este virus se han relacionado con tumores malignos (serotipo 18 con carcinomas).

Su histología es la típica del pólipo, y se clasifica en tres formas según el elemento predominante como de células de transición, células escamosas o tipos de células mixtas. No obstante, en ocasiones, la vascularidad puede ser su característica más prominente, la histología recuerda a un angioma y constituye un granuloma telangiectásico en cuyo caso la hemorragia puede ser un problema quirúrgico (Wagenmann, 1906; Piesbergen, 1921; Scheerer, 1931). Otras veces el contenido celular, particularmente de células plasmáticas, puede ser tan grande que se les ha aplicado el término de *plasmoma* o *granuloma plasmacelular* (Verhoeff y Derby, 1915; Eberle, 1929; Cardello, 1936).

Un caso descrito por Brand I (1951) fue diagnosticado como un fibroma blando; otros tumores pueden presentarse como papilomas, incluso un sarcoma (Ashton N et al, 1951). Buchwald C et al (1996) informó de un papiloma exofítico que se extendió desde el saco lagrimal hasta el seno maxilar adyacente.

Los tumores benignos del saco lagrimal tienen un potencial maligno significativo y las recurrencias aumentan aún más el riesgo de desarrollar un carcinoma (Radnót M y Gáll J, 1966; Ryan SJ y Font RL, 1973; Anderson KK et al, 1994).

Los papilomas schneiderianos son lesiones poco frecuentes que derivan del epitelio que tapiza las paredes laterales de las fosas nasales, los senos paranasales, el conducto nasolagrimal y el saco lagrimal (Batsakis JG y Suarez P, 2001). La mayoría de los casos se desarrollan en la pared nasal lateral o el seno paranasal, siendo muy rara la localización en el saco lagrimal (Ryan SJ y Font RL, 1973). Los papilomas schneiderianos aparecen preferentemente en varones y en cualquier grupo de edad, con el pico de incidencia localizado en la edad adulta (50 a 70 años).

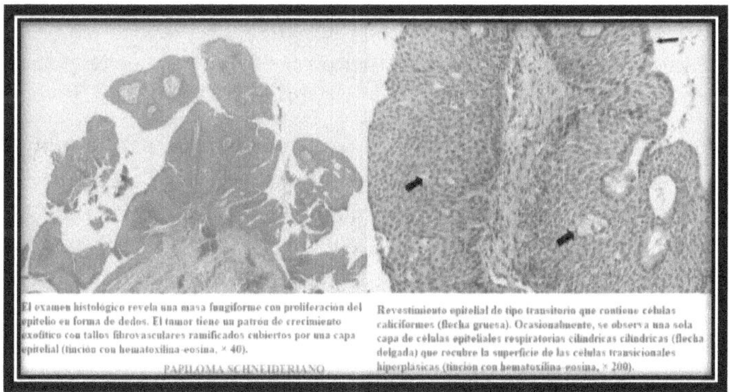

---

[112] Neiss, 1822; Desmarres, 1854; Berlin, 1868; Kuhnt, 1891-1913; Pokrowsky, 1912; Tooke, 1912; Rizzo, 1923; Orzalesi, 1937; Bouzas, 1961; Cole JG et al, 1963; Nolan J, 1966; Kern R, 1967; Madreperla SA et al, 1993; otros.

[113] Madreperla SA et al, 1993; Buchwald C et al, 1996; Sjö NC et al, 2007; Burduk PK et al, 2013.

Histológicamente, se dividen en fungiformes, invertidos, y oncocíticos de células cilíndricas. Los papilomas fungiformes e invertidos están tapizados por epitelios escamoso, respiratorio, o transicional, y son los más frecuentes. La variedad más rara es el oncocítico de células cilíndricas, que también ha sido denominado papiloma schneideriano oncocítico. Éste está tapizado por células columnares altas en monocapa sobre la membrana basal, con citoplasmas eosinófilicos y granulares.

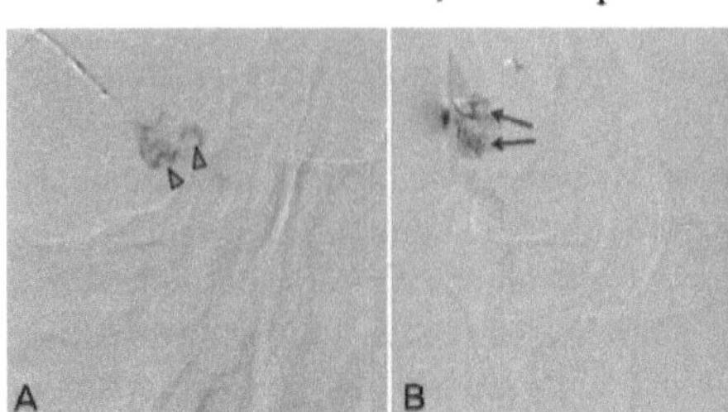
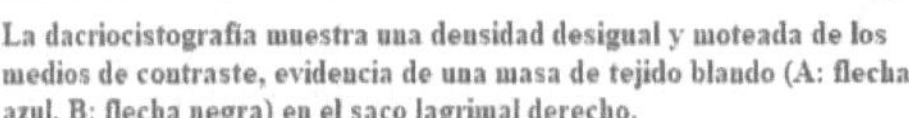

La dacriocistografía muestra una densidad desigual y moteada de los medios de contraste, evidencia de una masa de tejido blando (A: flecha azul, B: flecha negra) en el saco lagrimal derecho.

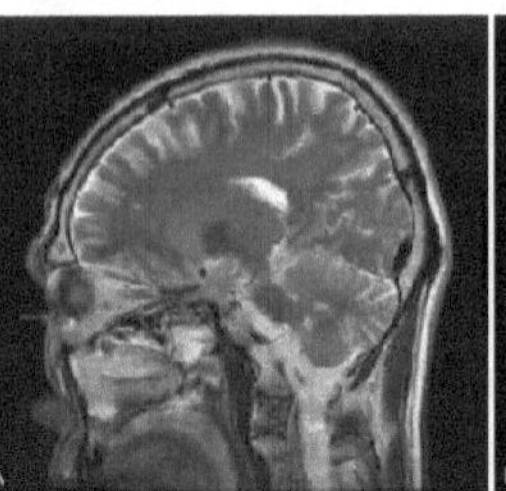
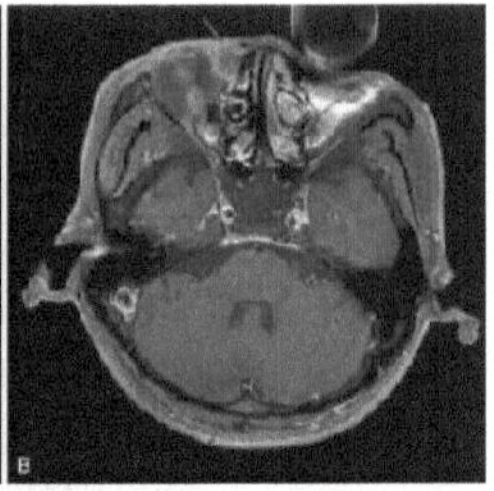

(A) Una lesión de masa bien definida (flecha) en el saco lagrimal derecho (T2WI, vista sagital, aumento de la saturación de grasa). (B) Una mejora heterogénea en la lesión que se extiende anteriormente adyacente a los tejidos blandos faciales derechos sin evidencia de destrucción de la estructura ósea (T1WI, vista axial, mejora del gadolinio).

La dacriocistografía y la resonancia muestran los signos indicados en las imágenes anteriores. La dacriocistografía permite la identificación de tumores que ocupan espacio en el saco lagrimal. Un dacriocistograma característico, según lo descrito por Veirs (1971), muestra una sombra distendida del saco, densidad desigual o moteada de los medios de contraste y permeabilidad con los medios residuales presentes 30 minutos después de la inyección. La tomografía computarizada de órbita y seno, y la resonancia magnética proporcionan la información más útil sobre la extensión de los tumores y su relación con las estructuras óseas circundantes y los tejidos blandos (Parmer DN y Rose GE, 2003).

El enfoque terapéutico para este tipo de tumor debe planificarse cuidadosamente. Sham et al (1998) recomendaron que las pautas para el tratamiento quirúrgico de los papilomas de Schneider incluyan lo siguiente: 1) el papiloma no debe manejarse como una lesión completamente benigna; 2) la mejor oportunidad para el control exitoso del papiloma es el primer procedimiento quirúrgico y; 3) cuanto más abierto es el enfoque, mejor es la accesibilidad, más completa es la resección y menor es la posibilidad de recurrencia.

La variedad invertida, como cabe suponer, es rara y en la literatura existen escasas publicaciones de este tipo de papiloma originado en el saco lagrimal[114]. La etiología exacta del papiloma invertido es desconocida; sin embargo, ocurre una metaplasia de transición en la capa basal del epitelio, seguida de una fase proliferativa que conduce a que el epitelio se expanda hacia afuera, hacia adentro o ambos lados para acomodar el área de superficie creciente. Esta transformación puede estar impulsada de alguna manera por una reacción inflamatoria, pero esto aún no está probado.

La mediana de edad (rango intercuartil) de presentación del papiloma invertido del saco lagrimal es de 34.5 (28.5-55.0) años; con una ligera preponderancia femenina, (1:1.2). Una masa cantal medial es el síntoma de presentación más común, seguido de la epífora que se observa en el 92% de los pacientes. La diplopía y la discapacidad visual rara vez se ven en estos pacientes e indican un crecimiento lento del tumor; permitiendo una

---

[114] Fechner RE y Sessions RB, 1977; Anderson KK et al, 1994; Parulekar MV et al, 2002; Parmer DN y Rose GE, 2003; Golub JS et al, 2007; Raemdonck TY et al, 2009; Woodcok M et al, 2010; Hardy AW et al, 2015.

compensación adecuada de la función. La invasión de la órbita por crecimiento del tumor es muy rara, estando presente solo en dos casos (Golub JS et al, 2007; Hardy AW et al, 2015). Ambos casos fueron en hombres, con una edad relativamente mayor en la presentación inicial.

La tomografía computarizada es la modalidad de imagen de elección para los papilomas invertidos del saco lagrimal y confirma el alcance y la invasión del tumor. Las erosiones óseas de la pared nasal lateral están presentes en la mitad de los casos informados y ocurren cuando la lesión surge de la cara inferior y medial del saco lagrimal. Esas lesiones que surgen del aspecto superior y lateral del saco lagrimal tenderán principalmente a invadir la órbita en lugar de erosionar el hueso maxilar.

El manejo quirúrgico fue suficiente en cuatro casos informados. En dos casos donde estaban involucrados los márgenes quirúrgicos, se utilizó radioterapia postoperatoria. La irrigación con mitomicina C del sistema nasolagrimal se utilizó como complemento en un caso (Woodcock M et al, 2010). El uso de interferón alfa-2b (Parulekar MV et al, 2002) también se ha informado como un tratamiento complementario; sin embargo, su papel aún está bajo investigación.

Tumores epiteliales de células transicionales

Los dos tumores habituales del saco lagrimal –papilomas y carcinomas, se han considerado habitualmente como entidades separadas pero, como hemos visto, se está de acuerdo en que los primeros pueden asumir características malignas en cualquier momento de su evolución. Es interesante que tumores histológicamente idénticos se encuentran en la nariz y senos nasales que se encuentran delineados por el mismo tipo de epitelio transicional (epitelio Schneideriano) que el saco lagrimal (Kramer y Son, 1935; Ringertz, 1938; Lucas, 1951, 111 casos; Osborn DA, 1956, 61 casos). El tipo habitual de estos tumores nasales es idéntico al de los papilomas del saco conjuntival y difiere de los papilomas encontrados en la piel en que los primeros tienen una estructura papilar invertido; el crecimiento epitelial se desarrolla hacia dentro en contraposición a la proliferación externa característica de los tumores cutáneos. Parcialmente por este motivo y parcialmente desde el punto de vista de que todos estos tumores podrían pasar a una fase maligna, Lucas (1951) propuso que todos debían considerarse como carcinomas, una opinión temporalmente apoyada por Ashton N et al (1951). Sin embargo, Osborn DA (1956), al observar que de 61 tumores epiteliales transicionales del tracto respiratorio superior sólo 9 sufrieron recurrencias y uno sólo mostró cambios malignos, no estuvo de acuerdo con esta opinión que encontró el apoyo de Harry y Ashton N (1968) con más casos e historiales más largos.

Con respecto a los carcinomas de células transicionales del saco lagrimal se deben considerar como neoplasias raras. Spratt GN (1937) reunió 17 casos de la literatura, Penman GG y Wolff E (1938) 24 y Spratt GN (1940) llegó a 27. Hemos comentado que un papiloma de células transicionales puede finalmente mostrar una degeneración maligna pero la malignidad puede ser evidente desde el principio.

En todos los casos existe una historia de epífora en cuya fase el diagnóstico diferencial con una dacriocistitis o estenosis es muy difícil de realizar. En la segunda fase de tumefacción local, la presencia de una masa dura e irreducible que permite el paso de fluido durante la irrigación lagrimal es indicativo de la presencia de un tumor; a veces se sigue del desarrollo de una hinchazón aguda que recuerda a un episodio inflamatorio pericístico, marcando la extensión a los tejidos de alrededor en los párpados y órbita. Sólo en esta fase el dolor puede volverse evidente y, finalmente, se sigue de ulceración con los que el diagnóstico se vuelve evidente. En general los signos clínicos del carcinoma antes de la fase ulcerativa son la presencia de una masa dura irreducible con signos de propagación en una persona mayor (porque el sarcoma suele producirse en jóvenes), la presencia de descargas sanguinolentas a través del punto lagrimal o un sangrado asociado con el sondaje y, finalmente, afectación linfática. Siempre se debería investigar la invasión de la fosa nasal y los senos incluso en fases tempranas, ya que esta complicación es frecuente.

Histopatológicamente el tumor muestra un marcado pleomorfismo celular con figuras mitóticas conspicuas, y puede existir invasión a través de la membrana basal en el estroma subyacente[115]. Varios de ellos se han clasificado como de células cilíndricas, otros como de células escamosas y otros como de células basales.

Lo primero y esencial en todos estos tumores es la exploración cuidadosa de la nariz y senos paranasales en vista del hecho de que se pueden encontrar tumores similares en el tracto respiratorio superior. Si en el momento de la cirugía la neoplasia aparece localizada y con aspecto benigno, es esencial y probablemente adecuado la escisión completa del saco y del conducto, pero si se aprecia extensión la cirugía se debe suplementar con la exanteración orbitaria y cirugía radical de la nariz, senos nasales y cualquier ganglio linfático afectado por lo que se requiere de la colaboración de rinólogos y cirujanos plásticos. Es admisible la irradiación post-quirúrgica y siempre que la extensión sobrepase la fosa lagrimal.

La literatura muestra que después de la escisión del saco son frecuentes las recurrencias o extensiones hacia la nariz y órbita en los tipos malignos, y que la muerte es un resultado demasiado frecuente[116]. No obstante, curas aparentes se han seguido de recurrencias en el limbo, en la órbita y en el espacio post-orbitario y extensiones metastásicas a los ganglios linfáticos submaxilares (Spratt, 1937). En un caso de Stasnik (1928) una segunda operación dejó libre el área lagrimal pero se desarrolló un carcinoma en la conjuntiva del párpado inferior siete meses más tarde. En la primera literatura y en unos pocos casos a veces no se producían recurrencias durante un tiempo combinando la cirugía con irradiación[117]. Spaeth (1969) informó de un 50% de recurrencias en 5 años con una mortalidad del 50% que son similares a los datos informados por Stefanyszyn MA et al (1994) de fecha mucho más recientes; por otro lado, Ryan y Font (1973) quienes también informaron de un 50% de recurrencias en carcinoma, sólo informaron de 2 muertes en 16 casos. El caso descrito por Griffith BH (1967) es ilustrativo de los resultados quirúrgicos, después de la escisión radical del saco, una exanteración de la órbita y la resección de los senos etmoidales, frontal y maxilar, aparecieron metástasis en los ganglios linfáticos regionales. Un tratamiento ulterior requirió de parotidectomía, una disección del bloque

---

[115] Lafon, 1906; Paseti, 1913; Posey, 1921; Morax, 1923; Cabannes, 1923; Strada y Urrets Zavalía, 1925; Bakker y Oudendaal, 1926; Hildén, 1929; Sená, 1932; Tennent, 1933; Landau, 1933; Halbertsma, 1933; Muirhead, 1933; Urrets Zavalía y Obregón Oliva, 1935; Genet, 1936; Spratt GN, 1937-40; Roberts WL y Wheeler JR, 1944; Barton, 1949; Ashton N et al, 1951; Jones IS, 1956; Spaeth, 1957; Catalino P, 1960; Brown OA, 1960; Calmettes L et al, 1963; Radnót M y Gáll J, 1966; Griffith BH, 1967; Milder B y Smith ME, 1968; Paxton BR et al, 1970; Schindler R et al, 1973; Peretz WL et al, 1978; Johnson GD, 1979; otros.

[116] Piccoli, 1895; Sgrosso, 1900; Lafon, 1906; Bistis, 1909; Cabannes, 1923; Strada y Urrets Zavalía, 1925; Tennent, 1933; Urrets Zavalía y Obregón Oliva, 1935; Vrabec, 1948; Jones HM y Thornill, 1969; otros.

[117] 18 meses, Bakker y Oudendaal, 1926; 2 años, Posey, 1921; 2 años después de dos intervenciones, Hildén, 1929; 4 años y medio después de una tercera operación, Spratt, 1937; 6 años después de cirugía y radioterapia, Bozac y Kotilla, 1971; Khalil MK y Lorenzetti DW, 1980.

anterior de los ganglios del cuello y la irradiación de la región lagrimal; 8 años después el paciente vivía y se encontraba bien.

Los tumores *mucoepidermoides* del saco lagrimal muestran histológicamente racimos y nidos de células neoplásicas que muestran una mezcla de células escamosas y secretoras de moco. Las tinciones histoquímicas para glucoproteínas son útiles para el diagnóstico. Biológicamente el tumor aparenta ser localmente agresivo pero no produce metástasis[118].

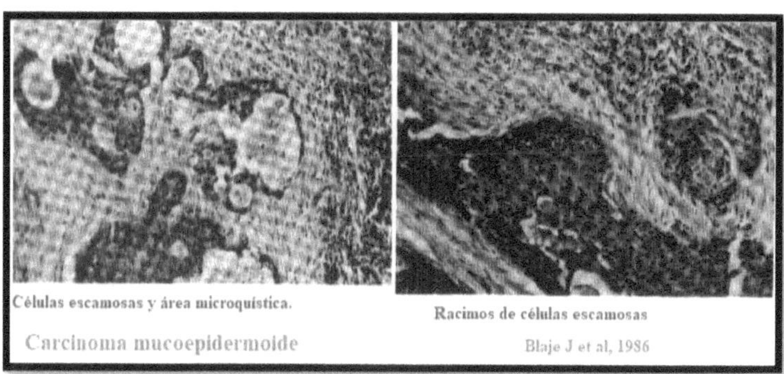

Ni C et al (1983) postularon que el carcinoma mucoepidermoide en el área del saco lagrimal puede surgir del epitelio de la glándula mural serosa del saco lagrimal o del epitelio columnar de la conjuntiva con sus células caliciformes.

En el tratamiento se aconsejan resecciones amplias que pueden incluir las paredes orbitarias, nasales y de los senos, aconsejándose estudios histológicos intra-quirúrgicos para asegurar la "limpieza" de los márgenes. La radioterapia adyuvante parece aumentar el índice de éxito (Bianchi FA et al, 2010; Yuksel D et al, 2014; Janakiram TN et al, 2016, otros). Bianchi FA et al (2010) aconseja una irradiación total de 41´4 Gy.

Lee SB et al (2011) describió un caso en un paciente de 53 años de edad que desarrolló este tipo de tumor después de haber sido intervenido de dacriocistectomía por un carcinoma escamoso benigno; la escisión local incluyendo al periostio proporcionó resultados satisfactorios así como estéticos con un largo periodo de supervivencia libre de enfermedad. Esta tendencia más conservadora ha ido ganando adeptos con el paso del tiempo pero siempre hay que ser muy precavido (Yuksel D et al, 2014).

Iordanous Y et al (2015) informó de un caso donde el examen histológico reveló un papiloma de células escamosas/transicionales que recubría a un carcinoma muco-epidermoide de bajo grado, lo que respaldaría la hipótesis de que el carcinoma mucoepidermoide surge de papilomas en el saco lagrimal. Además, el tejido se tiñó positivamente para p63, lo que es congruente con la inmunorreactividad del carcinoma muco-epidermoide en la glándula salival.

Hemos comentado que estos tumores no son metastásicos, no obstante Roos JC y Beigi B (1016) informaron de la presencia de una metástasis en el seno cavernoso en un paciente intervenido de dacricistorrinostomía y cirugía radical incluyendo parotidectomía y cirugía

---

[118] Bambirra EA et al, 1981; Ni C et al, 1983, tres casos; Blake J et al, 1986; Khan JA et al, 1988; Fliss DM et al, 1993, dos casos; Williams JD et al, 2003; Bianchi FA et al, 2010; Lee SB et al, 2011; Bra ST et al, 2011; Yuksel D et al, 2014; Iordaneus Y et al, 2015; Roos JC y Beigi B, 2016; Janakiram TN et al, 2016.

cervical; la cuestión es si podemos considerarla como una verdadera metástasis o bien que las células fueran liberadas por el acto quirúrgico y no formando parte de la historia natural de este tipo de tumor. Fue tratada con radioterapia estereotáxica.

Los *carcinomas de células escamosas* como en general los tumores del saco lagrimal, son raros[119], aunque son los preponderantes dentro de los malignos (Pang CS et al, 2005), y tienen un pronóstico malo. En dos grandes series, el 14% de todos los tumores del saco lagrimal eran carcinomas de células escamosas (Ryan SJ y Font RL, 1973; Ni C et al, 1982). El carcinoma de células escamosas del saco lagrimal ocurre con igual frecuencia en ambos sexos y picos durante la quinta década de la vida. La mayoría de los pacientes se presentan con los síntomas y signos inespecíficos ya comentados.

Las técnicas de imagen señalan la extensión de la masa como en el caso de Rahangdale SR et al (1995) pero no son específicas del tipo tumoral que necesitan del diagnóstico histológico.

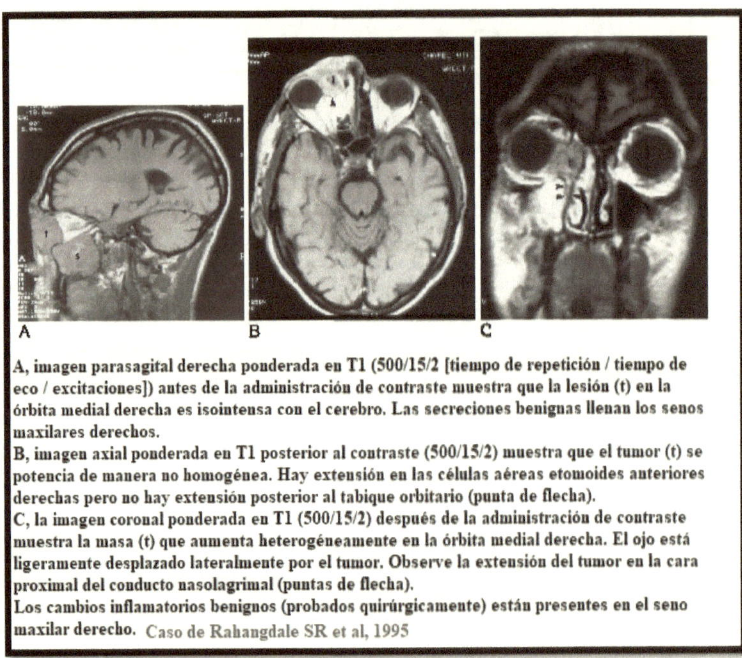

A, imagen parasagital derecha ponderada en T1 (500/15/2 [tiempo de repetición / tiempo de eco / excitaciones]) antes de la administración de contraste muestra que la lesión (t) en la órbita medial derecha es isointensa con el cerebro. Las secreciones benignas llenan los senos maxilares derechos.
B, imagen axial ponderada en T1 posterior al contraste (500/15/2) muestra que el tumor (t) se potencia de manera no homogénea. Hay extensión en las células aéreas etomoides anteriores derechas pero no hay extensión posterior al tabique orbitario (punta de flecha).
C, la imagen coronal ponderada en T1 (500/15/2) después de la administración de contraste muestra la masa (t) que aumenta heterogéneamente en la órbita medial derecha. El ojo está ligeramente desplazado lateralmente por el tumor. Observe la extensión del tumor en la cara proximal del conducto nasolagrimal (puntas de flecha).
Los cambios inflamatorios benignos (probados quirúrgicamente) están presentes en el seno maxilar derecho. Caso de Rahangdale SR et al, 1995

La RM sugiere malignidad en función de la baja intensidad de señal en imágenes ponderadas en T2.

El carcinoma de células escamosas del saco lagrimal se propaga principalmente por la invasión directa de la órbita, los senos paranasales y el cráneo. Las metástasis a los ganglios linfáticos son sucesos tardíos y generalmente afectan a los ganglios pre-auriculares, submandibulares, yugulodigástricos y cervicales.

---

[119] Griffith, 1967; Flanagan JC y Stokes DP; Ni C et al, 1982; Yoshida T et al, 1982; Bonder D et al, 1983; Steohenson JA et al, 1988; Fishman JR et al, 1993; Rahangdale SR et al, 1995; De Stefani A et al, 1998; Katircioglu YA et al, 2003-7; Siriwanasan R et al, 2004; Sakaida H et al, 2009; Sakaida H et al, 2009, del conducto naso-lagrimal; Hodgson N et al, 2013, bilateral; Lee KH et al, 2015; Afrogheh AH et al, 2016; Song X et al, 2019; Lin Z et al, 2019, síncrono con otro tonsilar.

Se ha informado ocasionalmente que el virus HR-HPV está presente en lesiones displásicas y malignas de la conjuntiva y el saco lagrimal, aunque su incidencia general y su papel etiológico en el carcinoma de células escamosas periocular son controvertidos (Afrogheh AH et al, 2016).

El tratamiento de elección es principalmente quirúrgico, que consiste en una resección completa con seguimiento a largo plazo. Se han descrito varios procedimientos quirúrgicos, que son más o menos agresivos según la extensión del tumor. La radioterapia está indicada cuando es evidente la invasión ósea o linfática, y cuando hay células neoplásicas en los márgenes de la resección. La radioterapia sola no se considera un tratamiento de elección, sino sólo una opción paliativa en casos seleccionados. Los datos de seguimiento disponibles en la literatura son incompletos. En la mayoría de los informes de la literatura, la recaída ocurre en el 50% de los pacientes dentro de los 5 años.

Se ha informado de casos de *carcinoma quístico adenoideo* aunque de manera mucho más rara que en la glándula lagrimal, en el saco lagrimal[120]. También se ha informado de *adenocarcinomas[121]*; *carcinomas oncocíticos[122]* generalmente en personas de edad; *carcinomas de células transicionales[123]* y *carcinomas indiferenciados* (Leung SY et al, 1996; Low JR et al, 2011).

Salib RJ y Afoakwah EO (2003) informaron de un caso con diagnóstico histológico de carcinoma escamoso papilar. Altan Yaycioglu R et al (2007) de otro diagnosticado como carcinoma basoescamoso y Katircioglu YA et al, (2007) de células basales; Liu YT et al (2009) de un carcinoma linfoepitelial del saco y Tam YY et al (2010) del conducto naso-lagrimal; Goto T et al (2010) de un carcinoma de células pequeñas; Ishida M et al (2013) de un raro adenocarcinoma ductal primario del saco lagrimal; Linxweiter H et al (2014) de un carcinoma schniederiano exofítico; Vahdani K et al (2019) de un carcinoma sebáceo.

Un adenoacantoma es un tumor maligno constituido por un epitelio con diferenciación glandular (adenocarcinoma) y focos de metaplasia escamosa (áreas de diferenciación a epitelio plano poliestratificado queratinizado); se ha informado de su presencia en el saco lagrimal (Singh K et al, 1977).

Se ha informado de metástasis al saco lagrimal procedente de un carcinoma de células renales (Vozmediano Serrano MT et al, 2006); de un carcinoma hepatocelular (Wladis EJ et al, 2007; Ding J et al, 2018).

---

[120] Kincaid MC et al, 1989; Parnell JR et al, 1994; Pe´er J et al, 1996, 3 casos; Choussy O et al, 2007; Wada K et al, 2015; Ramos A et al, 2016.

[121] Li J y Wang W, 1993; Pe´er J et al, 1996, dos casos; Baredes S et al, 2003, adenocarcinoma ex adenoma pleomórfico; Brannan PA et al, 2005; Choussy O et al, 2007, 2 casos; Bansal S et al, 2008; Bertelmann E et al, 2011.

[122] Biggs SL y Font RL, 1977; Peretz WL et al, 1978; Perlman JI et al, 1995; Pe´er J et al, 1996, 3 casos; Villaret AB et al, 2013, del conducto naso-lagrimal.

[123] Lüchtenberg M y Emmerich KH, 1999; Preechawai P et al, 2005;; Karim R et al, 2009 Vickers JL et al, 2010; Lee LN et al, 2010; Islam S et al, 2012; Azari AA et al, 2013; Eweiss AZ et al, 2013; Ali MJ et al, 2018.

Ya se ha descrito la naturaleza de estas lesiones y su clasificación general. El linfoma primario del ojo es un evento más raro que ocurre a una tasa de 0.3% por 100,000 personas en la población inmunocompetente (Levy Clarke GA et al, 2005), con informes de varios procesos linfoproliferativos que incluyen linfoma de la zona marginal extranodal, linfoma folicular, linfoma difuso primario de células B grandes, y linfoma de células del manto (MALT) (Alkatan HM et al, 2012). De ellos el linfoma primario difuso de células B grandes (DLBCL) se corresponde con el 43% de los casos, el MALToma al 24%, el linfoma no clasificado de células B al 21%, la hiperplasia linfoide al 5% y el linfoma linfocítico pequeño y el linfoma asesino natural (NK) / linfocitos T pequeños al 3% (Singh S y Mohammad JA, 2019).

Los pacientes con tumores primarios del saco lagrimal suelen ser personas mayores (sobre el 80% de los casos son mayores de 60 años de edad) y del sexo femenino (Parmar DN, Rose GE, 2003; Sjo LD et al, 2006); representan alrededor del 6% de los tumores malignos del saco lagrimal (Stefanyszyn MA et al, 1994). Los linfomas del saco lagrimal habitualmente se asocian con leucemias y linfomas; Sulzer y Duclos (1906), Pascheff (1927) y Weve (1928) describieron linfomas bilaterales sin cambios sanguíneos asociados; de estos casos dos murieron por diseminación general en menos de un año, pero el caso de Weve las recurrencias desaparecieron con radioterapia; actualmente la mayoría de los linfomas que afectan al saco lagrimal siguen siendo secundarios a malignidades sistémicas linfo-reticulares (Flanagan JC y Stokes DP, 1978; Yip CC et al, 2002; Litschel R et al, 2015).

La gran mayoría de los linfomas no Hodgkin de la órbita y los anexos oculares son del tipo de células B. Las lesiones de células T son raras y generalmente se asocian con linfomas cutáneos diseminados, como micosis fungoide, síndrome de Sézary o leucemia de células T en adultos. El linfoma primario del saco lagrimal también parece ser comúnmente de origen de células B y los subtipos habituales son tipos indolentes como el linfoma MALT o el linfoma de células B marginal extranodal, o subtipos agresivos como el linfoma difuso de células B grandes.

El cuadro clínico habitual recuerda a una dacriocistitis, ocasionalmente con una fístula para la que a veces se realizó cirugía[124].

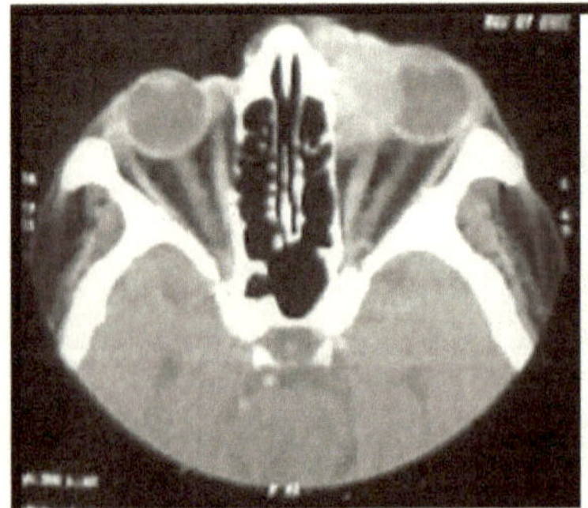

Masa en fosa lagrimal derecha correspondiente a un linfoma no-Hodgkin
Venkitaraman R y George MK, 2007

---

[124] Stokes WH, 1938; Busina K, 1950; Cant JS, 1963; Kahan et al, 1966; Kiratti H et al, 1998; otros.

Los tumores del saco nasolagrimal pueden surgir dentro del saco, de estructuras que lo rodean o en el conducto naso-lagrimal. En informes de linfomas no-Hodgkin primarios del saco lagrimal, Jordan y Nerad (1988) observaron una masa del saco lagrimal que se extendía hacia el conducto nasolagrimal, Saccogna et al (1994) demostraron hallazgos en TC de una gran masa que involucraba al área del conducto nasolagrimal y el seno paranasal adyacente, Erickson et al. (1994) trataron a varios pacientes con infiltración linfomatosa del canal nasolagrimal, y Venkitaraman R y George MK (2007) informaron del caso de la imagen superior.

La quimioterapia se considera el tratamiento estándar para el linfoma no Hodgkin agresivo localizado con quimioterapia basada en CHOP sola o ciclos limitados de quimioterapia seguidos por una dosis más baja de radioterapia del campo involucrado después de una buena respuesta (Miller TP et al, 1998). La quimioterapia sola como tratamiento primario para los linfomas orbitales en estadio I no se ha probado y no se recomienda, excepto para pacientes con enfermedad avanzada de histología agresiva (Jereb B y cols., 1984; Keleti D y cols., 1992; Esik O y cols., 1996. A La combinación de quimioterapia de ciclo corto y radioterapia ofrece tasas de curación óptimas con menor toxicidad en estos tumores (Miller TP et al, 1998). Las tasas de supervivencia han mejorado con la adición de Rituximab a la quimioterapia CHOP y otros estudios que investigan los beneficios de agregar anticuerpos monoclonales a la quimioterapia y radioterapia estaban en curso (Coiffier B et al, 2002) y demostraron mejores resultados.

La radioterapia, que se considera el tratamiento estándar para los linfomas orbitales indolentes, también se ha encontrado que tiene éxito en el linfoma no Hodgkin agresivo en algunos informes. Las dosis recomendadas varían según el sitio y la histología del linfoma no Hodgkin, sin una respuesta clara a la dosis aún evidente. En vista del hecho de que el pronóstico del linfoma del saco lagrimal es bueno, se pueden recomendar dosis de radiación de 30 a 45 Gy para estas lesiones localizadas con morbilidad limitada a largo plazo.

Los síntomas del linfoma difuso primario de células B grandes que es el tumor linfoproliferativo primario más frecuente en el saco lagrimal, como en general la del resto dc linfomas del saco lagrimal, suelen ser atípicos e inespecíficos, lo que a menudo conduce al diagnóstico erróneo de dacriocistitis (de Palma P et al, 2003; Palamar M et al, 2011; Robinette J y White C, 2019; otros). Las características que se presentan con mayor frecuencia son epífora (96%), hinchazón en la región del saco lagrimal (75%) y dacriocistitis aguda (31%) que, en líneas generales, son iguales para todos los tumores del saco como he repetido varias veces.

Törnquist (1950) describió un *linfoma folicular gigante;* la infiltración afectaba al tejido subconjuntival y subcutáneo, la glándula lagrimal y al saco que presentaba el cuadro clínico de una dacriocistitis. Jones IS (1956) informó de un caso parecido.

Peter NM y Khooshabeh R (2012) informaron de un caso donde un linfoma MALT sistémico de grado bajo sufrió una transformación agresiva en el saco lagrimal en forma de linfoma difuso de célula B grande; esta transformación se la achacaron a una persistente estimulación antigénica originada de la frecuente naturaleza crónica de las infecciones del saco lagrimal.

La mayoría de los casos de linfoma difuso primario de células B se tratan con resección quirúrgica, quimioterapia y / o radiación, como el resto de linfomas. Este manejo suele tener una alta tasa de éxito con el control local de la enfermedad; sin embargo, con una afectación sistémica de la enfermedad, el 15% fallece después de unos 18 meses despúes de la cirugía (Robinette J y White C, 2019).

O´Connor SR et al (2002) describió un caso de una variante angiotrópica de linfoma difuso de célula B grande que se originó en un oncocitoma benigno del saco lagrimal en una paciente de 87 años de edad. Muchos vasos pequeños dentro del tumor se encontraban repletos de grandes células atípicas que teñían positivamente para el antígeno leucocitario común y para el antígeno de células B, CD20. Esta variante del linfoma difuso no Hodgkin de célula B grande es muy agresiva. Su presencia con una lesión benigna se consideró coincidente aunque en el tumor de Warthin de las glándulas lagrimales y salivares se reconoce una estrecha relación entre el epitelio oncocítico y células linfoides normales.

Se han descrito como rareza casos de **sarcomas** derivados de *células reticulares* en la región del saco lagrimal; suelen formar parte de una enfermedad generalizada afectando a los ganglios linfáticos, amígdalas, bazo y otros tejidos[125]. Recordemos que la clasificación actual de linfomas excluye mucha de la terminología anterior.

La afectación del saco lagrimal en la ***enfermedad de Hodgkin*** es infrecuente. Casos informados son los de Watillon et al (1964) y Artifoni y Campana (1966).

Tumores melánicos

Los melanomas primarios malignos del saco lagrimal no son tumores comunes[126].

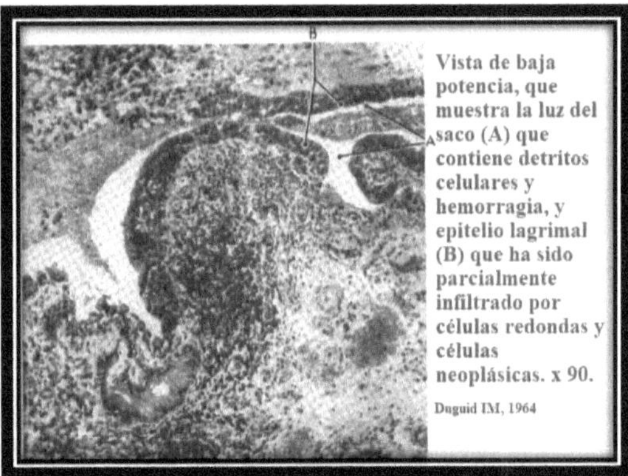

Representan el 5% de los tumores del saco lagrimal y el 0,7% de los melanomas oculares (Owens RM et al, 1995; Richtig E et al, 2004).

---

[125] Wilson, 1937; Carlevaro y Landoni, 1947; Linoli O y Bocci G, 1951; Desvignes P y Sadoughi G, 1952; Jones IS, 1956; Jancke, 1965; Lorenz A y Munsigerová D, 1965; Bonavolontá, 1966; Zolog et al, 1968; Bonnet JL et al, 1969; otros.

[126] Murauleskin, 1926; Margotta, 1929; Florentin P et al, 1947; Katayama y Terada, 1956; Attiah y Mortada, 1959; Offret G y Haye H, 1963; Duguid IM, 1964, 2 casos; Farkas TG y Lamberson RE, 1968; Faulborn J y Witschel H, 1972, Yamade S y KitagawaA, 1978; Schreinzer W y Breitfellner G, 1980; Lloyd WC3rd y Leone CR Jr, 1984; Glaros D et al, 1989; Eine N et al, 1993; Owens RN et al, 1995; Levine MR et al, 1996; Malik TY et al, 1997; McNab AA y Mckelvie P, 1997; Fishman G y Ophir D, 1999; Lee HM et al, 2001; Billing K et al, 2003; Tello JS et al, 2004; Richtig E et al, 2004; Gleizal A et al, 2005; Nam JH et al, 2006; Sitole S et al, 2007; Heindl LM et al, 2008; Li YJ et al, 2012; Pujari A et al, 2014; Ren M et al, 2014; Subramaniam SS et al, 2017; Matsuo T et al, 2019; otros.

Un caso interesante fue el informado por Radnót M et al (1971) que recurrió, esta recurrencia fue objeto de examen electro-microscópico y mostraba numerosas laminillas anulares (Radnót M, 1972). Eitrem E (1953) informó de un melanoma benigno.

La enfermedad tiene un inicio insidioso e imita una dacriocistitis crónica en muchos casos, como resultado, es difícil de identificar en una etapa temprana. Gleizal A et al (2005) observó que los pacientes con melanomas malignos primarios del saco lagrimal presentaban epífora (65%), secreción sanguinolenta (35%) y dolor (10%). La mayoría de los pacientes desarrollan una masa palpable o visible en el canto medial, generalmente seis meses después de la epífora. No encontró diferencias con respecto al sexo.

El cuadro histológico es el de la siguiente imagen:

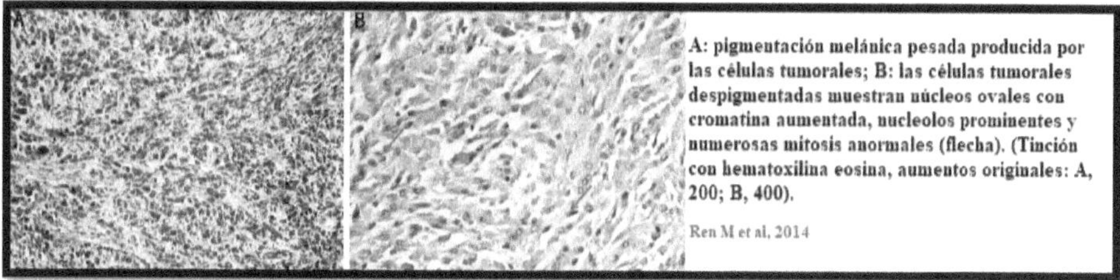

A: pigmentación melánica pesada producida por las células tumorales; B: las células tumorales despigmentadas muestran núcleos ovales con cromatina aumentada, nucleolos prominentes y numerosas mitosis anormales (flecha). (Tinción con hematoxilina eosina, aumentos originales: A, 200; B, 400).

Ren M et al, 2014

El tratamiento en líneas generales es el mismo que el de los melanomas palpebrales y conjuntivales.

Tumores raros del saco lagrimal

Los **fibromas** en el saco lagrimal son muy raros. Kalt (1909) informó de la presencia de un fibroma del tamaño de una nuez ocupando las tres cuartas partes de la pared del saco, y Kern A (1967) de un crecimiento de la misma naturaleza que asumió que se trataba de una proliferación fibroblástica reactiva de la pared del saco siguiendo a una dacriocistitis crónica; Howcroft MJ y Hurwitz JJ (1980) informaron de la presencia de un fibroma encapsulado dentro del saco lagrimal que causaba una obstrucción lagrimal; Sen DK y Mohan H (1980) de otro fibroma en la pared anterior del saco lagrimal que no producía epífora, sólo una tumoración indolora e irreductible en la región del saco lagrimal, su extirpación dejó un saco permeable; Strzeminski (1900) señaló la presencia de un tumor similar de naturaleza cavernosa que escindió dejando un saco permeable.

Cole SH y Ferry AP (1978) Das A et al (1983) y Santamaría JA et al (2018) informaron de la presencia de un histiocitoma fibroso en el saco lagrimal. Los estudios de Kauffman SL y Stout AP (1961) demostraron que el fibrohistiocitoma se origina en los histiocitos. Sugirieron que la pluripotencia del histiocito podría ser responsable de la variación del tipo celular y el tejido fibroso en tales tumores. Entonces, designaron a los tumores con componentes predominantemente celulares como histiocitomas y aquellos con componentes predominantemente fibrosos como fibroxantomas. Posteriormente, Fu YS et al. (1975) consideraron que la célula primitiva del mesénquima es la célula del origen de los fibrohistiocitomas. En raras ocasiones, los fibrohistiocitomas pueden tomar un curso maligno. En una serie de 1516 pacientes con fibrohistiocitoma, O 'Brien JE y Stout AP (1964) encontraron que solo el 1% de los casos eran malignos.

Prasher P (2008) informó de un fibroma esclerótico solitario que se asoció con lagrimeo intermitente, dolor y picazón, y mostraba un retraso en el aclaramiento de fluoresceína. La tomografía computarizada mostró una densidad de tejido blando en la región del saco lagrimal. La masa se extirpó por completo y en la histopatología se encontró un nódulo fibroso bien circunscrito con haces de colágeno eosinofílico dispuestos en un patrón de "madera contrachapada" entrelazada con hendiduras alargadas entre ellos, típico del fibroma esclerótico.

Maharaj AS et al (2012) informó de un caso de fibromixoma del saco lagrimal en una mujer caucásica de 86 años de edad que se presentó con 3 meses de edema del párpado inferior y 1 semana de secreción purulenta, epífora y dolor agudo. El examen reveló eritema / edema del párpado inferior derecho y una masa sensible, firme y palpable del saco lagrimal del mismo lado, que arrojaba una secreción purulenta amarilla. En la exploración quirúrgica, se encontró y extirpó una masa firme, gomosa y amarilla. El análisis histopatológico identificó una masa no encapsulada compuesta de fascículos sueltos entrelazados y haces de células en forma de huso con cambios mixoides prominentes; la inmunotinción fue fuertemente positiva para vimentina, débilmente para actina de músculo liso y negativa para S-100 y actina específica de músculo.

Los **hemangiomas** del saco lagrimal también son raros. Kastenbauer ER (1978) informó de un caso que se manifestó por producir epistaxis repetidas; Lambrakis y Atsalis (1956) registró un angioma capilar llenando el saco y Leroux K et al (2006) un caso similar; los hemangiomas capilares en el área del saco lagrimal pueden presentar características clínicas de lesiones más comunes, como dacriocistitis o mucocele, o tumores malignos más raros del saco lagrimal. Hanselmayer y Becker (1970) informaron de un angioma esclerosante (angioma benigno). Bietti (1936) describió un hemangio-endotelioma; y granulomas telangiectásicos por parte de Piesbergen (1921) y Scheerer (1931); Ferry AP y Kaltreider (1990) un hemangioma cavernoso, y Kitzmann AS et al (2007) otro que afectaba al conducto nasa-lagrimal y a la cavidad nasal que produjo desplazamiento del globo ocular y pliegues coroidales.

Gurney et al (1971) informó de un **hemangio-pericitoma** y posteriormente se describieron unos pocos casos más[127]. Si bien el hemangiopericitoma orbitario generalmente aparece en la mediana y media de edad de aproximadamente 42 años, el inicio más temprano del hemangipericitoma del saco lagrimal (tercera a quinta décadas de vida) probablemente se relaciona con su ubicación periocular sintomática relativamente notable cuando es pequeña.

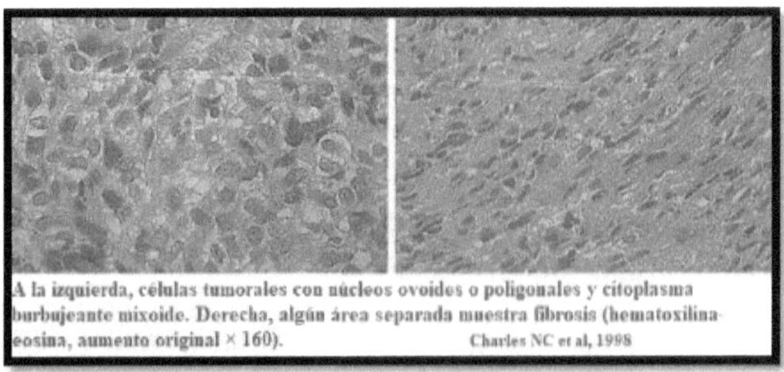

Ocasionalmente, como en la muestra, el diagnóstico puede estar oscurecido por la existencia de áreas de cambios mixoides, fibroides o hialinos degenerativos o inflamatorios. La inmunohistoquímica, que es invariablemente positiva para vimentina, y la microscopía electrónica pueden ser valiosas en tales casos. Ultraestructuralmente, las células del hemangiopericitoma se parecen a los pericitos y tienen pocos orgánulos citoplasmáticos. No obstante, las subpoblaciones de células de hemangiopericitomas

---

[127] Ni C et al, 1982; Carnevali L et al, 1988; Roth SI et al, 1991; Lim KH et al, 1991; Rubin PA et al, 1992; Pe´er JJ et al, 1994; Charles NC et al, 1998; Watanabe A, 2016.

pueden mostrar filamentos de actina delgados con densidades fusiformes (lo que indica diferenciación del músculo liso y relación con manchas positivas de actina). Una membrana basal continua o interrumpida puede envolver la célula.

Si bien la mayoría de los patólogos están de acuerdo en que se puede justificar la existencia del hemangipericitoma como una entidad patológica y morfológica, la controversia deriva de los patrones de crecimiento focal "hemangiopericitomatoso" presentes en entidades tan diversas como el condrosarcoma mesenquimatoso, el histiocitoma fibroso maligno, el tumor fibroso solitario y tumores malignos de la vaina del nervio periférico. Tales tumores generalmente pueden separarse del hemangio-pericitoma "verdadero" mediante características clínicas y subcelulares diferentes detectadas por análisis patológicos especializados.

Aunque la terapia óptima para el hemangiopericitoma del saco lagrimal no se ha establecido debido a su rareza, el tratamiento debe seguir los regímenes recomendados para los hemagiopericitomas de otros lugares. Se recomienda la escisión local total. Como la invasión ósea es inusual en ubicaciones orbitales, la extracción de la periorbita generalmente produce una escisión completa. Se debe monitorizar a los pacientes para detectar recurrencia local, que se ha documentado en 3 de 8 tumores del saco lagrimal. En casos de escisión incompleta, recurrencia local o características citológicas malignas, se debe evaluar la función ocular y se debe considerar cirugía adicional, radioterapia o quimioterapia.

Zolog (1966) describió un **tumor glómico** en los tejidos cercanos al saco lagrimal. Perrod (1911) informó de un **linfangio-endotelioma**; Jones IS (1956) y Khan MA y Dhillon B (1999) de un **sarcoma de Kaposi** del saco lagrimal.

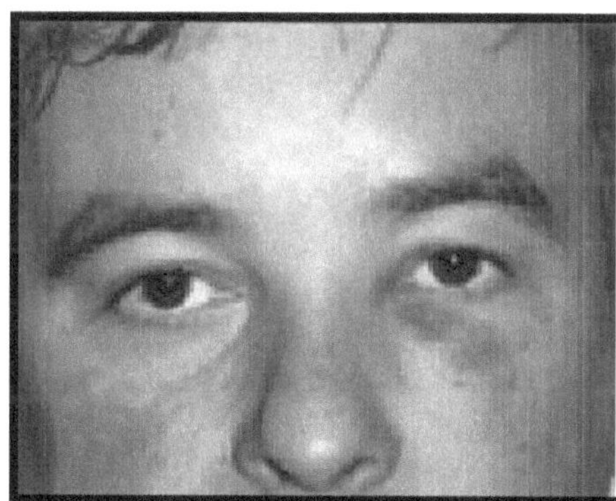

Milder B (1962) describió un **neurofibroma** de la pared del saco lagrimal causando epífora, hinchazón local y un defecto de llenado en el dacriocistograma; casos posteriores fueron los informados por Arne JL et al (1984), Filipowicz Banachowa A (1991) y Bajaj MS et al (2002). Sen DK et al (1971) describió un **neurilemoma** del saco lagrimal.

Théodossiadis G et al informó de la presencia de un **osteoma** en el saco lagrimal.

Von Bahr (1938) describió un schwanoma de células granulares en la región del saco. El paciente, que había sufrido de epífora durante años, acudió con signos de una dacriocistitis aguda; los síntomas inflamatorios se resolvieron con rapidez revelando un tumor firme del tamaño de un guisante. La extirpación se siguió de recurrencia.

Se pueden deber tanto a una extensión directa como a metástasis.

La extensión directa tiene cuatro posibilidades:

1.- Tumores cutáneos –los epiteliomas del párpado inferior o de la conjuntiva palpebral son los más comunes. Wagner F (1962) describió un caso de carcinoma palpebral que se extendió hacia la cavidad nasal a través de la vía lagrimal.

2.- Tumores epiteliales nasales –Los papilomas, particularmente de variedad maligna, tienden a extenderse desde la mucosa nasal hacia el saco lagrimal. Chorazycka Weintal (1936) describió un tumor de esta naturaleza donde un papiloma que mostraba sospechas histológicas de malignidad se extendió desde la mucosa nasal hacia el maxilar y apareció en el punto lagrimal. De manera similar los papilomas conjuntivales se puede asociar con o preceder a papilomas lagrimales (Hird, 1932).

3.- Los tumores de los senos paranasales, particularmente del seno frontal y etmoidal, y con menos frecuencia del seno maxilar, tienden a extenderse hacia la región lagrimal. El tipo más común es el carcinoma (particularmente del etmoides, Tennet, 1933); los sarcomas son más raros.

4.- Los tumores de la naso-faringe invaden excepcionalmente el saco lagrimal. Cohan (1960) describió un caso donde un carcinoma epidermoides primario de la nasofaringe afectó al saco y el primer síntoma fue la epífora.

Los tumores metastásicos en el saco lagrimal son extremadamente raros. Rollet (1906) informó del depósito de un melanoma maligno originado en la coroides. Se han informado de metástasis provenientes de melanoma (Economides NG y Page RC, 1985), de carcinoma renal (Vozmediano Serrano MT et al, 2006), de carcinoma hepatocelular (Wladis EJ et al, 2007; Ding J et al, 2018) ambos imitando una dacriocistitis y de un tumor fibroepitelial de mama (Kim SH et al, 2020).

- Abrahamson IS Sn, Abrahams IA Jr. Dacriocistorrinostomía con fistulización con alambre: Informe adicional. *AJO.* 1959; 48:769-774.

- Abrol R, Nagarkar NM, Mohan H, et al. Dacriocistitis tuberculosa bilateral primaria con linfadenopatía preauricular. Dificultades diagnósticas de tiempos recientes. *Otolaryngol. Head Neck Surg.* 2002; 126(2):201-203.

- Aburn NS, Sullivan TJ. Mononucleosis infecciosa presentada como dacrioadenitis. *Ophthalmology.* 1996; 103(5):776-778.

- Achenbach W, Stollberg G. El síndrome de Sjögren en la práctica general (alemán). *Dtsch. Med. Wochenschr.* 1954; 79(47):1745-1748.

- Adam YG, Farr HW. Tumores orbitarios primarios. *Am. J. Surg.* 1971; 122(6):726-731.

- Afrogheh AH, Jacobiec FA, Hammon R, et al. Evaluación de HPV de alto riesgo en carcinomas de células escamosas y lesiones precursoras originadas en la conjuntiva y saco lagrimal. *Am. J. Surg. Pathol.* 2016; 40(4):519-528.

- Agarwal R. Síndrome de Sjögren. *J. Indian Med. Assoc.* 1958; 31(12):490-491.

- Aghaji AE, Olushina DB, Okoye OI. Adenoma de células oxífilas en un nigeriano: Informe de caso y revisión de la literatura. *Niger J. Clin. Pract.* 2011; 14(3):373-376.

- Ahn HB, Seo JW, Roh MS, et al. Canaliculitis con una masa papilomatoso causada por un tapón puntal temporal. *Ophthalmic. Plast. Reconstr. Surg.* 2009; 25(5):413-414.

- Ahrens-Palumbo MJ, Ballen PH. Dacriocistitis primaria causando celulitis orbitaria. *Ann. Ophthalmol.* 1982; 14(6):600-601.

- Airaldi M, Fornari G, Pedani F, et al. Paclitaxel y Carboplatino para malignidades recurrentes de la glándula salival. *Anticancer Res.* 2000; 20:3781-3783.

- Akaishi PM, Mano JB, Pereira IC. Resultados funcionales y cosméticos del abordaje por el párpado inferior para la dacriocistorrinostomía externa. *Arq. Bras. Oftalmología.* 2011; 74:283-285.

- Akcay EK, Cagil N, Yulek F, et al. Divertículo congénito del saco lagrimal como causa de celulitis orbitaria recurrente. *Can. J. Ophthalmol.* 2009; 44(4):e29-30.

- Al-Qahtani AS. Dacriocistorrinostomía primaria con y sin tubo de silicona: Estudio aleatorio prospectivo. *Am. J. Rhinol. Allergy.* 2012; 26(4):332-334.

- Alañón Fernández FJ, Alañón Fernández MA, Martínez Fernández A, et al. Técnica de dacriocisto-rrinostomía transcanalicular usando láser de diodo (español). *Arch. Soc. Esp. Oftalmol.* 2004; 79:325-330.

- Alañón Fernández MA, Alañón Fernández FJ, Martínez Fernández A, et al. Conjuntivo-dacriocistorrinostomía con láser de diodo. Inserción endoscópica de tubos de Jones (español). *Acta Otorrinolaringol. Española.* 2008; 59(1):11-15.

- Alexandrakis G, Tse DT, Ross RH Jr. Obstrucción del conducto nasolagrimal y celulitis orbitaria asociada con el abuso crónico de cocaína intranasal. *Arch. Ophthalmol.* 1999; 117(12):1617-1622.

- Alexandrakis G, Hubbell RN, Aitken PA. Obstrucción del conducto naso-lagrimal secundaria a dientes ectópicos. *Ophthalmology.* 2000; 107(1):189-192.

- Ali MJ, Honavar SG, Naik MN, et al. Carcinoma quístico adenoide primario: Un tumor palpebral extremadamente raro. *Ophthal. Plast. Reconstr. Surg.* 2012; 28:e35-e36.

- Ali MJ. Dacriocistectomía: Objetivos, indicaciones, técnica y complicaciones. *Ophthalmic. Plast. Reconstr. Surg.* 2014; 30(6):512-516.

- Ali MJ, Naik MN, Kaliki S. Quiste punctal queratinizado: Relación clínico-patológica de una afección lagrimal excepcionalmente rara. *Ophthalmic Plast. Reconstr. Surg.* 2015; 31(3):e66-e68.

- Ali MJ. Iodina-131. Terapia y obstrucciones del conducto nasolagrimal. Qué sabemos y qué necesitamos saber. *Ophthalmic. Plast. Reconstr. Surg.* 2016; 32(4):243-248.

- Ali MJ, Naik MN. Divertículo congénito del saco lagrimal. *Saudi J Ophthalmol.* 2017; 31(3):199-200.

- Ali MJ, Bothra N, Naik MN. Carcinoma de células transicionales del saco lagrimal. *Ophthalmic. Plast. Reconstr. Surg.* 2018; 34(3):e106.

- Ali MJ, Dave TV, Mishra DK, et al. Dacriocistoescleroterapia como alternativa a la dacriocistectomía. *Orbit.* 2019; 38(4):300-304.

- Alkatan HM, Alaraj AM, Al-Ayoubi A. Linfoma difuso primario de célula B grande de la órbita. Experiencia en un centro de cuidados oculares terciario en Arabia Saudí. *Saudi J. Ophthalmol.* 2012; 26(2):235-239.

- Alkatan HM, Al-Harkan DH, Al-Mutlaq M, et al. Tumores epiteliales de la glándula lagrimal: Revisión clinicopatológica integral de 26 lesiones con correlación radiológica. *Saudi J Ophthalmol.* 2014; 28(1):49-57.

- Alsalamah AK, Alkatan HM, Al-Faky YH. Dacriocistitis aguda complicada con celulitis orbitaria y pérdida de visión: Informe de caso y revisión de la literatura. *Int. J. Surg. Rep.* 2018; 50:130-134.

- Alspaugh MA, Buchanan WW, Whaley K. Anticuerpos precipitantes a antígenos celulares en el síndrome de Sjögren, artritis reumatoide y otras enfermedades autoinmunes órgano-específicas e inespecíficas. *Ann. Rheum. Dis.* 1978; 37:244-246.

- Altan Yaycioglu R, Bolat F, Akova YA. Carcinoma basoescamoso del saco lagrimal: Informe de caso. *Orbit.* 2007; 26(4):267-269.

- Altava V, Barrera M. Síndrome de Sjögren (español). *Med. Esp.* 1951; 26(153):438-443.

- Alten F, Domeier E, Holz, et al. Dacriolitos en el ducto de la glándula lagrimal. *Acta Ophthalmol.* 2012; 90 (2):e155-156.

- Alyahya GA, Bangsgaard R, Prause JU, et al. Presencia de tejido de la glándula lagrimal fuera de la fosa lagrimal: Comparación de hallazgos clínicos e histopatológicos. *Acta Ophthalmol. Scand.* 2005; 83(1):100-103.

- Alyahya GA, Stenman G, Persson F, et al. Adenoma pleomórfico originado en una glándula lagrimal accesoria de Wolfring. *Ophthalmology.* 2006; 113(5):879-882.

- Allard FD, Yee EU, Freitag SK. Dacriocistitis secundaria al abuso de cocaína intranasal: Informe de caso y revisión de la literatura. *Orbit.* 2013; 32(6):405-408.

- Allen MV, Cohen KL, Grimson BS. Celulitis orbitaria secundaria a dacriocistitis siguiendo a Blefaroplastia. *Ann. Ophthalmol.* 1985; 17(8):498-499.

- Allen K, Berlin AJ. Fallo en la dacriocistorrinostomía: Asociación con la intubación nasolagrimal de silicona. *Ophthalmic. Surg.* 1989; 20(7):486-489.

- Amanat LA, Wraight EP, Watson PG, et al. Papel de la gammagrafía lagrimal y la macro-dacriocistografía en el manejo de la epífora. *BJO.* 1979; 63:511-519.

- Amemiya T, Mori H, Koizumi K. Estudio clínico e histocitopatológico de la dacrioadenitis crónica. *Graefes Arch. Clin. Exp. Ophthalmol.* 1983; 220(5):229-232.

- Amin RM, Hussein FA, Idriss HF, et al. Análisis patológico, inmunohistoquímico y microbiológico de biopsias del saco lagrimal en pacientes con dacriocistitis crónica. *Int. J. Ophthalmol.* 2013; 6(6):817-826.

- Anad S, Hollingworth K, Kumar V, et al. Canaliculitis: Incidencia a largo plazo de epífora siguiendo a la canaliculotomía. *Orbit.* 2004; 23:19-26.

- Anderson JR, Gray KG, Beck JS, et al. Autoanticuerpos precipitantes en la enfermedad de Sjögren. *Lancet.* 1961; 2(7200):456-460.

- Anderson DR. Epífora unilateral causada por un papiloma del canalículo inferior. *Arch. Ophthalmol.* 1967; 78(5):618-620.

- Anderson KK, Lessner AM, Hood I, et al. Carcinoma de células transicionales invasivo del saco lagrimal originado en un papiloma invertido. *Arch. Ophthalmol.* 1994; 112:306-307.

- Andrew NH, Coupland SE, Pirbhai A, et al. Hiperplasia linfoide de la órbita y anexos oculares: Revisión clínica y patológica. *Surv. Ophthalmol.* 2016; 61(6):778-790.

- Ansari SA, Pak J, Shields N. Patología e imagen del sistema de drenaje lagrimal. *Neuroimag. Clin. N. Am.* 2005; 15:221-237.

- Anwar MJ, Choudhry SA, Aadil M, et al. Dacriocistocele adquirido idiopático presentado sólo con epífora: Informe de caso muy raro. *Cureus.* 2017; 9(9):e1653.

- Appelmans M, van den Abeele L. Dacrioadenitis aguda como manifestación de la mononucleosis infecciosa (francés). *Bull. Soc. Belge Ophthalmol.* 1967; 146:249-258.

- Artifoni E, Campana G. Sobre una localización inusual de una linfogranulomatosis maligna en el aparato ocular (italiano. *Ann. Ottalmol. Clin. Ocul.* 1966; 92(12):1226-1235.

- Atchondakis S, Skagias L, Tsakiris A, et al. Oncocitoma de la glándula lagrimal diagnosticado inicialmente por citología de aspiración con aguja fina. *Diagn. Cytopathol.* 2009; 37(6):443-445.

- Arne JL, Salvaing P, Chevalier JP, et al. Neurofibroma del saco lagrimal. A propósito de un caso (francés). *Bull. Soc. Ophtalmol. Fr.* 1984; 84(5):665-669.

- Arnold IL. Exoftalmos unilateral debido a un quiste de la glándula lagrimal. *J. Tn. State Med. Assoc.* 1955; 48(1):11-12.

- Artenstein AW, Eiseman AS, Campbell GC. Dacriocistitis crónica causada por micobacterium fortuitum. *Ophthalmology.* 1993; 100(5):666-668.

- Ashton N, Choyce DP, Fison LG. Carcinoma del saco lagrimal. *BJO.* 1951; 35(6):366-376.

- Assefa Y, Moges F, Endris M, et al. Perfil bacteriológico y modelos de susceptibilidad farmacológica en pacientes con dacriocistitis atendidos en el hospital universitario Gondar, noroeste de Etiopía. *BMC Ophthalmol.* 2015; 2:15-34.

- Atkinson PL, Ansons AM, Patterson A. Mononucleosis infecciosa presentada como dacriocistitis infecciosa bilateral. *BJO.* 1990; 74(12):750.

- Attwood W, Poser CM. Complicaciones neurológicas del síndrome de Sjögren. *Neurology.* 1961; 11:1034-1041.

- Aubineau E. Pólipos del canalículo lagrimal superior (francés). *Arch. Ophtalmol.* 1923; 40:228-231.

- Auclair PL, Goode RK, Ellis GL. Carcinoma epidermoide de las glándulas salivares intraorales. Evolución y aplicación de los criterios de gradación en 143 casos. *Cancer.* 1992; 69:2021-2030.

- Auran J, Jakobiec FA, Brebs W. Tumor mixto del lóbulo palpebral de la glándula lagrimal. Diagnóstico clínico y apropiado manejo quirúrgico. *Ophthalmology.* 1988; 95(1):90-99.

- Awasthy PN, Agrawal TP. Canaliculitis supurativa: Informe de un caso. *J. Int. Coll. Surg.* 1963; 40:568-571.

- Ayres SC. Pólipos del canalículo inferior. *Arch. Ophthalmol.* 1903; 32:369-371.

- Azari AA, Kanavi MR, Salpe N, et al. Carcinoma de células transicionales del saco lagrimal presentado con lágrimas de sangre. *JAMA Ophthalmol.* 2013; 131(5):689-690.

- Bacin F, Kantelip B. Un caso de Dacriolitiasis del saco lagrimal (francés). *J. Fr. Ophtalmol.* 1981; 4(2):113-116.

- Baddeley PA, Lewis GD, Lane CM. Una nueva técnica para facilitar la dacriocistectomía usando sustancias viscoelásticas. *Orbit.* 2011; 30(3):158-159.

- Badrawy R. Dacrioescleroderma (escleroma de la vía lagrimal). *Ann. Otol. Rhinol. Laryngol.* 1962; 71:247-254.

- Badrawy R. Dacrioescleroma (escleroma de la vía lagrimal). *Bull. Ophthalmol. Soc. Egypt.* 1965; 58(62):353-366.

- Baghdassarian SA, Zakharia H, Asdourian KK. Informe de un caso de dacrioadenitis tuberculosa caseosa bilateral. *AJO.* 1972; 74(4):531-532.

- Bahnasawi SA, Abdalla MI, Ghaly AF, et al. Tracoma del saco lagrimal. *Bull. Ophthalmol. Soc. Egypt.* 1976; 69(73):619-627.

- Bain GO. La patología de la enfermedad de Mikulicz-Sjögren en relación al lupus eritematoso diseminado: Una revisión de los hallazgos de autopsia y presentación de un caso. *Can. Med. Assoc. J.* 1960; 82:143-148.

- Bajaj MS, Nainiwal SK, Pushker N, et al. Neurofibroma del saco lagrimal. *Orbit.* 2002; 21(3):205-208.

- Baker RH, Bartley GB. Piedras ductales de la glándula lagrimal. *Ophthalmology.* 1990; 97(4):531-534.

- Bambirra EA, Miranda D, Rayes A. Tumor mucoepidermoide del saco lagrimal. *Arch. Ophthalmol.* 1981; 99(12):2149-2150.

- Bansal RK, Malhotra C, Bhatra R, et al. Dacrioadenitis tuberculosa –Informe de caso y revisión de la literatura. *Indian J. Pathol. Microbiol.* 2006; 49(3):385-387.

- Bansal S, Khan AL, Hsuan J. Adenocarcinoma secretor de moco del saco lagrimal. *Orbit.* 2008; 27(3):199-201.

- Banta RG, Seltzer JL. Lágrimas de sangre desde una epistaxis a través del conducto naso-lagrimal. *AJO.* 1973; 75(4):726-727.

- Baratz KH, Bartley GB, Campbell RJ, et al. Un nido de pestañas para dacriolitos de los sistemas excretor y secretor lagrimal. *AJO.* 1991; 111(5):624-627.

- Baredes S, Ludwin DB, Troublefield YL, et al. Adenocarcinoma ex adenoma pleomórfico del saco lagrimal y conducto naso-lagrimal: Informe de caso. *Laryngoscope.* 2003; 113(6):940-942.

- Barishak P, Romano A, Stein R. Obstrucción del saco lagrimal por epinefrina tópica. *Ophthalmologica.* 1969; 159(4):373-379.

- Başar D, Özman M. Hemangioma de la glándula lagrimal: Informe de caso. *AJO.* 1966; 62(2):343-344.

- Batra R, Mudhar HS, Sandramouli S. Un caso único de dacriocistitis esclerosante IgG4. *Ophthalmic. Plast. Reconstr. Surg.* 2012; 28(3):e70-72.

- Batsakis JG, Suarez P. Papilomas Schneiderano y carcinomas: Revisión. *Adv. Anat. Pathol.* 2001; 8(2):53-64.

- Beckerman BL. Anomalías lagrimales en la displasia ectodérmica anhidrótica. *AJO.* 1973; 75(4):728-730.

- Beebe WE, Esquivel ED, Holly FJ. Comparación de la cinética del lagrimeo en pacientes con ojos secos y normales. *Curr. Eye Res.* 1988; 7:419-425.

- Beer GM, Kompatscher P. Una nueva técnica para el tratamiento del prolapso de la glándula lagrimal en la blefaroplastia. *Aesthetic Plast. Surg.* 1994; 18:65-69.

- Behrman HT, Lee KK. Síndrome de Sjögren. *Arch. Derm. Syphiol.* 1950; 61(1):63-79.

- Beiglbock W, Hoff H. Síndrome de Sjögren (alemán). *Dtsch. Med. Wochenschr.* 1952; 77(1):7-10.

- Benger R. Dacriocistorrinostomía externa una cirugía diaria. *Aust. NZ J. Ophthalmol.* 1992; 20:243-245.

- Bercher, Belz, Parret. A propósito de nuevas observaciones en el síndrome de Sjögren (francés). *Lyon Med.* 1949; 182(43):267-271.

- Bergaust B, Eng J. Obstrucción de la vía lagrimal debida a infección por trichofitum rubrum. Informe de caso. *Acta Ophthalmol. (Copenh).* 1965; 43(5):708-713.

- Bernardini FP, Orcioni GF, Croxatto JO. Carcinoma oncocítico de la glándula lagrimal en un paciente con neurofibromatosis. *Ophthalmic. Plast. Reconstr. Surg.* 2010; 26(6):486-488.

- Bertelmann E, Pahl S, Rieck P. Neoplasias malignas del saco lagrimal: Rareza entre las enfermedades de los conductos lagrimales (alemán). *Ophthalmologe.* 2011; 108(5):440-444.

- Bertschinger D, Oberic A, Moulin A, et al. Transformación maligna de un tumor de la glándula lagrimal "benigno". *Klin. Monbl. Augenheilkd.* 2010; 227(4):321-323.

- Beskid M, Zarzycka M. Un caso de oncocitoma de la glándula lagrimal (polaco). *Klin. Oczna.* 1959; 29:311-315.

- Besnainou R, de la Geneste D. Aspectos clínicos y terapéuticos de la enfermedad de los conductos excretores lagrimales en pacientes tracomatosos y no tracomatosos (francés). *Rev. Int. Trach.* 1955; 32(2):247-252.

- Bessière E, Agenos B, Le Rebeller. Pericistitis lagrimal reactiva durante la mononucleosis infecciosa (francés). *J. Med. Bord.* 1962; 139:73-75.

- Betharia SM, Pushker N, Shara V, et al. Dacriops simple: Una serie de casos y revisión de la literatura. *Ophthalmologica.* 2002; 216(5):372-376.

- Bianchi FA, Tosco P, Campisi P, et al. Carcinoma mucoepidermoide del saco lagrimal enmascarado como dacriocistitis. *J. Craniofac. Surg.* 2010; 21(3):797-800.

- Biggs SL, Font RL. Lesiones oncocíticas de la carúncula y otros anexos oculares. *Arch. Ophthalmol.* 1977; 95(3):474-478.

- Billing K, Malhotra R, Selva D, et al. Hallazgos de resonancia magnética en melanoma maligno del saco lagrimal. *BJO.* 2003; 87:1187-1188.

- Blake J, Mullaney J, Gillan J. Carcinoma mucoepidermoide del saco lagrimal. *BJO.* 1986; 70(9):681-685.

- Bleeker GM, Wagenaar SS, Peeters HJF, et al. Pseudotumor inflamatorio orbitario. *Mod. Probl. Ophthalmol.* 1975; 14:393-397.

- Bloch KJ, Buchanam WW, Wohl MJ, et al. Síndrome de Sjögren: Estudio clínico, patológico y serológico de 62 casos. *Medicine (Baltimore).* 1965; 44:187-231.

- Bodelon I, Chaine G. Manifestaciones oftalmológicas de la sarcoidosis. *Ann. Med. Interne.* 2001; 152(2):108-112.

- Boeck J, Freyter F. Tumores de las glándulas lagrimales. *Ophthalmologica.* 1966; 151(3):331-348.

- Bohm A. Síndrome de Sjögren (alemán). *Munch. Med. Wochenschr.* 1950; 92(23-24):956-961.

- Bolstad AI, Haga HJ, Wassmuth R, et al. Gemelos monocigóticos con síndrome de Sjögren primario. *J. Rheumatol.* 2000; 27:2264-2266.

- Bollersler J, van der Mark S, Baunsgaard P. Síndrome seco resultante de una amiloidosis primaria (danés). *Ugeskr. Laeger.* 1985; 147(49):4013.

- Bonavolonta G, Tranfa F, Staibano S, et al. Tumor de Warthin de la glándula lagrimal. *AJO.* 1997; 124:857-858.

- Bonder D, Fischer MJ, Levine MR. Carcinoma de células escamosas del saco lagrimal. *Ophthalmology.* 1983; 90(9):1133-1135.

- Bonnet JL, Piaget F, Charachon R, et al. Pseudogranuloma medio-facial maligno: Reticulosarcoma del saco lagrimal (francés). *Rev. Otoneuroophtalmol.* 1969; 41(5):219-227.

- Bonomi L, Cricchi M. Papiloma del canalículo lagrimal inferior (italiano). *Boll. Ocul.* 1961; 40:531-537.

- Bosshard C. Endoscopia nasal como ayuda a la cirugía del conducto lagrimal (alemán). *Klin. Monbl. Auenheilkd.* 1982; 180(4):303-307.

- Bothra N, Rath S, Mittal R, et al. Dacriocistorrinostomía externa para la rinosporidiasis aislada del saco lagrimal –Una alternativa eficaz a la dacriocistectomía. *Indian J. Ophthalmol.* 2019; 67(5):665-668.

- Boudet C. Estudio flebográfico de las venas de la órbita en el adenocarcinoma de la glándula lagrimal (francés). *Bull. Soc. Ophtalmol. Fr.* 1953; 5:556-562.

- Boudet C, Arnaud B, Bullier B. Tuberculosis de la glándula lagrimal (francés). *Bull. Soc. Ophtalmol. Fr.* 1971; 71(1):103-109.

- Boulze-Pamkert M, Roux C, Nkamga VD, et al. Canaliculitis lagrimal crónica por aggegatiobacter aphrophilus: Informe de caso. *BMC Ophthalmol.* 2016; 16:132.

- Boune WA, Wagstaff JK. Síndrome de Sjögren. *Proc. R. Soc. Med.* 1951; 44(5):406-407.

- Boush GA, Lemke BN, Dortzbach RK. Resultados de la dacriocistorrinostomía asistida por láser endonasal. *Ophthalmology.* 1994; 101(5):955-959.

- Bouza E, Merino P, Muñoz P, et al. Tuberculosis ocular: Estudio prospectivo en un hospital general. *Medicine (Baltimore).* 1997; 76(1):53-61.

- Bouzas A. Inflamación canalicular en casos oftálmicos de herpes zoster y herpes simplex. *AJO.* 1965; 60(4):713-716.

- Bouzas AG. Etiología vírica de ciertos casos de obstrucción lagrimal. *BJO.* 1973; 57(11):849-851.

- Bowers D. Síndrome de Sjögren: Lupus eritematoso sistémico y anemia hemolítica auto-inmune: Informe de un caso con supervivencia prolongada. *Can. Med. Assoc. J.* 1969; 100(24):1148-1150.

- Bowers BT, Simmons JR. Manejo quirúrgico del diverticulum del canalículo. *Arch. Ophthalmol.* 1970; 83(1):61-62.

- Bozac E, Ban A, Vasinca M. Dacriocistitis micótica causada por cándida albicans (rumano). *Rev. Chir. Oncol. Radiol. ORL Oftalmol. Stomatol. Ser. Oftalmol.* 1986; 30(2):129-130.

- Bozac E, Kotilla E. Epitelioma del saco lagrimal (francés). *Ann. Ocul.* 1971; 204(6):621-626.

- Bra ST, Meyer D. Diagnóstico y manejo del carcinoma mucoepidermoide del conducto lagrimal. *Orbit.* 2011; 30(1):34-36.

- Brand I. Tratamiento sintomático y quirúrgicos de pólipos del saco lagrimal: Informe de caso (alemán). *Klin. Monbl. Augenheilkd Augenarztl. Fortbild.* 1951; 118(2):172-175.

- Branna PA, Kersten RC, Schneider S, et al. Caso de adenocarcinoma primario del saco lagrimal. *Orbit.* 2005; 24(4):291-293.

- Briscoe D, Mahmoods S, Bonshek R, et al. Carcinoma sebáceo primario de la glándula lagrimal. *BJO.* 2001; 85:625-626.

- Briscoe D, Rubowitz A, Assia EI. Los aislamientos bacterianos cambiantes y sensibilidades antibióticas de la dacriocistitis purulenta. *Orbit.* 2005; 24:95-98.

- Brock DW, Georg LK, Brown JM, et al. Actinomicosis causada por Arachnia propionicus. Informe de 11 casos. *Am. J. Clin. Pathol.* 1973; 59:66-67.

- Brockmann H, Wihelm K, Joe A, et al. Obstrucción del drenaje nasolagrimal después de terapia con radioiodina: Informe de caso y revisión de la literatura. *Clin. Nucl.* 2005; 30(8):543-545.

- Bronner A, Risse JF, Flament J, et al. Características clínicas de un tumor mixto benigno de la glándula lagrimal (francés). *Bull. Soc. Ophtalmol. Fr.* 1976; 76(7-8):607-610.

- Brown OA. Tumor del saco lagrimal. *AJO.* 1960; 71:191-199.

- Bruce GM. Queratoconjuntivitis seca. *Arch. Ophthal.* 1941; 26:945.

- Buckmaster F, Pearce EI. Efectos de la humedad sobre el test de producción de lágrimas. *Clin. Sci.* 2016; 35:754-758.

- Buchanan BB, Pine L. Caracterización de un actinomiceto productor de ácido propiónico, Actinomices propionicus, sp. Nov. *J. Gen. Microbiol.* 1962; 28:305-323.

- Bucher UG, Reid L. Síndrome de Sjögren: Informe de un caso fatal con lesiones pulmonares y renales. *Br. J. Dis. Chest.* 1959; 53:237-252.

- Buchwald C, Skoedt V, Tos M. Papiloma expansivo del Sistema de drenaje lagrimal albergando al virus del papiloma humano. *Rhinology.* 1996; 34(3):184-185.

- Buesseler JA, Godwing ID. Dacriocistomicosis crónica debida a Candida parakrusei. *Trans. Am. Acad. Ophthalmol. Otolaryngol.* 1963; 67:173-176.

- Bullock JD, Fleishan JA, Rosset JS. Quistes del conducto lagrimal. *Ophthalmology.* 1986; 93(10):321-323.

- Bullock JD, Goldberg SH. Divertículos del saco lagrimal. *Arch. Ophthalmol.* 1989; 107(5):756.

- Bunim JJ. Un espectro más amplio del síndrome de Sjögren y sus implicaciones patogénicas. *Ann. Rheum. Dis.* 1961; 20:1-10.

- Bunim JJ. La presencia frecuente de hipergammaglobulinemia y anticuerpos tisulares múltiples en el síndrome de Sjögren. *Ann. N. Y. Acad. Sci.* 1965; 124(2):852-859.

- Buogo A, Renna V. Un caso de micosis causada por criptococus neoformans de interés oftalmológico (italiano). *Boll. Ocul.* 1963; 42:620-629.

- Burduk PK, Seredyka Burduk M, Kaźmierczak W, et al. Papiloma del saco lagrimal (polaco). *Otolarybgol. Pol.* 2013; 67(1):52-56.

- Burke JW. Papiloma situado dentro del canalículo inferior. *AJO.* 1938; 21:189.

- Burn RA. Anastomosis término-lateral para la obstrucción del conducto nasolagrimal. *BJO.* 1961; 45(2):117-124.

- Burns RP, Macnie JP, Pfeiffer RL, et al. Conjuntivitis unilateral y Canaliculitis debida a infección fusoespiroquetal. *AMA Arch. Ophthalmol.* 1958; 59(2):235-242.

- Caldemeyer KS, Stockberger SM, Broderik LS. TC de contraste aumentado tópico y dacriocistografía RM: Imagen del aparato de drenaje lagrimal de voluntarios sanos. *AJR. Am. J. Roentgenol.* 1998; 171:1501-1504.

- Caldwell GW. Dos nuevas operaciones para la obstrucción del conducto nasal con conservación de los canalículos. *AJO.* 1893; 10:189-191.

- Calmettes L, Deodati F, Bec P. Epitelioma del saco lagrimal (francés). *Bull. Mem. Soc. Fr. Ophtalmol.* 1963; 76:264-274.

- Calle CA, Castillo IG, Eagle RC, et al. Oncocitoma de la glándula lagrimal: Informe de caso y revisión de la literatura. *Orbit.* 2006; 25(3):243-247.

- Callejas CA, Tewfik MA, Wormald PJ. Dacriocistorrinostomía endoscópica motorizada con stent selectivo. *Laryngoscope*. 2010; 120(7):1449-1452.
- Camara J, Quintana H. Canaliculitis papilomatosa (español). *Arch. Soc. Esp. Oftalmol*. 1975; 35:173-178.
- Campbell W. Radiología del Sistema lagrimal. *Int. Ophthalmol. Clin*. 1964; 4:399-441.
- Can I, Can B, Yarangumeli A, et al. CDCR con injerto de mucosa bucal: Estudio comparativo e histopatológico. *Ophthalmic. Surg. Lasers*. 1999; 30:98-104.
- Canavan YM, Logan WC. Hemangioendotelioma benigno de la fosa de la glándula lagrimal. *Arch. Ophthalmol*. 1979; 97(6):1112-1115.
- Cant JS. Dacriocistitis en leucemia aguda. *BJO*. 1963; 47:57-59.
- Capolongo G. Contribución a la interpretación de la queratoconjuntivitis flictenular manifestada en algunas enfermedades infecciosas (italiano). *Boll. Ocul*. 1950; 29(7):441-456.
- Cardell BS, Gurling KJ. Observaciones sobre la patología del síndrome de Sjögren. *J. Pathol. Bacteriol*. 1954; 68(1):137-146.
- Carlton WH, Trueblood JH, Rossomondo RM. Evaluación clínica de la microscintografía del aparato de drenaje lagrimal. *J. Nucl. Med*. 1973; 14(2):89-92.
- Carnevali L, Trimarchi F, Rosso R, et al. Hemangiopericitoma del saco lagrimal –Informe de un caso. *BJO*. 1988; 7(2):782-785.
- Catalino P. Un caso inusual de evolución neoplásica e invasión de ambos sacos lagrimales (italiano). *Boll. Ocul*. 1960; 39:225-237.
- Cates CA, Manners RM, Rose GE. Adenoma pleomórfico de la glándula lagrimal en una niña de 10 años de edad. *BJO*. 2002; 86(2):249-250.
- Caversaccio M, Frenz M, Schär P, et al. Dacriocistorrinostomía láser Er-YAG transcanalicular y endonasal. *Rhinology*. 2001; 39(1):28-32.
- Ceitlin J, Huberman ED, Malamud SW, et al. Síndrome de Sjögren (español). *Dia Med*. 1957; 29(71):2558.
- Cetinkaya A, Kersten RC. Relación entre la terapia con iodo radiactivo para el carcinoma de tiroides y obstrucción del sistema de drenaje nasolagrimal. *Ophthalmic. Plast. Reconstr. Surg*. 2007; 23(6):496.
- Coden DJ, Hornblass A, Haas BD. Bacteriología clínica de la dacriocistitis en adultos. *Ophthal. Plast. Reconst. Surg*. 1993; 9(2):125-131.
- Coden DJ. Dacriocistitis fúngicas. *Ophthalmology*. 1993; 100(2):150.
- Codère F, Anderson RL. Dacriocistitis bilateral por Candida albicans con celulitis facial. *Can. J. Ophthalmol*. 1982; 17(4):176-177.
- Coguel S. Síndrome de Sjögren (francés). *Concours Med*. 1951; 73(6):471-474.
- Coiffier B, Lepage E, Briere J, et al. Quimioterapia CHOP más rituximab comparado con CHOP solo en pacientes ancianos con linfoma difuso de células B grandes. *N. Engl. J. Med*. 2002; 346(4):235-242.
- Cokkeser Y, Evereklioglu C, Er H. Comparación de dacriocistorrinostomía externa frente a endoscópica: Resultados en 115 pacientes (130 ojos). *Otolaryngol. Head Neck Surg*. 2000; 123:488-491.
- Cole JG, Brackup A, Hanley JS, et al. Pseudotumor del saco lagrimal. *AJO*. 1963; 55:136-138.
- Cole SH, Ferry AP. Histiocitoma fibroso (xantoma fibroso) del saco lagrimal. *Arch. Ophthalmol*. 1978; 96(9):1647-1649.
- Coleman SL, Brull S, Green WR. Sarcoidosis del saco lagrimal y áreas contínuas. *Arch. Ophthalmol*. 1972; 88(6):645-646.
- Colley T. Tumores de la glándula lagrimal. *Br. Med. J*. 1931; 15(6):305-314.
- Comez AT, Komur B, Akcali A, et al. Aspergilosis ocular: Obtener la biopsia es crucial para el diagnóstico. Informe de tres casos. *Med. Mycol. Case Rep*. 2012; 1(1):39-41.
- Consul BN, Kulshrestha OP, Gupta S. Tumor epitelial primario de la glándula lagrimal. Informe de un crecimiento carcinomatoso en un muchacho de 12 años de edad. *J. All India Ophthalmol. Soc*. 1961; 9:87-90.
- Cook HL, Olver JM. Dacriocistectomía como tratamiento de la dacriocistitis crónica en un paciente anciano frágil. *Eye (Lond)*.2004; 18(3):334-336.
- Coombes AG, Manners RM, Ellisan DW, et al. Hemangioma epiteloides de la glándula lagrimal. *BJO*. 1997; 81(11):1020.
- Cornec D, Devauchelle Peniec V, Tobón GJ, et al. Células B en el síndrome de Sjögren: De la patofisiología al diagnóstico y tratamiento. *J. Autoimmun*. 2012; 39:161-167.
- Coşkun M, Llhan Ö, Keskin U, et al. Oclusión de la arteria central de la retina secundaria a celulitis orbitaria y absceso siguiendo a dacriocistitis. *Eur. J. Ophthalmol*. 2011; 21(5):649-652.
- Coster DJ, Welham RAM. Obstrucción canalicular herpética. *BJO*. 1979; 63:259-262.
- Coticelli L, Savastano S, Romano A, et al. Papiloma del canalículo lagrimal inferior (italiano). *Boll. Occulist*. 1978; 57:75-78.

- Cotton JB, Ligeon-Ligeonet P, Durra A, et al. Dacriocistitis tuberculosa (francés). *Arch. Pediatr.* 1995; 2(2):147-149.

- Coverdale H. Síndrome de Sjögren como un defecto constitucional. *N Z Med. J.* 1955; 54(304):614-617.

- Crews SJ, Whitfield AG. Síndrome de Sjögren. *Postgrad. Med. J.* 1963; 39:324-336.

- Cruz Tapias P, Rojas Villaraga A, Maier Moore S, et al. HLA y susceptibilidad al síndrome de Sjögren. 34:240-263 meta-análisis de estudios mundiales. *Autoimmun. Rev.* 2012; 11:281-287.

- Csüllög F, Gát G, Kelemen JT. Sobre la tuberculosis de la conjuntiva y el saco lacrimal: Informe de un paciente femenino con afectación bilateral (alemán). *Klin. Monbl. Augenheilkd.* 1966; 148(1):79-86.

- Cubuk R, Tasali N, Aydin S, et al. Dacriocistografía RM dinámica en pacientes con epífora. *Eur. J. Radiol.* 2010; 73:230-233.

- Currie ZI, Rose GE. Riesgo a largo plazo de recurrencia después de escisión intacta de adenomas pleomórficos de la glándula lagrimal. *Arch. Ophthalmol.* 2007; 125:1643-1646.

- Chakraborti C, Biswas R, Mondal M, et al. Dacrioadenitis tuberculosa en una niña. *Nepal J. Ophthalmol.* 2011; 3(2):210-213.

- Chandler P. Dacriocistorrinostomía. *Trans. Am. Ophthalmol. Soc.* 1936;

- Char DH, Barakos JA, Moretto J. Hemangioma cavernoso intra-glandular Lacrimal. *Orbit.* 2010; 29(6):354-356.

- Charamis J. Tracoma lagrimal: Informe al encuentro anual de 1957 de la Liga para la prevención del tracoma (francés). *Rev. Int. Trach.* 1957; 34(1):1-44.

- Charles NC, Palu RN, Jagirdar JS. Hemangiopericitoma del saco lagrimal. *Arch. Ophthalmol.* 1998; 116(12):1677-1678.

- Chatterjee BM, Chatterjee S, Barua D. Infección espiroquetal del canalículo. *Arch. Ophthalmol.* 1961; 66:649-651.

- Chaudhary M, Bahttarai A, Adhikari SK, et al. Bacteriología y susceptibilidad antibiótica de la dacriocistitis crónica en adultos. *Nepal J. Ophthalmol.* 2010; 2(2):105-113.

- Chaundry IA, Shamsi FA, Al-Rashed W. Bacteriología de la dacrio cistitis crónica en un centro de cuidados terciarios. *Ophthalmic. Plast. Reconstr. Surg.* 2005; 21(3):207-210.

- Chauvaud D, Pasticier M, Clay C, et al. Una observación inusual de un caso de dacrioadenitis tuberculosa (francés). *Arch. Ophthalmol. (París).* 1977; 37(1):41-46.

- Chavadaki JA, Raghu K, Patel VI. Estudio retrospectivo para el establecimiento de asociación entre tabique nasal desviado, sinusitis y dacriocistitis crónica. *Indian J. Otolaryngol. Head Neck Surg.* 2019; ISSN Online 1973-7707 pp:1-4.

- Chen CL, Chen CH, Tai MC, et al. Adenoma pleomórfico de la glándula lagrimal en un niño de 9 años de edad. *Clin. Exp. Ophthalmol.* 2005; 33:639-641.

- Choussy O, Babin E, Delas B, et al. Tumores malignos primarios del saco lagrimal y conducto naso-lagrimal (francés). *Ann. Otolaryngol. Chir. Cervicofac.* 2007; 124(6):309-313.

- Chowdhury RK, Behera S, Bhuyan D, et al. Oculosporidiosis en un hospital terciario de Orissa occidental, India: Serie de casos. *Indian J. Ophthalmol.* 2007; 55:299-301.

- Christie DB, Woog JJ, Lahav M. Dacriops combinado con un tumor mixto benigno subyacente de la glándula lagrimal. *AJO.* 1995; 119(1):97-99.

- Chumbley LC. Canaliculitis causada por Enterobacter cloacae: Informe de caso. *BJO.* 1984; 68:364-366.

- Chung YJ, Kim G, Sohn BK. Conjuntivorrinostomía con tubo Jones con punta de goma. *Ann. Plast. Surg.* 2004; 52:68-71.

- Dagher G, Anderson RL, Ossoinig KC, et al. Carcinoma quístico adenoideo de la glándula lagrimal en un niño. *Arch. Ophthalmol.* 1980; 98(6):1098-1100.

- Dahrouj M, Jacobiec FA, Wolkow N, et al. Caso atípico de enfermedad de Rosai-Dorfman de la glándula lagrimal con erosión ósea adyacente. *Ocul. Oncol. Pathol.* 2019; 5:128-134.

- Dailey RA, Tower RN. Tubos de Jones de pirex esmerilado. *Ophthal. Plast. Reconstr. Surg.* 2005; 21:185-187.

- Dalgleish R. Obstrucción del drenaje lagrimal adquirido idiopático. *BJO.* 1967; 51(7):463-468.

- Damaj G, Verkarre V, Delmer A, et al. Linfoma folicular primario del tracto gastrointestinal. Estudio de 25 casos y revisión de la literatura. *Ann. Oncol.* 2003; 14:623-629.

- Damato BE, Allan D, Murray SB, et al. Atrofia senil de la glándula lagrimal humana. Contribución a la enfermedad inflamatoria crónica. *BJO.* 1984; 68:674-680.

- Darbari BS, Saxena BP. Escleroma del saco lagrimal –Informe de caso. *J. All India Ophthalmol. Soc.* 1961; 9:91-93.

- Das A, Chowdhury S, Mitra JN, et al. Histiocitoma fibroso del saco lagrimal. *Indian J. Ophthalmol.* 1983; 31(2):87-88.

- Das JK, Deka AC, Kuri GC, et al. Bacteriología de la dacriocistitis crónica en una población adulta del noroeste de la India. *Orbit.* 2008; 27(4):243-247.

- Das S, Ali MJ, Bansal S, et al. Pneumatocele del saco lagrimal siguiendo a un trauma nasal contusa. *Ophthalmic. Plast. Reconstr. Surg.* 2017; 33(6):e150-e151.
- Dave TV, Javed Ali M, Sravani P, et al. Incisión subciliar para la dacriocistorrinostomía externa. *Ophthal. Plast. Reconstr. Surg.* 2012; 28:341-345.
- Davies WS. Adenoma pleomórfico y adenocarcinoma de la glándula lagrimal, con informe de 13 casos. *Trans. Am. Ophthalmol. Soc.* 1954-55; 52:467-496.
- Davies BW, McCracken MS, Hawes MJ, et al. Incisión para la DCR externa. *Ophthal. Plast. Reconstr. Surg.* 2015; 31:278-281.
- De M, Tribedi B. Carcinoma mixto epidermoide y secretor de moco de la glándula parótida. *J. Pathol. Bacteriol.* 1939; 49:432-433.
- de Benito García C. Síndrome de Sjögren: Estudio de 5 casos (español). *Med. Clin. (Barc).* 1963; 40:39-43.
- de Graciansky P, Boulle S, Hardouin JP. Síndrome de Gougerot-Sjögren de etiología compleja (francés). *Bull. Soc. Fr. Dermatol. Syphiligr.* 1950; 57(3):292-294.
- de Haas E. La reacción de la glándula lagrimal a parasimpaticomiméticos en pacientes con síndrome de Sjögren. *Ophthalmologica.* 1961; 141:51-52.
- de Konig EW, van Bijsterveld OP. Canaliculitis por el virus del herpes simplex. *Ophthalmologica.* 1983; 186(4):173-176.
- de Oya JC, Segovia JM. Síndrome de Sjögren (español). *Rev. Clin. Esp.* 1951; 42(4):231-235.
- de Palma P, Ravalli L, Modestino R, et al. Linfoma inmunoblástico de célula B del saco lagrimal primario que simula una dacriocistitis aguda. *Orbit.* 2003; 22:171-175.
- de Seze. Síndrome de Sjögren. *Inf. Dent.* 1950; 32(26):1278-1284.
- De Stefani A, Lerda W, Usai A, et al. Carcinoma de células escamosas del sistema de drenaje lagrimal: Informe de caso y revisión de la literatura (italiano). *Tumori.* 1998; 84(4):506-510.
- Delbet C, Phamdang N, Mondie JM, et al. Dacriocistitis aguda complicando una mononucleosis primaria. *Rev. Stomatol. Chir. Maxillofac.* 2010; 111(5-6):334-336.
- Delive Y, Devaux J, Douniau R, et al. Tumores mixtos y cilindromas (francés). *Rev. Stomatol. Chir. Maxillofac.* 1975; 76(2):93-108.
- Demains AP. Tratado de enfermedades de los ojos (francés). París. 1818; 2:92.
- Demant E, Hurwitz JJ. Canaliculitis: revisión de 12 casos. *Can. J. Ophthalmol.* 1980; 15(2):73-75.
- Derrar R, Cherkaoui W. Dacrioadenitis sarcoidea (francés). *Pan. Afr. Med. J.* 2014; 18:313.
- Desvignes P, Sadoughi G. Caso de reticulosarcoma del saco lagrimal (francés). *Arch. Ophtalmol. Rev. Gen. Ophtalmol.* 1952; 12(5):524-526.
- Detorakis ET, Tsilimbaris MK. Dacriocistectomía para el tratamiento de la obstrucción nasolagrimal en pacientes ancianos tratados con beta-bloqueantes. *Ophthalmic Plast. Reconsr. Surg.* 2009; 25(5):417.
- Ding J, Sun H, Xin Y, et al. Carcinoma hepatocelular metastásico imitando una dacriocistitis aguda. *Can. J. Ophthalmol.* 2018; 53(4):e132-e134.
- Dithmar S, Wojno TH, Washington C, et al. Carcinoma mucoepidermoide de una glándula lagrimal accesoria con invasión orbitaria. *Ophthalmic. Plast. Reconstr. Surg.* 2000; 16(2):162-166.
- Doğan M, Alizada A, Yavaş GF, et al. Dacriocistorrinostomía asistida con láser en la obstrucción del conducto naso-lagrimal: Seguimiento a 5 años. *Int. J. Ophthalmol.* 2018; 11(10):1616-1620.
- Donahue HC. Inusual infección micótica del canalículo lagrimal y conjuntiva. *AJO.* 1949; 32(2):207-210.
- Dórs Pérez JP, Riobo Nigorra P. Otro caso de síndrome de Sjögren (español). Rev. Clin. Esp. 1952; 44(1):43-44.
- Dsouza S, Kamath GH, Kamath AR, et al. Botriomicosis: Una revelación sorprendente en el saco lagrimal. *Orbit.* 2018; 37(3):212-214.
- Duclos J. Síndrome de Gougerot-Sjögren (francés). *Lyon Chir.* 1950; 45(5):597-601.
- Duffy MT. Avances en cirugía lagrimal. *Curr. Opin. Ophthalmol.* 2000; 11:352-356.
- Duguid IM. Melanoma maligno del saco lagrimal. *BJO.* 1964; 48:394-398.
- Duman R, Duman R, Balci M. Diplopia debida a dacriops. *Case Rep. Ophthalmol. Med.* 2013; 2013:549487.
- Duncan H, Epker BN, Sheldon GM. Síndrome de Sjögren en la niñez: Informe de un caso. *Henry Ford Hosp. Med. J.* 1969; 17(1):35-42.
- Dupuy-Dutemps B. Nota preliminar sobre el procedimiento de la dacriocisto-rrinostomía (francés). *Ann. Ocul. (París).* 1920; 157:445.
- Dupuy-Dutemps B. Procedimiento plástico de la dacriocisto-rrinostomía y sus resultados (francés). *Ann. Ocul. (París).* 1921; 158:241-261.
- Durán JA, Cuevas J. Quiste de la glándula lagrimal accesoria. *BJO.* 1983; 67(7):485-486.
- Dutcher TF, Fahey JL. La histopatología de la macroglobulinemia de Waldeström. *J. Natl. Cancer Inst.* 1959; 22(5):887-917.

- Ebbo M, Patient M, Grados A, et al. Manifestaciones oftálmicas en la enfermedad relacionada con IgG4: Presentación clínica y respuesta al tratamiento en una serie de casos franceses. *Medicine (Baltim).* 2017; 96:e6205.
- Economides NG, Page RC. Melanoma metastásico del saco lagrimal. *Ann. Plast. Surg.* 1985; 15(3):244-246.
- Economou MA, Seregard S, Sahlin S. Oncocitoma de la glándula lagrimal. *Acta Ophthalmol. Scand.* 2007; 85(5):576-577.
- Ehara Y, Yoshida Y, Yamamoto O. Inusual localización de un nevo azul: desarrollado sobre el punto lagrimal. *Eur. J. Dermatol.* 2015; 25(1):77-78.
- Eine N, Refsum SB, Bakke S. Melanoma maligno primario del saco lagrimal. *Acta Ophthalmol (Copenh).* 1993; 71:273-276.
- Eisner G. Sobre la eficacia del test de Schirmer. *Albrecht von Graefes Arch. Ophthalmol.* 1960; 162:286-298.
- Eitrem E. Inocente tumor pigmentado de células nevosas (melanoma) del saco lagrimal. *Acta Ophthalmol (Copenh).* 1953; 31(3):283-285.
- Ekinci M, Cagatay HH, Oba ME, et al. Seguimiento a largo plazo de la cicatriz de la incisión cutánea en dacriocistorrinostomía con "incisión en W". Orbit. 2013; 32:349-355.
- Ekinci M, Cagatay HH, Gokce G, et al. Comparación de los efectos de incisiones cutáneas lineales y en forma de W sobre la visibilidad de la cicatriz en la dacriocistorrinostomía externa. *Clin. Ophthalmol.* 2014; 8:415-419.
- Eldesoky S, Farouk H, Moustafa AN, et al. El papel de la dacriocistografía TC multi-detector en la evaluación de la obstrucción del conducto lácrimo-nasal. *Egyp. J. Radiol. Nucl. Med.* 2012; 43:397-405.
- Eloy P, Trussart C, Jouzdani E, et al. Dacriocistorrinostomía transcanalicular asistida con láser de diodo. *Acta Otorhinolaryngol. Belg.* 2000; 54(2):157-163.
- Eloy P, Martínez A, Leruth E, et al. Dacriocistorrinostomía endoscópica endonasal para un dacriocistocele primario en un adulto. *B-ENT.* 2009; 5:179-182.
- Ellman P, Weber FP, Goodier TE. Una contribución a la patología de la enfermedad de Sjögren. *Q. J. Med.* 1951; 20(77):33-42.
- Ellis PP, Bausor SC, Fulmer JM. Canaliculitis por estreptotrix. *AJO.* 1961; 52:36-43.
- Ellis GL, Auclair PL. Atlas de patología tumoral. 2008. Armed Forces Institute of Pathology.
- Emori M, Hayasaka S, Setogawa T, et al. Tumor mixto recurrente de la glándula lagrimal derecha causa pérdida visual contralateral aguda. *Ophthalmologica.* 1991; 2002(3):138-141.
- Epley KD, Karesh JW. Divertículo del saco lagrimal con un sistema lagrimal permeable. *Ophthalmic. Plast. Reconstr. Surg.* 1999; 15(2):111-115.
- Ercoli G, Lepri G. Dacriosialoadenopatía atrófica en el síndrome de Sjögren (alemán). *Albrecht von Graefes Arch. Ophthalmol.* 1952; 153(1-2):132-143.
- Erickson S, Sundmark E. Estudio del síndrome seco en pacientes con artritis reumatoide. *Acta Rheumatol. Scand.* 1970; 16(1):60-80.
- Erickson BA, Massaro BM, Mark LP, et al. Linfomas del Sistema colector lagrimal: Integración de imagen de resonancia magnética e irradiación terapéutica. *Int. J. Radiat. Oncol. Biol. Phys.* 1994; 29(5):1095-1103.
- Eshraghi B, Ghadimi H. Prolapso de la glándula lagrimal en la blefaroplastia superior. *Orbit.* 2019; 8:1-6.
- Esik O, Ikeda H, Mukai K, et al. Análisis retrospectivo de diferentes modalidades de tratamiento para linfomas primarios no Hodgkin orbitarios. *Radiother. Oncol.* 1996; 38(1):13-18.
- Eweiss AZ, Lund VJ, Jay A, et al. Tumores de células transicionales del aparato de drenaje lagrimal. *Rhinology.* 2013; 51(4):349-354.
- Ewing AE. Demostración por rayos roentgen de la cavidad del absceso lagrimal. *AJO.* 1909; 24:1-4.
- Faktorovich EG, Crawford JB, Char DH, et al. Tumor mixto benigno (adenoma pleomórfico) de la glándula lagrimal en un niño de 6 años. *AJO.* 1996; 122(3):446-447.
- Farkas TG, Lamberson RE. Melanoma maligno del saco lagrimal. *AJO.* 1968; 66(1):45-48.
- Faulborn J, Witschel H. Melanoma maligno del saco lagrimal (alemán). *Klin. Monbl. Augenheilkd.* 1972; 161(6):662-665.
- Fazakas S. Principios modernos en la cirugía del saco lagrimal. *Szemeszet.* 1950; 1:43-50.
- Fechner RE, Sessions RB. Papiloma invertido del saco lagrimal, senos paranasales y la región cervical. *Cancer.* 1977; 40:2303-2308.
- Feltkamp TE, van Rossum AL. Anticuerpos contra las células del conducto salival y otros auto-anticuerpos en pacientes con síndrome de Sjögren y otras enfermedades idiopáticas autoinmunes. *Clin. Exp. Immunol.* 1968; 3(1):1-16.
- Fenelon EM, Balby IT, Neves NTD, et al. Oncocitoma de la glándula lagrimal: Informe de caso. *Arq. Bras. Oftalmol.* 2017; 80(2):128-130.

- Feng YF, Cai JQ, Zhang JY, et al. Meta-análisis de la dacriocistorrinostomía primaria con y sin intubación de silicona. *Can. J. Ophthalmol.* 2011; 46(6):521-527.
- Fernández de LC, Martínez Pozo A, Mercadal S, et al. Características iniciales y resultados del linfoma folicular extranodal primario cutáneo y no cutáneo. *Br. J. Haematol.* 2011; 153:334-340.
- Ferreira Marques J. Una contribución al estudio del síndrome de Sjögren. *Acta Derm. Venereol.* 1960; 40:485-492.
- Ferry AP, Kaltreider SA. Hemangioma cavernoso del saco lagrimal. *AJO.* 1990; 110(3):316-318.
- Ferry JA, Fung CY, Zukerberg L, et al. Linfoma de los anexos oculares: Estudio de 353 casos. *Am. J. Surg. Pathol.* 2007; 31:170-184.
- Fidausi AH, Shukla B, Srivastava SP. Estudio histopatológico en la dacriocistitis crónica. *J. Indian Med. Assoc.* 1964; 43:524-525.
- Filipowicz Banochowa A, Sidorowicz E. Neurofibroma del saco lagrimal (polaco). *Klin. Oczna.* 1991; 93(9):271-272.
- Fine M, Waring WS. Obstrucción micótica del conducto nasolagrimal (Candida albicans). *Arch. Ophthalmol.* 1947; 38(1):39-42.
- Fisher OE, Burton GG, Bryan WF. Sarcoidosis afectando al saco lagrimal. *Am. Rev. Respir. Dis.* 1971; 103(5):708-710.
- Fishman JR, Gladstone GJ, Jackson IT. Carcinoma de células escamosas del saco lagrimal. *Plast. Reconctr. Surg.* 1993; 92(7):1375-1379.
- Fishman G, Ophir D. Melanoma maligno del saco lagrimal: Estudio de caso. *Am. J. Otolaryngol.* 1999; 20:336-339.
- Flanagan JC, Stokes DP. Tumores del saco lagrimal. *Ophthalmology.* 1978; 85(12):1282-1287.
- Fliss DM, Freeman JL, Hurwitz JJ, et al. Carcinoma mucoepidermoide del saco lagrimal: Informe de dos casos con observaciones sobre la histogénesis. *Can. J. Ophthalmol.* 1993; 28(5):228-235.
- Fonseca FL, Lunardelli P, Matayoshi S. Obstrucción del sistema de drenaje lagrimal asociado con la terapia con iodo radioactivo para el carcinoma de tiroides (portugués). *Arq. Bras. Oftalmol.* 2012; 75(2):97-100.
- Font RL, Yanoff M, Zimmerman LE. Lesión linfoepitelial benigna de la glándula lagrimal y su relación con el síndrome de Sjögren. *Am. J. Clin. Pathol.* 1967; 48(4):365-376.
- Font RL, Gamel JW. Tumores epiteliales de la glándula lagrimal: Análisis de 265 casos. En FA Jacobiec (ed). *Tumores oculares y anexales.* Birminghan, Alabama. Aesculapius Publishing Co. 1978; pp:787-805.
- Font RL, Garner A. Mioepitelioma de la glándula lagrimal: Informe de un caso con morfología de células en huso. *BJO.* 1992; 76:634-636.
- Font RL, Croxatto JO, Rao NA. Tumores de la glándula lagrimal. En SG Silverberg (ed). *Tumores del ojo y anexos oculares.* 4ª edición. Washington DC. Registro americano de patología / Instituto de Patología de las Fuerzas Armadas. 2006; pp:223-246.
- Font RL, Del Valle M, Avedaño J, et al. Carcinoma quístico adenoide primario de la conjuntiva originado de las glándulas lagrimales accesorias: Estudio clinicopatológico de tres casos. *Cornea.* 2008; 27(4):494-497.
- Foote FW Jr, Frazell EL. Tumores de las glándulas salivares mayores. *Cancer.* 1953; 6(6):1065-1133.
- Forstot JZ, Forstot SL, Greer RO, et al. La incidencia del complejo del síndrome de Sjögren en una población de pacientes con queratoconjuntivitis seca. *Arthritis Rheum.* 1982; 25:156-160.
- Forrest AW. Tumores epiteliales de la glándula lagrimal: Patología como guía pronóstica. *Trans. Am. Acad. Ophthalmol. Otolaryngol.* 1954; 58(6):848-866.
- Forrest AW. Criterios patológicos para un manejo efectivo de tumores epiteliales de la glándula lagrimal. *AJO.* 1971; 71(1 Pt 2):178-192.
- Foster H, Stephenson A, Walker D, et al. Estudios de relación del HLA y síndrome de Sjögren primario en familia multicaso. *Arthritis Rheum.* 1993; 36:473-484.
- Foucar E, Rosai J, Dorfman RF. Manifestaciones oftalmológicas de la histiocitosis sinusal con linfadenopatía masiva. *AJO.* 1979; 87:354-367.
- Fox JT Jr. Síndrome de Sjögren y miopatía a finales de la vida. *Arch. Neurol.* 1966; 15(4):397-398.
- Fox RI, Chan E, Benton L, et al. Tratamiento del síndrome de Sjögren primario con hidroxicloroquina. *Am. J. Med.* 1988; 85(4):62-67.
- Fox RI, Dixon R, Guarrasi V, et al. Tratamiento del síndrome de Sjögren primario con hidroxicloroquina. Estudio retrospectivo abierto. *Lupus.* 2019; 5(Suppl.1):S31-S36.
- Fralick FB. La órbita; revisión de la literatura. *AMA Arch. Ophthalmol.* 1952; 48(3):362-385.
- Freitag SK, Woog JJ, Kousoubris PD, et al. Dacriocistografía por tomografía computarizada helicoidal con reconstrucción tridimensional. *Ophthal. Plast. Reconstr. Surg.* 2002; 18:121-132.
- Freydinger JE, Duhig ST. Carcinoma de la glándula lagrimal accesoria. *Arch. Pathol.* 1964; 77:643-645.

- Fung CY, Tarbell NJ, Lucarelli MJ, et al. Linfoma de los anexos oculares: Comportamiento clínico o distintos subtipos de la clasificación de la Organización Mundial de la Salud. *In. J. Radiat. Oncol. Biol. Phys.* 2003; 57:1382-1391.

- Galindo-Ferreiro A, Dufaileej M, Gálvez Ruíz A, et al. Dacriocistectomía: Indicaciones y resultados en un hospital terciario de oftalmología en Arabia Saudí central. *Semin. Ophthalmol.* 2018; 33(5):602-605.

- Galpine JF, Walkowski J. Un caso de sarampión con afectación de las glándulas lagrimales. *Br. Med. J.* 1952; 1(4767):1069-1670.

- Gáll J. Cambios en conductos lagrimales tracomatosos (húngaro). *Szemeset.* 1957; 94(2):91-94.

- Gáll J. Examen radiológico de los conductos lagrimales en el tracoma (alemán). *Rev. Int. Trach.* 1961; 38:327-333.

- Galliani CA, Faught PR, Ellis FD. Carcinoma quístico adenoideo de la glándula lagrimal en un niño de 6 años. *Pediatr. Pathol.* 1993; 13(5):559-565.

- Gamel JW, Font RL. Carcinoma quístico adenoideo de la glándula lagrimal: Significado clínico de un modelo histológico basaloide. *Hum. Pathol.* 1982; 13(3):219-225.

- Gamp A. Patogénesis del síndrome de Sjögren (alemán). *Z. Rheumaforsch.* 1954; 13(7-8):221-227.

- Ganguly A, Ramarao K, Mohapatra S, et al. Transconjuntival-dacriocistorrinostomía en abordaje estético. *Indian J. Ophthalmol.* 2016; 64:893.

- Garbone PP, Kaplan HS, Musshoff K, et al. Informe del Comité de clasificación del estadiaje de la enfermedad de Hodgkin. *Cancer Res.* 1971; 31:1860-1861.

- Gardell BS, Gurling KJ. Observaciones sobre la patología del síndrome de Sjögren. *J. Pathol. Bacteriol.* 1954; 68(1):137-146.

- Gát L. Inflamación lagrimal después de la gripe (alemán). *Klin. Med. Osterr. Z. Wiss. Prakt. Med.* 1947; 1(6):276-278.

- Gerencser MA, Slack JM. Aislamiento y caracterización de actinomices propionicus. *J. Bacteriol.* 1967; 94:109-115.

- Ghauri AJ, Keane PA, Scotcher SM, et al. Dacriocistitis aguda asociada con infección por el virus de Epstein-Barr. *Orbit.* 2011; 30(5):245-248.

- Gierkowa A, Gluza J, Pojda SM. Cilindroma primario de la glándula lagrimal (polaco). *Klin. Oczna.* 1973; 43(7):831-834.

- Gifford SR, Puntenney I, Bellows J. Notas sobre la conjuntivitis seca. *Trans. Am. Ophthalmol. Soc.* 1943; 41:80-99.

- Glaros D, Karesh JW, Rodrigues MM, et al. Melanoma maligno primario del saco lagrimal. *Arch. Ophthalmol.* 1989; 107:1244-1245.

- Glatt HJ, Chan AC, Barrett L. Evaluación del fallo en dacricistorrinostomía con dacriocistografía convencional y dacriocistografía tomográfica computarizada. *AJO.* 1991; 112:431-436.

- Gleizal A, Kodjikian L, Lebreton F, et al. Tomografía computarizada temprana para detectar síntomas crónicos del conducto lagrimal —Informe de un caso de melanoma maligno y revisión de la literatura. *J. Craniomaxillofac. Surg.* 2005; 33(3):201-204.

- Godtfredsen E. Tumores de las glándulas salivares y mucosas en la glándula lagrimal. *Acta Ophthalmol (Copenh).* 1948; 26(2):167.

- Godwin JT. Lesión linfoepitelial benigna de la glándula parótida, adenolinfoma, inflamación crónica, linfoepitelioma, tumor linfocítico, enfermedad de Mikulicz. *Cancer.* 1952; 5(6):1089-1103.

- Gogel HK, Sealers RP, Volpicelli NA, et al. Amiloidosis primaria presentado como síndrome de Sjögren. *Arch. Intern. Med.* 1983; 143(12):2325-2326.

- Gogi R, Nath K, Shukla M. Coristoma cartilaginoso de la glándula lagrimal. *India J. Ophthalmol.* 1978; 26(1):22-23.

- Goldberg RA, Heinz GW, Chiu L. Dacriocistografía por imagen de resonancia magnética con gadolinio. *AJO.* 1993; 115:738-741.

- Goldberg SH, Fedok FG, Botek AA. Dacriocistitis aguda secundaria a rinitis exudativa. *Ophthalmic. Plast. Reconstr. Surg.* 1993; 9(1):51-52.

- Golub JS, Parikh SL, Budnick SD, et al. Papiloma invertido del Sistema nasolagrimal invadiendo la órbita. *Ophthal. Plast. Reconstr. Surg.* 2007; 23:151-153.

- González S, Aguilera S, Urzúa U, et al. Mecanotransducción y control epigenético en enfermedades autoinmunes. *Autoimmun. Rev.* 2011; 10:175-179.

- Goodlad JR, MacPherson S, Jackson R, et al. Linfoma folicular extranodal: Análisis clinicopatológico y genético de 15 casos originados en lugares extranodales no cutáneos. *Histopathology.* 2004; 44:268-276.

- Goto T, Bandoh N, Nagato T, et al. Carcinoma de células pequeñas primario del saco lagrimal: Informe de caso y revisión de la literatura. *J. Laryngol. Otol.* 2010; 124(11):1223-1226.

- Goto H, Takahira M, Azuni A. Grupo de estudio japonés para la enfermedad oftálmica relacionada con IgG4. *Jpn. J. Ophthalmol.* 2015; 59:1-7.

- Green WR, Zimmerman LE. Tejido glandular lagrimal ectópica: Informe de ocho casos con afectación orbitaria. *Acta Ophthalmol.* 1967; 78:318-327.
- Greenspan JS, Daniels TE, Talal N, et al. La histopatología del síndrome de Sjögren en las biopsias de mucosa labial. *Oral Surg.* 1974; 37:217-229.
- Griffith BH. Carcinoma de células escamosas del saco lagrimal. *Plast. Reconstr. Surg.* 1967; 40(4):332-336.
- Grob D, Harvey AM. Observaciones de los efectos del tetraetil pirofosfato en el hombre, y su uso en el tratamiento de la miastenia gravis. *Bull Johns Hopkins Hosp.* 1949; 84(6):532-567.
- Grossniklaus HE, Wojno TH, Wilson MW, et al. Mioepitelioma de la glándula lagrimal. *Arch. Ophthalmol.* 1997; 115:1588-1590.
- Gu Z, Cao Z. Intubación de silicona y dacriocistorrinostomía endoscópica: Meta-análisis. *J. Otolaryngol. Head Neck Surg.* 2010; 39(6):710-713.
- Guadagnolo BA, Li S, Neuberg D, et al. Resultados a largo plazo y tendencia a la mortalidad en linfomas foliculares en etapa temprana, grado 1-2 tratados con radioterapia. *Int. J. Radiat. Oncol. Biol. Phys.* 2006; 64:928-934.
- Guilaine J, Stérin D, Menanteau P. Crioglobulinemia mixta con síndrome de Gougerot-Sjögren (francés). *Bull. Soc. Fr. Dermatol. Syphiligr.* 1970; 77(5):751-753.
- Gumpel JM. Síndrome de Sjögren. *Br. Med. J.* 1982; 285:1598.
- Günal I, Seber S, Başaran N, et al. Dacriocistitis asociada con osteopoikilosis. *Clin. Genet.* 1993; 44(4):211-213.
- Gündüz K, Shields CL, Günalp I, et al. Imagen de la resonancia magnética en lesiones unilaterales de la glándula lagrimal. *Graefes Arch. Clin. Exp. Ophthalmol.* 2003; 241(11):907-913.
- Gupta S, Garg S, Singh S, et al. Adenoma pleomórfico de la glándula lagrimal en un niño de 5 años de edad: Diagnóstico por aspiración citológica. *Diagn. Cytopathol.* 2013; 41:565-566.
- Gupta A, Khandelwal A. Adenoma pleomórfico de la glándula lagrimal: Un diagnóstico inconcebible en un niño. *BMJ Case Report.* 2013; bcr2013009138.
- Haik BG, St. Louis L. Reconocimiento radiológico de dacriops orbitario. *Am. J. Neuroradiology.* 1989; 10(5):S89-S90.
- Hajda H, Korányi K, Salomváry B, et al. Presentación clínica, diagnóstico diferencial y tratamiento de los tumores de la glándula lagrimal (húngaro). *Hun. Oncol.* 2005; 49:65-70.
- Halborg J, Prause JV, Toft PB, et al. Piedras en la glándula lagrimal: Una enfermedad rara. *Acta Ophthalmol.* 2009; 87(6):672-675.
- Hallermann W. Pseudotuberculosis del saco lagrimal (alemán). *Klin. Monbl. Augenheilkd. Augenarztl. Fortbild.* 1955; 126(1):59-62.
- Hallum AV. Dacriocistorrinostomía de Dupuy-Dutemps. *AJO.* 1949; 32(9):1197-1206.
- Hardwig PW, Bartley GB, Garrity JA. Manejo quirúrgico de la obstrucción del conducto nasolagrimal en pacientes con granulomatosis de Wegener. *Ophthalmology.* 1992; 99(1):133-139.
- Hardy AW, Dwivedi RC, Masterson L, et al. Papiloma invertido del saco lagrimal invadiendo la órbita: Informe de caso y revisión de la literatura. *J. Cancer Res. Ther.* 2015; 11(1):238-240.
- Harley RD, Stefanyszyn MA, Apt L, et al. Obstrucción canalicular herpética. *Ophthalmic. Surg.* 1987; 18(5):367-370.
- Hartikainen J, Lehtonen OP, Saari KM. Bacteriología de la obstrucción del conducto lagrimal en adultos. *BJO.* 1997; 81(1):37-40.
- Harrington AB, Dewer HA. Un caso de enfermedad de Sjögren con esclerodermia. *Br. Med. J.* 1951; 1(4718):1302-1303.
- Harris GJ, Hyndiuk RA, Fox MJ, et al. Obstrucción canalicular herpética. *Arch. Ophthalmol.* 1981; 99(2):282-283.
- Harris VM, Scofield RH, Sivils KL. Genética en el síndrome de Sjögren: Donde estamos y hacia dónde vamos. *Clin. Exp. Rheumatol.* 2019; 37(Suppl. 118):S234-S239.
- Harry J, Ashton N. Patología de los tumores del saco lagrimal. *Trans. Ophthalmol. Soc. UK.* 1969; 88:19-35.
- Hartman LJ, Mounts MP, Canninga van Dijk MR. Un tumor inusual de la glándula lagrimal. *BJO.* 2003; 87:363.
- Harvey PA, Parsons MA, Rennie IG. Carcinoma sebáceo primario de la glándula lagrimal: Una neoplasia primaria sin publicar previamente. *Eye (Lond).* 1994; 8:592-595.
- Hatton MP, Durand ML. Celulitis orbitaria con formación de abscesos siguiendo al tratamiento quirúrgico de la Canaliculitis. *Ophthal. Plast. Reconstr. Surg.* 2008; 24:314-316.
- Heath P. Linfomas oculares. *AJO.* 1949; 32(9):1213-1223.
- Heathcote JG, Hurwitz JJ, Dardick I. Miopitelioma con células en huso de la glándula lagrimal. *Arch. Ophthalmol.* 1990; 108:1135-1139.

- Heaton JM. Antimaláricos en el tratamiento del síndrome de Sjögren. *Br. Med. J.* 1959; 1(5136):1512-1513.
- Heaton AM. Síndrome de Sjögren. *Proc. R. Soc. Med.* 1962; 55:479-480.
- Heckler GB. Síndrome de Mikulicz: Informe de dos casos. *Del. Med. J.* 1950; 22(7):143-145.
- Heilesen B. Síndrome de Sjögren con especial referencia a los hallazgos anátomo-patológicos (danés). *Nord. Med.* 1962; 68:1371-1376.
- Heindl LM, Schick B, Kamgen E, et al. Melanoma maligno del saco lagrimal (alemán). *Ophthalmologe.* 2008; 105:1146-1149.
- Heine A, Marsálek E. Canaliculitis actinomicótica (checo). *Cesk. Oftalmol.* 1983; 39(3):185-187.
- Heinz. Operación para restaurar el conducto lagrimal inferior después de 20 años de cierre (alemán). *Wien. Klin. Wochenschr.* 1948; 60(5):87.
- Henderson JW, Prough WA. Influencia de la edad y sexo sobre el flujo lagrimal. *Arch. Ophthalmol.* 1950; 43(2):224-231.
- Henderson JW. Queratoconjuntivitis seca: Una revisión con una encuesta de 121 casos adicionales. *AJO.* 1950; 33(2):197-223.
- Henderson JW. Carcinoma quístico adenoideo de la glándula lagrimal ¿Hay cura? *Trans. Am. Ophthalmol. Soc.* 1987; 85:312-319.
- Henderson PN. Técnica de trefinación para la inserción de tubos de Lester Jones. *Arch. Ophthalmol.* 1971; 85(4):448-450.
- Herra M, Limose D, Sánchez S, et al. Estudio microbiológico en pacientes portadores de dacriocistitis. *Hospital Oftalmológico.* 2002; 76:3110.
- Hina K, Seema H, Taskin K, et al. Hinchazón aguda de la glándula lagrimal con extensión intracraneal y sin ninguna característica neurológica: Informe de un caso raro. *Saudi J. Ophthalmol.* 2018; 32(3):253-256.
- Hironaka M, Kobayashi J, Kitamura S. Carcinoma quístico adenoideo de la glándula lagrimal con metástasis a pulmón. *Nihon Kyobu Shikkan Gakkai Zasshi.* 1997; 35(6):670-674.
- Ho HH, Savar A, Samaniego F, et al. Tratamiento de la hiperplasia linfoide benigna de la órbita con rituximab. *Ophthalmic. Plast. Reconstr. Surg.* 2010; 26(1):11-13.
- Hodgson N, Whipple K, Lin JH, et al. Carcinoma de células escamosas bilateral del saco lagrimal. *Ophthalmic. Plast. Reconstr. Surg.* 2013; 29(6):e149-151.
- Hoffmann DH. Micosis en el área ocular (alemán). *Z. Haut. Geschlechtskr.* 1962; 33:434-435.
- Hoffmann DH. Una contribución a la actinomicosis del canalículo lagrimal (alemán). *Klin. Monbl. Augenheilkd Augenarztl Fortbild.* 1962; 140:834-845.
- Hoffmann DH. Infecciones fúngicas del ojo. Sintomatología, aspectos clínicos. Diagnóstico y terapia. *Bibl. Ophthalmol.* 1965; 16:63-217.
- Hoffmann KT, Hosten N, Anders N, et al. Dacriocistografía por resonancia magnética mejorada: Contraste conjuntival de alta resolución. *Neuroradiology.* 1999; 41:208-213.
- Holds JB, Anderson RL, Wolin MJ. Dacriocistectomía para el tratamiento de pacientes con dacriocistitis con granulomatosis de Wegener. *Ophthalmic. Surg.* 1989; 20(6):443-444.
- Holz FG, Tetz M, Born IA, et al. Carcinoma quístico adenoideo de la glándula lagrimal (alemán). *Klin. Monbl. Augenheilk.* 1992; 201(1):42-47.
- Holly FJ, Lamberts DW, Esquivel ED, et al. Cinética del flujo lagrimal capilar en la tira de Schirmer. *Curr. Eye Res.* 1982; 2:57-70.
- Holly FJ, Laukaitis SJ, Esquivel ED. Cinética de la secreción lagrimal en sujetos humanos normales. *Curr. Eye Res.* 1984; 3:897-910.
- Holly FJ. Cinéticas del lagrimeo determinado por la técnica de Schirmer. En: Sullivan DA, ed. Glándula lagrimal, película lagrimal y síndromes de ojo seco. Nueva York, NY: Plenum Press. 1994:543-548.
- Hood J, Burns CA, Hodges RE. Síndrome de Sjögren y escorbuto. *N. Engl. J. Med.* 1970; 282(20):1120-1124.
- Hornblass A, Herschorn BJ. Quistes de los conductos de la glándula lagrimal. *Ophthalmic Surg.* 1985; 16(5):301-306.
- Houghton KM, Cabral DA, Petty RE, et al. Síndrome de Sjögren primario en gemelos adolescentes dicigóticos. *J. Rheumatol.* 2005; 32:1603-1606.
- Howard GM. Aplicación de secciones congeladas en el diagnóstico de tumores orbitarios. *AJO.* 1971; 71(1 Pt 2):221-223.
- Howcroft MJ, Hurwitz JJ. Fibroma del saco lagrimal. *Can. J. Ophthalmol.* 1980; 15(4):196-197.
- Hradský M, Herout V, Cernik F, et al. El síndrome de Gougerot-Houwer-Sjögren y poliarteritis nodosa (alemán). *Z. Gesamte. Inn. Med.* 1968; 23(1):25-29.
- Hrynchak M, White V, Berean K, et al. Hallazgos citogenéticos en siete neoplasias de la glándula lagrimal. *Cancer Genet. Cytogenet.* 1994; 75(2):133-138.

- Huber-Spitzy V, Steinkogler FJ, Huber E, et al. Dacriocistitis adquirida: Microbiología y terapia conservadora. *Acta Ophthalmol (Copenh)*. 1992; 70(6):745-749.
- Hughes WL, Maris CS. Un procedimiento de clip para la estenosis y eversión del punto lagrimal. *Trans. Am. Acad. Ophthalmol. Otolaryngol.* 1967; 71(4):653-655.
- Hughes GR, Whaley K. Síndrome de Sjögren. *Br. Med. J.* 1972; 4(5839):533-536.
- Huysmans JH. Canaliculitis crónica causada por fusobacterium de Plaut-Vinceti y Borrelia Vincetii. *Ophthalmologica*. 1962; 144:139.
- Ice JA, Li H, Adrianto I, et al. Genética del síndrome de Sjögren en la era de la asociación genómica. *J. Autoimmun.* 2012; 39:57-63.
- Igarashi H. Síndrome de Sjögren. *Jibiinkoka*. 1963; 35:311-315.
- Ignat F, Davidescu L, Mota E, et al. Cambios oculares en pacientes en diálisis crónica (rumano). *Oftalmología*. 1999; 46(1):23-30.
- Iordanous Y, Belrose JC, Cadieux DC, et al. Tumor mucoepidermoide positivo a P63 del saco lagrimal con papiloma asociado. *Orbit*. 2015; 34(4):220-222.
- Irvine AR, Roberts WL, Soulakoff PS. Tumores de la glándula lagrimal: Informe de cuatro casos. *AJO*. 1951; 34(11):1511-1519.
- Isaacson PG, Norton AJ. Tejido linfoide asociado a mucosa (MALT) y concepto de linfoma MALT. *Linfomas extranodales*. Churchill Livingstone, Edimburgo. 1994; pp:5-14.
- Isenberg DA, Hammond L, Fisher C, et al. Valor predictivo del anticuerpo precipitante SS-B en el síndrome de Sjögren. *Br. Med. J.* 1982; 284:1738-1740.
- Ishida M, Iwai M, Yoshida K, et al. Adenocarcinoma ductal primario del saco lagrimal: Primer caso informado. *Int. J. Clin. Exp. Pathol.* 2013; 6(9):1929-1934.
- Ishikawa S, Shoji T, Nishiyama Y, et al. Un caso de fistula lagrimal adquirida en el síndrome de Sjögren. *AJO Case Report*. 2019; 15:e100526.
- Ishikawa E, Takahashi Y, Nishimura K, et al. Dacriocistitis y rinosinusitis secundaria a sarcoidosis. *J. Craniofac. Surg.* 2019; 30(1):e52-e54.
- Islam S, Thomas A, Eisenberg RL, et al. Manejo quirúrgico del carcinoma de células transicionales del saco lagrimal ¿es momento de un nuevo algoritmo de tratamiento? *J. Plast. Reconstr. Aesthet. Surg.* 2012; 65(2):e33-e36.
- Jacobiec FA, Gess L, Zimmerman LE. Dacrioadenitis granulomatosa causada por Schistosoma haemotobium. *Arch. Ophthalmol.* 1977; 95(2):278-280.
- Jacobiec FA, Stagner AM, Yoon MK. Quiste canalicular. *Ocul. Oncol. Pathol.* 2015; 1(4):274-277.
- Jacobs HB. Epífora sintomática. *BJO*. 1959; 43:415-434.
- Jain IS, Rangbulla V. Tumor mucoepidermoide de la glándula lagrimal. *J. All India Ophthalmol. Soc.* 1967; 15(4):145-148.
- Jang JH, Chang SD, Choe MS. Un caso de papiloma Schneideriano recurrente del saco lagrimal invadiendo la cavidad nasal. *Korean J. Ophthalmol.* 2009; 23(2):100-103.
- Janakiram TN, Sagar S, Sharma SB, et al. Carcinoma mucoepidermoide primario del saco lagrimal: Informe de caso y revisión de la literatura. *Klin. Onkol.* 2016; 29(4):291-294.
- Janke D, Rohrschneider W. Sobre micosis inusuales: micosis de los conductos lagrimales y la epidermis con aislamiento de un cefalosporum por otro lado desconocido (alemán). *Dermatol. Wochenschr.* 1951; 123(3):49-61.
- Janotka H. Absceso micótico del saco lagrimal (polaco). *Klin. Oczna*. 1970; 40(6):875-877.
- Janseen PT, van Bijsterveld OP. Comparación de técnicas electroforéticas para el análisis de las proteínas del flujo lagrimal humano. *Clin. Chim. Acta*. 1981; 114:207-218.
- Janssen K, Gerding H, Busse H. Canaliculitis recurrente y dacriocistitis como secuela de una infección persistente con clamidia trachomatis (alemán). *Ophthalmologe*. 1993; 90(1):17-20.
- Jastrzebski A, Brownstein S, Jordan DR, et al. Dacriops de la glándula de Krause en el fornix inferior de un niño. *Arch. Ophthalmol.* 2012; 130(2):252-254.
- Jauch A. Meta-análisis de seis estudios clínicos fase III comparando lomeflaxcin al 0′3% dos veces al día con cinco antibióticos estándar en pacientes con conjuntivitis bacteriana aguda. *Arch. Clin. Exp. Ophthalmol.* 1999; 237(9):705-713.
- Jay JL, Lee WR. Formación de dacriolitos alrededor de una pestaña retenida en el saco lagrimal. *BJO*. 1976; 60:722-725.
- Jenkins C, Rose GE, Bunce C, et al. Características clínicas asociadas con la supervivencia de pacientes con linfoma de los anexos oculares. *Eye*. 2003; 17:809-820.
- Jenkins TL, Zhang MM, Patel NS, et al. Dacrioadenitis debida a conjuntivitis gonocócica complicada con perforación corneal. *Orbit*. 2019; 38(1):84-86.
- Jereb B, Lee H, Jacobiec FA, et al. Radiación terapéutica de tumores linfoides conjuntivales y orbitarios. *Int. Radiat. Oncol. Biol. Phys.* 1984; 10(7):1013-1019.

- Jézégabel C, Duprey G, Rossazza C. Síndrome de Mikulicz y leucemia linfoide (francés). *Rev. Otoneuroophthalmol.* 1966; 38(4):208-212.

- Jin X, Fan F, Zhang F, et al. Un método de tratamiento para la Canaliculitis lagrimal supurativa usando pinzas de chalación. *Indian J. Ophthalmol.* 2016; 64(8):589-592.

- Johansen S, HeegaardS, Bogeskov L, et al. Lesiones ocupantes de espacio orbitario en Dinamarca 1974-1997. *Acta Ophthalmol. Scand.* 2000; 78:547-552.

- Johns ME, Batsakis JG. Carcinoma quístico adenoideo de la glándula lagrimal. *J. Laryngol. Otol.* 1975; 89(6):641-644.

- Jones BR. Características clínicas y etiología de la dacrioadenitis. *Trans. Ophthalmol. Soc. UK.* 1955; 75:435-452.

- Jones IS. Tumores del saco lagrimal. *AJO.* 1956; 42(4 Par 1):561-566.

- Jones BR. Anticuerpos precipitantes lagrimales y salivares en el síndrome de Sjögren. *Lancet.* 1958; 2(7050):773-776.

- Jones HM, Thornhill CW. Carcinoma de células transicionales del saco lagrimal. *J. Laryngol. Otol.* 1969; 83(4):397-401.

- Jones LT. Conjuntivodacriocistorrinostomía. *AJO.* 1965; 59:773-778.

- Jones LT. El sistema secretor lagrimal y su tratamiento. *AJO.* 1966; 62(1):47-60.

- Jones LT, Marquis MM, Vincent NJ. Función lagrimal. *AJO.* 1972; 73(5):658-659.

- Jones DB, Robinson NM. Infecciones oculares anaeróbicas. *Trans. Am. Acad. Ophthalmol. Otolaryngol.* 1977; 83:309-331.

- Jordan DR, Nerad JA. Linfoma difuso de célula grande del saco nasolagrimal. *Can. J. Ophthalmol.* 1988; 23(1):34-37.

- Joseph TA, Paniker CK, Kumari S, et al. Canaliculitis lagrimal actinomicótica. *Indian J. Ophthalmol.* 1980; 28(3):157-159.

- Juge P. Dacriocistorrinostomía: Técnica para realizar una comunicación entre el saco lagrimal y la fosa nasal (francés). *Arch. Ophtalmol. Rev. Gen. Ophtalmol.* 1955; 15(7):732-735.

- Juler FA. Un papiloma en el canalículo superior. *Trans. Ophthalmol. Soc. UK.* 1915; 35:243-244.

- Kaltreider HB, Talal N. La neuropatía del síndrome de Sjögren. Afectación del nervio trigémino. *Ann. Intern. Med.* 1969; 70(4):751-762.

- Kamei I, Yoshida N, Yukawa S, et al. Transformación maligna de un tumor mixto benigno de la glándula lagrimal en un carcinoma de células escamosas 19 años después de la cirugía inicial. Informe de caso (japonés). *No Shinkei Geka.* 1992; 20(1):79-83.

- Kang MG, Shim WS, Shin DK, et al. Revisión sistémica del beneficio de la intubación con silicona en la dacriocistorrinostomía endoscópica. *Clin. Exp. Otorhinolaryngol.* 2018; 11(2):81-88.

- Kao SC, Yeh LK, Tsai CC, et al. Quiste de una glándula lagrimal ectópica de la órbita. *Zhonghua Yi Xue Za Zhi (Taipéi).* 2000; 63(4):334-338.

- Kapoor S, Sood GC, Kapoor MS, et al. Adenoma pleomórfico de las glándulas lagrimales accesorias. *Indian J. Ophthalmol.* 1978; 25(4):52-53.

- Karatza EC, Shields CL, Shields JA, et al. Quiste orbitario calcificado simulando un tumor maligno de la glándula lagrimal en un adulto. *Ophthalmic. Plast. Reconstr. Surg.* 2004; 20(5):397-399.

- Kargi S, Ozdal P, Kargi E, et al. Hemangioma de la glándula lagrimal. *Plast. Reconstr. Surg.* 2001; 108(6):1829-1830.

- Karim R, Ghabrial R, Lin B. Carcinoma de células transicionales del saco naso-lagrimal. *Clin. Ophthalmol.* 2009; 3:587-591.

- Kastenbauer ER. Causas raras de epistaxis. *Laryngol. Rhinol. Otol. (Stuttg).* 1978; 57(7):657-661.

- Katircioglu YA, Altiparmak UE, Akmansu H, et al. Carcinoma de células escamosas del saco lagrimal. *Orbit.* 2003; 22(3):151-153.

- Katircioglu YA, Yildiz EH, Kocaoglu FA, et al. Carcinoma de células basales en el saco lagrimal. *Orbit.* 2007; 26(4):303-307.

- Kaye-Wilson LG. Paso espontaneo de un dacriolito. *BJO.* 1991; 75(9):564.

- Kaynak P, Ozturker C, Karabulut G, et al. Transconjuntival-dacriocistorrinostomía: Resultados a largo plazo. *Saudi J. Ophthalmol.* 2014; 28:61-65.

- Kedilaya YJ, Chacko A, Poorey VK. Mejorando los resultados de la dacriocistorrinostomía endonasal con aplicación de mitomicina C: Estudio prospectivo de casos-controles. *Indian J. Otolaryngol Head Neck Surg.* 2018; 70(4):477-481.

- Keith CG. Intubación de la vía lagrimal. *AJO.* 1968; 65(1):70-74.

- Keleti D, Flickinger JC, Hobson SR, et al. Radioterapia de enfermedades linfoproliferativas de la órbita. Supervivencia de 65 casos. *Am. J. Clin. Oncol.* 1992; 15(5):422-427.

- Kennedy RE. Evaluación de 820 casos orbitarios. *Trans. Am. Ophthalmol. Soc.* 1984; 82:134-157.

- Kern A. Un caso de proliferación fibroblástica reactiva del saco lagrimal (alemán). *Albrecht Von Graefes Arch. Klin. Exp. Ophthalmol.* 1967; 174(1):88-96.

- Khan JA, Sutula FC, Pilch BZ, et al. Carcinoma mucoepidermoide afectando al saco lagrimal. *Ophthalmic. Plast. Reconstr. Surg.* 1988; 4(3):153-157.

- Khan MA, Dhillon B. Epífora debida a sarcoma de Kaposi del conducto nasolagrimal. *BJO.* 1999; 83(4):501-502.

- Khan T, Awan AA, Kazmi HS, et al. Frecuencia de complicaciones oculares en pacientes institucionalizados en NWFP Pakistán. *J. Ayub. Med. Coll. Abbuttabad.* 2002; 14(4):29-33.

- Kim JH, Woo KI, Chang R. Incisión palpebral para la dacriocistorrinostomía en asiáticos. *Korean J. Ophthalmol.* 2005; 19:243-246.

- Kim MJ, Hanmantgad S, Holodny AI. Manejo novedoso y patrón metastásico único del adenocarcinoma ductal primario de la glándula lagrimal. *Clin. Exp. Ophthalmol.* 2008; 36:194-196.

- Kim JY, Park HY, Paik JS, et al. Oncocitoma de la glándula lagrimal: Un caso asiático. *Jpn. J. Ophthalmol.* 2010; 54(3):239-241.

- Kim UR, Shah AD, Shanti R, et al. Carcinoma quístico adenoide primario del párpado. *Ophthal. Plast. Reconstr. Surg.* 2010; 26:134-136.

- Kim SE, Lee SJ, Lee SY, et al. Resultados de la puntoplastia de 4-cortes para la estenosis puntal severa. Medición de la altura del menisco lagrimal por tomografía de coherencia óptica. *AJO.* 2012; 153(4):769-773.

- Kim JH, Chang HR, Woo KI. Divertículo multilobular del saco lagrimal presentado como una masa en el párpado inferior. *Korean J. Ophthalmol.* 2012; 26(4):297-300.

- Kim SC, Lee K, Lee SU. Piedras en el ducto de la glándula lagrimal: Mal-diagnosticadas como chalación en 3 casos. *Can. J. Ophthalmol.* 2014; 49(1):102-105.

- Kim YH, Graham AD, Li W, et al. Índice de producción lagrimal en el hombre y longitud humedecida de la tira en el test lagrimal de Schirmer modificado. *Trans. Vis. Sci. Tech.* 2019; 8(3):40-50.

- Kim SH, Kim L, Kang SM. Metástasis al saco lagrimal de un tumor filoide de la mama. *Korean J. Ophthalmol.* 2020; 34(1):85-87.

- Kincaid MC, Meis JM, Lee MW. Carcinoma quístico adenoideo del saco lagrimal. *Ophthalmology.* 1989; 96(11):1655-1658.

- King SJ, Haugh SF. Informe técnico: Dacriocistografía de substracción digital. *Clin. Radiol.* 1990; 42:351-353.

- Kiratli H, Elgin U, Kiratli PO, et al. Fístula del saco lagrimal bilateral en un paciente con linfoma no-Hodgkin nasofaríngeo. *J. Pediatr. Ophthalmol. Strabismus.* 1998; 35(3):177-178.

- Kiratli H, Bilgiç S. Curso clínico inusual de un carcinoma quístico adenoideo de la glándula lagrimal. *Orbit.* 1999; 18(3):197-201.

- Kirkham TH. Escleroderma y síndrome de Sjögren. *BJO.* 1969; 53(2):131-133.

- Kiser KA, Matharu KS, Sweeney AR, et al. Estenotrofomonas maltofila que causa Canaliculitis aguda recurrente. *Ophthalmic. Plast. Reconstr. Surg.* 2018; 34(6):602-603.

- Kitzmann AS, Moore EJ, Salomao DR, et al. Hemangioma cavernoso afectando al Sistema de drenaje lagrimal. *Ophthalmic Plast. Reconstr. Surg.* 2007; 23(6):488-490.

- Kloos RT, Duvuuri V, Jhiang SM, et al. Obstrucción del sistema de drenaje nasolagrimal en la terapia con iodo radiactivo para el carcinoma de tiroides. *J. Clin. Endocrinol. Metab.* 2002; 87(12):5817-5820.

- Knowles DM, Jacobiecs FA. Meoplasmas linfoides orbitarios: Estudio clinicopatológico de 60 pacientes. *Cancer.* 1980; 46:576-589.

- Knowles DM, Jacobiecs FA. Neoplasmas linfoides de los anexos oculares. *Hum. Pathol.* 1982; 13:148-162.

- Knowles DM II, Jacobiecs FA, McNally L. Hiperplasia linfoide y linfoma maligno presentado en los anexos oculares (órbita, conjuntiva, párpados): Análisis prospectivo multiparamétrico de 108 casos desde 1977 y 1987. *Hum. Pathol.* 1990; 21:959-973.

- Koh CH, La TY. Tratamiento de la oclusión puntal usando sonda de rabo de cerdo. *Ophthalmic. Plast. Reconstr. Surg.* 2013; 29(2):139-142.

- Kojima T, Ibrahim OHA, Wakamatsu T, et al. El impacto del uso de lentes de contacto y tarea visual con pantallas sobre la superficie ocular y función lagrimal en oficinas. *AJO.* 2011; 152:933-940.e2.

- Koltsidopoulos P, Papageorgiu E, Konidaris VE, et al. Dacriocistocele adquirido idiopático tratado con dacriocistorrinostomía endoscópica endonasal. *BMJ Case Rep.* 2013; 2013: bcr2013200540.

- Kominek P, Cervenka S. Conjuntivodacriocistorrinostomía con catéter urológico. *Ophthal. Plast. Reconstr. Surg.* 2005; 21:235-236.

- Konrad EA, Thiel HJ. Adenocarcinoma de la glándula lagrimal con diferenciación sebácea: Estudio clínico utilizando microscopía de luz y electrónica. *Graefes Arch. Clin. Exp. Ophthalmol.* 1983; 221:81-85.

- Kopp ED, Sahlin S, Tani E, et al. Biopsia por aspiración con aguja fina en el adenoma pleomórfico de la glándula lagrimal. *Eye (Lond)*. 2010; 24:386.

- Korchak ME, Sabet SJ, Azumi N, et al. Sección congelada engañosa en un adenoma pleomórfico de la glándula lagrimal de un niño de 9 años. *Orbit*. 2015; 34:112-114.

- Korchmaros I. Terapia quirúrgica del lagrimeo debido a divertículo del saco lagrimal (húngaro). *Szemeszet*. 1962; 99:159-162.

- Kouba K, Hlavatá E, Karel I. Dacriocistitis flemonosa y paresia del paladar blando como una rara complicación de la mononucleosis infecciosa (checo). *Cesk. Oftalmol.* 1970; 26(3):181-183.

- Krasnov MM. Dacriocistorrinostomía ultrasónica. *AJO*. 1971; 72(1):200-201.

- Krishna N, Lyda W. Dacrioadenitis supurativa aguda como secuela del sarampión. *AMA Arch. Ophthalmol*. 1958; 59(3):350-351.

- Krishna Y, Irion LD, Karim S, et al. Leucemia linfocítica crónica / linfoma linfocítico de célula pequeña del saco lagrimal: Serie de casos. *Ocul. Oncol. Pathol*. 2017; 3:224-228.

- Krishnan MM, Kawatra VK, Rao VA, et al. Divertículo del saco lagrimal asociado con rinosporidiosis. *BJO*. 1986; 70(11):867-868.

- Krishnakumar S, Subramanian N, Mahesh L, et al. Adenocarcinoma ductal primario en un paciente con neurofibrosis. *Eye (Lond)*. 2003; 17:843-845.

- Kruize AA, Hené RJ, Kallenberg CG, et al. Tratamiento con hidroxicloroquina para el síndrome de Sjögren primario. Ensayo cruzado a doble ciego de 2 años. *Ann. Rheum. Dis.* 1993; 52(5):360-364.

- Kruize AA, van Bijsterveld OP, Hené RJ, et al. Seguimiento a largo plazo de la función de la glándula lagrimal en pacientes con queratoconjuntivitis seca y síndrome de Sjögren. *BJO*. 1997; 81:435-438.

- Ku CA, Forcina B, LaSala PR, et al. Granulicatella adiacens, un inusual agente causal en dacriocistitis.

- Kubota T, Moritani S. Alta incidencia de enfermedades autoinmunes en pacientes japoneses con hiperplasia linfoide reactiva anexal ocular. *AJO*. 2007; 144(1):148-149.

- Kuczynski A, Evans RJ, Mitchinson MJ. Síndrome seco debido a amiloidosis primaria. *Br. Med. J.* 1971; 2(5760):506.

- Kudoiarov GKh, Korotkova LP. Investigaciones clínico-morfológicas en el tratamiento de la dacriocistitis en pacientes con tracoma (ruso). *Vestn. Oftalmol.* 1973; 4:80-82.

- Kuhnt H. Nota preliminar sobre la técnica de dacriocisto-rrinostomía de Toti (alemán). *Z. Augenheilk. (Berlín)*. 1914; 31:379-381.

- Kuriakose ET. Oculosporidiasis: Rinosporidiosis del ojo. *BJO*. 1963, 47:346-349.

- Kuriki R, Kata T, Nakayama K, et al. Cambios en el volumen de lágrimas y síntomas oculares de pacientes que recibieron fármacos S-1 contra el cáncer. *J. Pharm. Health Care Sci.* 2018; 4:3.

- Kurokawa T, Hamano H, Muraki T, et al. Dacrioadenitis relacionada con IgG4 presentada como pliegues corio-retinianos por una glándula lagrimal severamente aumentada. *AJO Case Report*. 2018; 9:88-92.

- Kurup SP, Lissner GS. Caracterización de dacriops infectados. *Ophthalmic. Plast. Reconstr. Surg.* 2015; 31(1):58-62.

- Kwan CC, Prager AJ, Huang RM, et al. Dacrioadenitis causada por blastomices: Informe de caso. *Ophthalmic Plast. Reconstr. Surg.* 2019; 35(5):e116-e118.

- Labh RK, Shrestha GB. Una rara transformación maligna de un tumor lagrimal benigno. *JNMA J. Nepal Med. Assoc.* 2013; 52(191):505-507.

- Lai T, Prabhakaran VC, Malhota R, et al. Adenoma pleomórfico de la glándula lagrimal: ¿Hay lugar para la biopsia? *Eye (Lond)*. 2009; 23:2-6.

- Lai PC, Wang JK, Liao SL. Un caso de dacriocistocele en adulto. *Jpn. J. Ophthalmol.* Un caso de dacriocistocele en adulto. *Jpn. J. Ophthalmol.* 2014; 48(4):419-421.

- Laktić N, Trogrlić K. Terapia con cobalto radioactivo del síndrome de Mikulicz asociado con leucemia (alemán). *Radiol. Clin.* 1957; 26(4):239-244.

- Lang J. Perforador del punto lagrimal (alemán). *Klin. Monbl. Augenheilkd.* 1971; 158(4):601-602.

- Lanuza García A, López Ramos AL, Pinto Bonilla JC, et al. Manejo de la hiperplasia linfoide de los anexos oculares (español). *Arch. Soc. Esp. Oftalmol.* 2005; 80(6):353-358.

- Laurie SA, Licitra L. Terapia sistémica en el tratamiento paliativo de cánceres de la glándula salival avanzados. *J. Clin. Oncol.* 2006; 24:2673-2678.

- Laurie SA, Siu LL, Winquist E, et al. Estudio en fase II de platinum y gemcitabina en pacientes con cáncer de la glándula salival avanzado. Ensayo del grupo NCIC. *Cancer*. 2010; 116:362-368.

- Law FW. Diverticulitis lagrimal recurrente aguda. *Trans. Ophthalmol. Soc. UK*. 1943; 63:295-301.

- Lee OS. Una operación para la corrección del punto lagrimal evertido. *AJO*. 1951; 34(4):575-578.

- Lee DA, Campbell RJ, Waller RR, et al. Estudio clinicopatológico del carcinoma quístico adenoideo de la glándula lagrimal. *Ophthalmology*. 1985; 92(1):128-134.

- Lee-Wing M, Oryschak A, Attariwala G, et al. Enfermedad de Rosai-Dorfman presentada como agrandamiento bilateral de las glándulas lagrimales. *AJO*. 2001; 131:677-678.

- Lee HM, Kang HJ, Choi G, et al. Dos casos de melanoma maligno primario del saco lagrimal. *Head Neck Surg.* 2001; 23:809-813.
- Lee JL, Kim MK, Lee KH, et al. Linfoma de células B de la zona marginal extranodal tipo asociado con tejido linfoide de la órbita y anexos oculares. *Ann. Hematol.* 2005; 84:13-18.
- Lee LN, Scott AR, Chan AW, et al. Manejo del carcinoma de células transicionales del saco lagrimal. Abordaje multidisciplinar para ahorrar tratamiento orbitario. *Laryngoscope.* 2010; 120 Sup 4:S161.
- Lee SB, Kim KN, Lee SR, et al. Carcinoma mucoepidermoide del saco lagrimal después de dacriocistectomía por papiloma escamoso. *Ophthalmic. Plast. Reconstr. Surg.* 2011; 27(2):e44-46.
- Lee WS, Yoo WH, Síndrome de Sjögren primario en gemelos monocigóticos. *Int. J. Rheum. Dis.* 2014; 17:578-579.
- Lee KH, Han SH, Yoon JS. Informe de casos de tumores del saco lagrimal descubierto en pacientes con epífora persistente siguiendo a dacrio-cisto-rrinostomía. *Korean J. Ophthalmol.* 2015; 29(1):66-67.
- Lefebvre DR, Freitag SK. Actualización de imágenes del sistema de drenaje lagrimal. *Semin. Ophthalmol.* 2012; 27:175-186.
- Lehman JA Jr, Nicely AL, Saddawi N. Tumor mixto benigno de la glándula lagrimal: Informe de caso. *Ohio State Med. J.* 1975; 71(5):302-304.
- Lehner-Netsch G, Barry A, Delage JM. Leucemias y enfermedad autoinmune: Síndrome de Sjögren y anemia hemolítica asociada con anemia linfocítica crónica. *Can. Med. Assoc. J.* 1969; 100(24):1151-1154.
- Lenoch F, Bremova A, Kankova D, et al. La relación del síndrome de Sjögren con la artritis reumatoide. *Acta Rheumatol. Scand.* 1964; 10:297-304.
- Leong SC, Macewen CJ, White PS. Revisión sistemática de los resultados después de dacrio-cistorrinostomía en adultos. *Am. J. Rhinol. Allergy.* 2010; 24(1):81-90.
- Leroux K, den Bakker MA, Paridaens D. Hemangioma capilar adquirida en la región del saco lagrimal. *AJO.* 2006; 142(5):873-875.
- Leung SY, Chung LP, Ho CM, et al. Carcinoma indiferenciado positive al virus de Epstein-Barr en el saco lagrimal. *Histopathology.* 1996; 28(1):71-75.
- Levartovsky S, Milstein A, Nissim F, et al. Una presentación inusual de un adenoma quístico adenoideo de la glándula lagrimal. *Ophthalmic Plast. Reconstr. Surg.* 1993; 9(1):47-50.
- Levi H. Síndrome de Sjögren (italiano). *Policlínico Prat.* 1952; 59(41):1345-1356.
- Levin LA, Popham J, To K, et al. Carcinoma mucoepidermoide de la glándula lagrimal: Informe de un caso con características oncocíticas originado en un paciente con dacriops crónico. *Ophthalmology.* 1991; 98(10):1551-1555.
- Levine MR, Dinar Y, Davies R. Melanoma maligno del saco lagrimal. *Ophthalmic. Surg. Lasers.* 1996; 27:318-320.
- Levitt JM, Kravitz D. Anomalías aéreas lagrimales. *AMA Arch. Ophthalmol.* 1959; 61(1):9-13.
- Levy Clarke GA, Chan CC, Nussenblett RB. Diagnóstico y manejo del linfoma intraocular primario. *Hem. Oncol. Clin. Nort Am.* 2005; 19(4):739-749.
- Li G, Hansmann ML, Zwingers T, et al. Linfomas primarios del pulmón: Características morfológicas, inmunohistoquímicas y clínicas. *Histopathology.* 1990; 16:519-533.
- Li G, Guo J, Liu R. La oclusión del conducto lagrimal se asocia con queratitis infecciosa. *Int. J. Med. Sci.* 2016; 13(10):800-805.
- Li J, Wang W, Informe de caso de adenocarcinoma primario del saco lagrimal (chino). *Yan Ke Xue Bao.* 1993; 9(4):224.
- Li N, Deng XG, He MF. Comparación del test de Schirmer I con y sin anestesia tópica para el diagnóstico del ojo seco. *Int. J. Ophthalmol.* 2012; 5:478-481.
- Li YJ, Zhu SJ, Yan H, et al. Melanoma maligno primario del saco lagrimal. *BMJ Case Rep.* 2012; bcr2012006349.
- Li S, Kim YH, Li W, et al. Índice de producción de lágrimas humanas del test de Schirmer modificado. *Optom. Vis. Sci.* 2018; 95:343-348.
- Li E, Distefano A, Sinard J, et al. Carcinoma epitelio-mioepitelial presentado como una malformación pseudo veno-linfática. *Ophthalmic Plast. Reconstr. Surg.* 2018; 34(5):e157-e160.
- Libby GF. Pólipos en el canalículo inferior. *Ophthalmic. Record.* 1904; 13:368-370.
- Licitra L, Marchini S, Spinazze S, et al. Cisplatino en carcinoma de la glándula lagrimal avanzado. Estudio en fase II de 25 pacientes. *Cancer.* 1991; 68:1874-1877.
- Lim KH, Kim YD, Kim YL. Hemangiopericitoma del saco lagrimal. *Korean J. Ophthalmol.* 1991; 5(2):88-91.
- Lin MT, Tsai CC, Lee SS, et al. Un nuevo método utilizando un catéter epidural en la reconstrucción de la vía lagrimal. *Scand. J. Plast. Reconstr. Surg. Hand Surg.* 2005; 39:85-89.
- Lin SC, Kao SC, Tsai CC, et al. Características clínicas y factores asociados al resultado de la Canaliculitis lagrimal. *Acta Ophthalmol.* 2011; 89:759-763.

- Lin Z, Philpott C, Sisson K, et al. Carcinoma escamoso primario del saco lagrimal síncrono con un carcinoma escamoso primario tonsilar. *Orbit.* 2019; 13:1-5.

- Linberg JV, Anderson RL, Burnsted RM, et al. Estudio del ostium intranasal en la dacriocistorrinostomía externa. *Arch. Ophthalmol.* 1982; 100(11):1758-1762.

- Linoli O, Bocci G. Reticulosarcoma de la región del saco lagrimal: Patología y manejo clínico (italiano). *Boll. Ocul.* 1951; 30(2):65-98.

- Linxweiler M, Schick B, Hasenfus A, et al. Carcinoma schniederiano exofítico del saco lagrimal: Primer caso informado. *Pathology.* 2014; 46(5):462-464.

- Litschel R, Siano M, Tasman AJ, et al. Obstrucción del conducto naso-lagrimal causada por infiltración linfoproliferativa en el curso de leucemia linfocítica crónica. *Allergy Rhinol.* 2015; 6:e191-e194.

- Little JM. Macroglobulinemia de Waldenström en la glándula lagrimal. *Trans. Am. Acad. Ophthalmol. Otolaryngol.* 1967; 71(6):875-879.

- Liu YT, Lin CI, Kao SC, et al. Carcinoma linfoepitelial del saco lagrimal. *Eye (Lond).* 2009; 23(7):1612-1615.

- Lo KB, Papazoglou A, Chua L, et al. Informe de caso: Kikuchi; el gran imitador. *F1000Res.* 2018; 7:520.

- Lokdarshi G, Pushker N, Sen S, et al. Dacriops simple: ¿Realmente necesitamos imagen? *Taiwan J. Ophthalmol.* 2016; 6(4):193-194.

- Lorenz B, Stefani FH, Theopold M. Escisión local de un carcinoma quístico adenoideo de la glándula lagrimal en una niña de 12 años: Informe de caso (alemán). *Klin. Monbl. Augenheilkd.* 1982; 180(2):164-165.

- Low JR, Bian NG, Sundar G. Carcinoma indiferenciado del saco lagrimal: Informe de caso y revisión de la literatura. *Orbit.* 2011; 30(6):293-296.

- Lowry EA, Kalin-Hajdu E, Kersten RC, et al. Pérdida aguda de visión por dacriocistitis. *JAMA Ophthalmol.* 2018; 136(10):1207-1208.

- Lüchtenberg M, Emmerich KH. Hidrops del saco lagrimal con epífora del ojo derecho. Carcinoma de células transicionales del saco lagrimal (alemán). *Ophthalmologe.* 1999; 96(4):274-275.

- Lutman FC, Favata BV. Queratoconjuntivitis seca y bucoglosofaringitis seca con agrandamiento de las glándulas parótidas: Informe de dos casos de síndrome de Sjögren, con estudio patológico de una glándula lagrimal y de las parótidas en un caso. *Arch. Ophthalmol.* 1946; 35:227-240.

- Lliadelis E, Karabatakis V, Sofoniou M. Dacriolitos en dacriocistitis crónica y su composición (análisis espectrofotométrico). *Eur. J. Ophthalmol.* 1999; 9(4):266-268.

- Lloyd GA. Angiografía orbitaria. *Proc. R. Soc. Med.* 1970; 63(9):925-926.

- Lloyd GAS, Welham RAN. Macrocistografía por substracción. *Br. J. Radiol.* 1974; 47:379-382.

- Lloyd WC3rd, Leone CR Jr. Melanoma maligno del saco lagrimal. *Arch. Ophthalmol.* 1984; 102:104-107.

- Mackie IA, Seal DV. Síndrome de Sjögren, bromexina y secreción lagrimal. *BJO.* 1978; 2(6137):638.

- Mackie IA, Seal DV. Implicaciones diagnósticas del perfil proteico lagrimal. *BJO.* 1984; 68:321-324.

- Macmillan JA. Prevención y tratamiento del lagrimeo. *Can. Med. Assoc. J.* 1941; 44(3):284-288.

- MacSween RN, Goudie RB, Anderson JR, et al. Presencia de anticuerpos al epitelio del conducto saliva en la enfermedad de Sjögren, artritis reumatoide y otras artropatías: Estudio clínico y de laboratorio. *Ann. Rheum. Dis.* 1967; 26(5):402-411.

- Machado MA, Silva JA, Brioschi ML, et al. Uso de la termografía en una obstrucción de la vía lagrimal inferior. *Arq. Bras. Oftalmol.* 2016; 79(1):46-47.

- Machado MAC, Silva JAF, García EA, et al. Parámetros ultrasónicos del saco lagrimal normal y en dacriocistitis crónica. *Arq. Bras. Oftalmol.* 2017; 80(3):172-175.

- Madhukar K, Bhide M, Prasad CE, et al. Tuberculosis de la glándula lagrimal. *J. Trop. Med. Hyg.* 1991; 94(3):150-151.

- Madreperla SA, Green WR, Daniel R, et al. Papilomavirus humano en tumores epiteliales primarios del saco lagrimal. *Ophthalmology.* 1993; 100(4):569-573.

- Madrid de Obeid I, Catella MR. Tuberculosis de las glándulas lagrimales (español). *Rev. Fac. Cienc. Med. Univ. Nac. Córdoba.* 1951; 9(3):334-347.

- Maharaj AS, Lee S, Yen MT. Fibromixoma enmascarado como dacriocistitis. *Ophthalmic. Plast. Reconstr. Surg.* 2012; 28(4):e95-96.

- Malhotra GS, Paul SD, Batra DV. Carcinoma muco-epidermoide de la glándula lagrimal. *Ophthalmologica.* 1967; 153(3):184-190.

- Malik TY, Sanders R, Young JD, et al. Melanoma malign del saco lagrimal. *Eye (Lond).* 1997; 11(pt6):935-937.

- Malthieu D, Turut P, François Y. Dacrioadenitis y sarcoidosis. Valor de la biopsia de la glándula lagrimal (francés). *Bull. Soc. Ophtalmol. Fr.* 1985; 85(1):65-66.

- Mancera N, Bajric J, Margo CE. Hiperplasia linfoide reactiva rica en IgG4 de la glándula lagrimal. *Orbit.* 2019; 14:1-4.

- Mandal R, Banerjee AR, Biswas MC, et al. Estudio clínico-bacteriológico de la dacriocistitis crónica en adultos. *J. Indian Med. Assoc.* 2008; 106(5):296-298.

- Manfre L, de María M, Todaro E, et al. Dacriocistografía RM: Comparación con dacriocistografía y dacriocistografía TC. *Am. J. Neuroradiol.* 2000; 21:1145-1150.

- Manoussakis MN, Boiu S, Korkolopoulou P, et al. Índices de infiltración por macrófagos y células dendríticas, y expresión de interleucina 18 e interleucina 12 en las lesiones inflamatorias crónicas del síndrome de Sjögren: Relación con ciertas características de hiperactividad inmune y factores asociados con un riesgo alto de desarrollar linfoma. *Arthritis Rheum.* 2007; 56:3977-3988.

- Marcus R, Imrie K, Solal Celigny P, et al. Estudio fase III de R-CVP comparado con ciclofosfamida, vincristina y prednisona sola en pacientes previamente no tratados con linfoma folicular avanzado. *J. Clin. Oncol.* 2008; 26:4579-4586.

- Marchio C, Weigelt B, Reis-Filho JS. Carcinomas quísticos adenoideos de la mama y glándulas salivares (o "el extraño caso del Dr Jekill y Mr Hyde de los carcinomas de las glándulas exocrinas). *J. Clin. Pathol.* 2010; 63:220-228.

- Marey HM, Elmazar HM, Mandour SS, et al. Aplicación de un implante de matriz de colágeno biodegradable (Ologen ™) en la cirugía de la dacriocistorrinostomía: Estudio clínico aleatorio. *BMC Ophthalmology.* 2018; 18:254-259.

- Marfatia HK, Navalakhe MM, Kirtane MV. Cuerpo extraño en el conducto nasolagrimal. Eliminación endoscópica. *J. Postgrad. Med.* 1997; 43(1):25.

- Markusse HM, Huysen JC, Nieuwenhuys EJ, et al. B$_2$-microglobulina en el fluido lagrimal de pacientes con síndrome de Sjögren primario. *Ann. Rheum. Dis.* 1992; 51:503-505.

- Marsh JL, Wise DM, Smith M, et al. Carcinoma quístico adenoideo de la glándula lagrimal: Resección en bloque intra- y extracraneal. *Plast. Reconstr. Surg.* 1981; 68(4):577-585.

- Martín G, Pon A, Robert M, et al. Dacriocistitis aguda y mononucleosis infecciosa: Una asociación que no debe perderse (francés). *J. Fr. Ophtalmol.* 2015; 38(10):e245-246.

- Martínez Sardá JA. Síndrome de Sjögren: Caso personal (español). *Odontoiatr. Rev. Iberoam. Med. Boca.* 1953; 10(112):215-222.

- Maruka H, Nakagawa T. Un caso de papiloma primario del canalículo lagrimal. *Folia Ophthalmol. Jpn.* 1977; 27:937-939.

- Marx JL, Hillman DS, Hinshaw KD, et al. Dacriocistitis bilateral después de oclusión puntal con cauterio térmico. *Ophthalmic. Surg.* 1992; 23(8):560-561.

- Masini C. Sobre un caso de tuberculosis de la glándula lagrimal (italiano). *Osp. Maggiore.* 1948; 36(7):341-346.

- Matayoshi S, Van Baak A, Cozac A, et al. Dacriocistectomía: Indicaciones y resultados. *Orbit.* 2004; 23(3):169-173.

- Mathew RG, Oliver JM. Mini-monoka de manera fácil: Una técnica sencilla para la inversión del mini-monoka en la estenosis puntal adquirida. *Ophthalmic. Plast. Reconstr. Surg.* 2011; 27(4):293-294.

- Mathur JS, Mehra KS, Dube B, et al. Quiste de retención del conducto de la glándula de Krause. *Orient Arch. Ophthalmol.* 1968; 6:38-40.

- Matsuo T, Tanaka T, Yamasaki O. Melanoma maligno del saco lagrimal en 15 pacientes japoneses: Informe de caso y revisión de la literatura. *J. Investing. Med. High. Impact Case Rep.* 2019; 7:1-6.

- Maurice DM. El uso de la fluoresceína en la investigación oftalmológica. *Invest. Ophthalmol.* 1967; 6(5):464-477.

- Mauriello JA Jr, Palydowycz S, DeLuca J. Estudio clínico-patológico del saco lagrimal y de la mucosa nasal en 44 pacientes con obstrucción completa del conducto nasolagrimal adquirida. *Ophthalmic Plast. Reconstr. Surg.* 1992; 8(1):13-21.

- Mauriello JA Jr, Wasserman BA. Dacriocistitis aguda: una causa inusual de absceso intraconal potencialmente mortal con globo congelado. *Ophthalmic Plast. Reconstr. Surg.* 1996; 12(4):294-295.

- Mauriello JA Jr, Vadehra VK. Dacriocistectomía: Indicaciones quirúrgicas y resultados en 25 pacientes. *Ophthalmic. Plast. Reconstr. Surg.* 1997; 13(3):216-220.

- Mawn LA, Sanon A, Conlon MR, et al. Dacrioadenitis por pseudomonas secundaria a una piedra del ducto lagrimal. *Ophthal. Plast. Reconstr. Surg.* 1997; 13:135-138.

- McHugh JB, Vissher DW, Barnes EL. Actualización seleccionada sobre neoplasias de las glándulas salivares. *Arch. Pathol. Lab. Med.* 2009; 133:1763-1774.

- McLachlan DL, Shannon GM, Flanagan JC. Resultados de la dacriocistorrinostomía: Análisis de las reoperaciones. *Ophthalmic. Surg.* 1980; 11(7):427-430.

- McLenachan J. Nuevos aspectos de la etiología del síndrome de Sjögren. Trans. Ophthalmol. Soc. UK. 1956; 76:413-426.

- McMaster M, Messerli J, Wolfensberger M. Dacriocistorrinostomía endonasal: Técnica y resultados. *Schweiz. Med. Wochenschr. Suppl.* 2000; 116:74S-76S.
- McNab AA, Mckelvie P. Melanoma maligno del saco lagrimal complicando una melanosis adquirida primaria de la conjuntiva. *Ophthalmic Surg. Lasers.* 1997; 28:501-504.
- McNab AA, Satchi K. Adenoma pleomórfico recurrente de la glándula lagrimal: Características clínicas y de la tomografía computarizada. *Ophthalmology.* 2011; 118(10):2088-2092.
- Medeiros LJ, Harris NL. Infiltrados linfoides de la órbita y conjuntiva: Estudio morfológico e inmunofenotípico de 99 casos. *Am. J. Surg. Pathol.* 1989; 13:459-571.
- Meireles MN, Viveiros MM, Meneghin RL, et al. Dacriocistectomía como tratamiento de la dacriocistitis crónica en la ancianidad. *Orbit.* 2017; 36(6):419-421.
- Meiterau JP. Tratamiento del bloqueo canalicular. *Eye.* 1988; 2:220-222.
- Melanová J. Divertículo del saco lagrimal (checo). *Cesk. Oftalmol.* 1969; 25(1):47-48.
- Meldrum ML, Tse DT, Benedetto P. Quimioterapia intracarotídea neoadyuvante para el tratamiento del carcinoma adenoquístico avanzado de la glándula lagrimal. *Arch. Ophthalmol.* 1998; 116:315-321.
- Meyer D, Yanoff M, Hanno H. Diagnóstico diferencial en el síndrome de Mikulicz, enfermedad de Mikulicz y entidades similares. *AJO.* 1971; 71(2):516-524.
- Mikkelsen LH, Andreasen S, Melchior LC, et al. Caracterización genética e inmunohistoquímica de un oncocitoma de la glándula lagrimal y revisión de la literatura. *Oncol. Lett.* 2017; 14(4):4176-4182.
- Mikulicz J. Sobre una enfermedad simétrica peculiar de las glándulas lagrimales y salivares (alemán). Stuttgart. *Bestr. Z. Chir. Festschr.* Theodor Billroth. 1892; 610-630.
- Milam DF Jr, Heath P. Tumores epiteliales primarios de la glándula lagrimal. *AJO.* 1956; 41(6):996-1006.
- Milam DF Jr. Enfermedad de Mikulicz de la glándula lagrimal. *AMA Arch. Ophthalmol.* 1957; 57(2):236-240.
- Milder B. Fístula lagrimal: Técnica quirúrgica basada en la dacriocistografía. *AJO.* 1955; 39(2 Pt 1):220-222.
- Milder B. Neurofibroma del saco lagrimal. *AJO.* 1962; 53:1016-1018.
- Milder B, Smith ME. Carcinoma del saco lagrimal. *AJO.* 1968; 65(5):782-784.
- Miller TP, Dahlberg S, Cassady JR, et al. Quimioterapia sola comparada con quimioterapia más radioterapia para linfomas no Hodgkin localizado de grado intermedio y alto. *N. Engl. J. Med.* 1998; 339(1):21-26.
- Millman AL, Liebeskind A, Putterman AM. Dacriocistografía. La técnica y su papel en la práctica de la Oftalmología. *Radiol. Clin. N. Am.* 1987; 25:781-786.
- Mine T, Yamada R. Un caso de carcinoma quístico adenoideo de la glándula lagrimal (japonés). *Nihon Ganka Kiyo.* 1967; 18(4):499-503.
- Mirabile TJ, Tucker C. Dacriocistorrinostomía con esponja de silicona. *Arch. Ophthalmol.* 1965; 74:235-236.
- Miranda D, Bambirra EA, de Sa Filho LF. Carcinoma quístico adenoideo de la glándula lagrimal. *AJO.* 1982; 94(5):684-685.
- Mishima S, Gasset A, Klyce SD, et al. Determinación del volumen y flujo lagrimal. *Invest. Ophthalmol.* 1966; 15(6):463-467.
- Mitani Y, Li J, Rao PH. Análisis comprensivo de la fusión del gen MYB-NFIB en el carcinoma quístico adenoideo salival: Incidencia, variabilidad y significado clinicopatológico. *Clin. Cancer.* 2010; 16:4722-4731.
- Mithal C, Agarwal P, Mithal N. Rinosporidiosis ocular y nasal: Perfíl clínico y resultados del tratamiento en un centro terciario de cuidados oculares. *Nepal J. Ophthalmol.* 2012; 4(1):45-48.
- Mohanty S, Sahu S, Parija S, et al. Un caso de Canaliculitis lagrimal crónica: Revisando el papel de actinomices israelii. *Braz. J. Infect. Dis.* 2017; 21(5):574-575.
- Mojon DS, Goldblum D, Fleischhauer J, et al. Hallazgos palpebrales, conjuntivales y corneales en el síndrome de apnea del sueño. *Ophthalmology.* 1999; 106(6):1182-1185.
- Molgat YH, Hurwitz JJ. Absceso orbitario debido a dacriocistitis aguda. *Can. J. Ophthalmol.* 1993; 28(4):181-183.
- Molnar L, Herpay Z, Gat G. Micosis de la conjuntiva causada por cefalosporum nivealanosum (Benedek) (alemán). *Albrecht von Graefes Arch. Ophthalmol.* 1960; 162:486-492.
- Momabaerts I, Colla B. Cirugía de derivación lagrimal de Jones modificada con un tubo de Jones extendido en ángulo. *Ophthalmology.* 2007; 114:1403-1408.
- Montecalvo RM, Zegel HG, Barnett FJ, et al. Evaluación del aparato lagrimal con macro-dacriocistografía de substracción digital. *Radiographics.* 1990; 10:483-490.
- Moore JG. Dacriocistorrinostomía con intubación de ambos canalículos. *Trans. Ophthalmol. Soc. UK.* 1967; 87:831-833.

- Moran CC, Buckwalter K, Caldemeyer KS, et al. TC helicoidal con medio de contraste tópico soluble en agua de la imagen del aparato de drenaje lagrimal. *AJR Am. J. Roentgenol.* 1995; 164:995-996.
- Moret A, Tabareau-Delalande F, Joly A, et al. Carcinoma mioepitelial de la glándula lagrimal (francés). *Rev. Stomatol. Chir. Maxillofac. Chir. Orale.* 2014; 115(3):172-177.
- Morgan AD, Raven RW. Síndrome de Sjögren: Una enfermedad general. *Br. J. Surg.* 1952; 40(160):154-162.
- Morgan WS, Castleman B. Un estudio clínico-patológico de la "enfermedad de Mikulicz". *Am. J. Pathol.* 1953; 29:471-503.
- Morgan WS. La posible naturaleza sistémica de la enfermedad de Mikulicz y su relación con el síndrome de Sjögren. *N. Engl. J. Med.* 1954; 251:5-10.
- Morgan Warren PJ, Madge SM. Quistes del conducto lagrimal (dacriops) siguiendo a un traumatismo químico ocular. *Orbit.* 2012; 31(5):335-337.
- Morgenstein KE, Vadysirisack DD, Zhang Z, et al. Expresión del co-transportador de iodo sódico en el sistema de drenaje lagrimal. Implicaciones para el mecanismo subyacente de la obstrucción del conducto nasolagrimal en pacientes tratados con I(131). *Ophthalmic. Plast. Reconstr. Surg.* 2005; 21(5):337-344.
- Morgenstern DJ. Tratamiento de la epífora por electrocoagulación. *Arch. Ophthalmol.* 1947; 37(6):802.
- Morgenstern DJ. Electrocoagulación para la cura del lagrimeo crónico y pertinentes consideraciones de ayudas relacionadas. *AJO.* 1950; 33(6):893-903.
- Morley AM, Malhotra R. Prolapso subconjuntival del lóbulo palpebral de la glándula lagrimal presentado en asociación con hernia de grasa orbitaria oculta. *Orbit.* 2009; 28(6):430-432.
- Mortada A. Quiste del conducto de la glándula de Krause. *BJO.* 1963; 47:375-379.
- Mortada A. Dacrioadenitis palpebral aguda tracomatosa. *Rev. Int. Trach.* 1967; 44(1):15-19.
- Mortada A. Tuberculoma de la órbita y glándula lagrimal. *BJO.* 1971; 55(8):565-567.
- Mueller EC, Borit A. Glándula lagrimal aberrante y adenoma pleomófico dentro del cono muscular. *Ann. Ophthalmol.* 1979; 11(4):661-663.
- Mukherjee PK, Jain PC, Mishra RK. Exantemata: Un factor causal de dacriocistitis crónica en niños. *J. All India Ophthalmol. Soc.* 1969; 17(1):27-30.
- Mulay K, Rasmussen PK, Aggarwal E, et al. Tumores de las glándulas lagrimales accesorias de la región ocular. *Acta Ophthalmol.* 2018; 96(7):e772-e775.
- Munk PL, Burhene LW, Buffam FV, et al. Dacriocistografía: Comparación de agentes de contraste de base acuosa y oleosa. *Radiology.* 1989; 173:827-830.
- Muralidhar S, Sulthana CM. Rhodotorula causando dacriocistitis crónica: Informe de caso. *Indian J. Ophthalmol.* 1995; 43:196-198.
- Murphy MB, Rodrigues MM. Tumor mixto benigno de la glándula lagrimal (palpebral) presentado como una lesión palpebral nodular. *AJO.* 1974; 77(1):108-111.
- Murube del Castillo J. Conjuntivorrinostomía sin perforación ósea. *Arch. Ophthalmol.* 1982; 100:310-311.
- Naffziger HC. Exoftalmos progresivo siguiendo a tiroidectomía; su patología y tratamiento. *Ann. Surg.* 1931; 94(4):582-586.
- Nagakura MM, Nagakura M. Un caso de síndrome de Sjögren (japonés). *Nihon Jibiinkoka Gakkai Kaiho.* 1964; 67:1338-1344.
- Nagi KS, Meyer DR. Utilización de modelos para el diagnóstico por imagen en la evaluación de la epífora debido a obstrucción lagrimal. Encuesta nacional. *Ophthal. Plast. Reconstr. Surg.* 2010; 26:168-171.
- Naito H, Oshida K, Kurokawa K, et al. Exoftalmos intermitente atípico debido a hiperplasia de la glándula lagrimal asociado con dacriolitiasis. *Surg. Neurol.* 1973; 1:84-86.
- Nakamura M, Migachi Y. Metástasis cutánea de un carcinoma quístico adenoideo de la glándula lagrimal. *Br. J. Dermatol.* 1999; 141(2):373-374.
- Nam JH, Kim SM, Choi JH, et al. Melanoma maligno primario del saco lagrimal: Informe de caso. *Korean J. Intern. Med.* 2006; 21:248-251.
- Napp O. Sobre las relaciones de la enfermedad de Mikulicz y la tuberculosis (alemán). *Stschr. Augenheilkd.* 1907; 17:513.
- Nasu M, Haisa T, Kondo T, et al. Adenocarcinoma ductal primario de la glándula lagrimal. *Pathol. Int.* 1998; 48:981-984.
- Natale P, Cervini C. Inusual asociación de enfermedades: Síndrome de Sjögren, escleroderma y artrosis (italiano). *Prog. Med. (Napoli).* 1957; 13(16):502-509.
- Nath K, Nema HV, Slukla BR. Quistes canaliculares múltiples. *BJO.* 1964; 48:450-451.
- Nath K, Nema HV, Hameed S. Granuloma intra-canalicular inespecífico. *J. All India Ophthalmol. Soc.* 1967; 15(3):105-106.
- Naugle T Jr, Tepper DJ, Hail BG. Carcinoma quístico adenoideo de la glándula lagrimal: Informe de caso. *Ophthalmic Plast. Reconstr. Surg.* 1994; 10(1):45-48.

- Neault RW, Riley FC. Informe de un caso de dacriocistitis secundaria a sarcoides de Boeck. *AJO.* 1970; 70(6):1011-1012.

- Nebrass C, Moslem S, Mghaieth F, et al. Sarcoidosis revelada por dacrioadenitis bilateral (francés). *Tunis Med.* 2013; 91(6):419-420.

- Neely JM. Tumor mixto de la glándula lagrimal: Revisión de la literatura e informe de caso. *Am. J. Pathol.* 1937; 13(1):99-108.

- Newton JC, Tulevech CB. Canaliculitis lagrimal debida a cándida albicans. Informe de un caso y discusión de su significado. *AJO.* 1962; 53:933-936.

- Ng WF, Bowman SJ. Síndrome de Sjögren primario: Demasiado seco y demasiado cansado. *Rheumatology.* 2012; 49:844-853.

- Ni C, D´Amico DJ, Fan CQ, et al. Tumores del saco lagrimal: Análisis clinicopatológico de 82 casos. *Int. Ophthalmol. Clin.* 1982; 22:121-140.

- Ni C, Wagoner MD, Wang WJ, et al. Carcinomas mucoepidermoides del saco lagrimal. *Arch. Ophthalmol.* 1983; 101(10):1572-1574.

- Ni C, Kuo PK, Dryja TP. Clasificación histopatológica de 272 tumores epiteliales primarios de la glándula lagrimal. *Chin. Med. J. (Inglés).* 1992; 105:481-485.

- Niccoletti G. Papiloma del canalículo lagrimal inferior (italiano). *Ann. Ottalmol. Clin. Oculist.* 1926; 12:24-26.

- Nichols KK, Mitchell GL, Zadnik K. La repetibilidad de las mediciones clínicas del ojo seco. *Cornea.* 2004; 23:272-285.

- Nolan J. Granuloma del saco lagrimal simulando una neoplasia. *AJO.* 1966; 62(4):756-757.

- Norn MS. Secreción lagrimal en ojos normales. Estimada por un nuevo método: Prueba de dilución de vetas lagrimales. *Acta Ophthalmol (Copenh).* 1965; 43(4):567-573.

- Norn MS. Secreción lagrimal en ojos enfermos. Queratoconjuntivitis seca, enfermedades del sistema lagrimal, ectropion, lagoftalmos, conjuntivitis, etc., estudiadas por un nuevo método: Prueba de dilución de vetas lagrimales. *Acta Ophthalmol. (Copenh).* 1966; 44(1):25-32.

- Nowinski T, Flanagan J, Ruchman M. Agrandamiento de la glándula lagrimal en la sarcoidosis familiar. *Ophthalmology.* 1983; 90(8):909-913.

- Ntountas I, Morschbacher R, Pratt D, et al. Absceso orbitario secundario a dacriocistitis aguda. *Ophthalmic. Surg. Lasers.* 1997; 28(9):758-761.

- Nuhoglu F, Gurbuz B, Eltutar K. Resultados a largo plazo después de dacriocistorrinostomía láser transcanalicular (italiano). *Acta Otorhinolaryngol. Ital.* 2012; 32:258-262.

- Nuruddin M, Mudhar HS, Osmani M, et al. Rinosporidiosis del saco lagrimal: Perfil clínico y manejo quirúrgico con una dacriocistorrinostomía modificada. *Orbit.* 2014; 33(1):29-32.

- O´Connor SR, Tan J HY, Walewska R, et al. Linfoma angiotrópico ocurriendo en un oncocitoma del saco lagrimal. *J. Clin. Pathol.* 2002; 55:787-788.

- Obata H, Yamamoto S, Horiuchi H, et al. Estudio histopatológico de la glándula lagrimal humana. Análisis estadístico con especial referencia al envejecimiento. *Ophthalmology.* 1995; 102:678-686.

- Obi E, Roy A, Botes V, et al. Dacriocistitis fúngica crónica bilateral causada por Candida dublinensis en un paciente neutropénico. *J. Clin. Pathol.* 2006; 59(11):1194-1195.

- Obi EE, Drummond SR, Kemp EG, et al. Adenomas pleomórficos del párpado inferior: Serie de casos. *Ophthalmic Plast. Reconstr. Surg.* 2013; 29(1):e14-e17.

- Ohnishi Y, Abe M, Shimokawa S, et al. Carcinoma quístico adenoideo de la glándula lagrimal. *Jpn. J. Ophthalmol.* 1983; 27(1):96-101.

- Okudela K, Ito T, Iida MI, et al. Mioepitelioma de la glándula lagrimal: Informe de un caso con potencial transformación maligna. *Pathol. Int.* 2000; 50:238-243.

- Okuyucu S, Gorur H, Oksuz H, et al. Dacriocistorrinostomía endoscópica con tubos de silicona, polipropileno y en T: Ensayo aleatorio controlado de eficacia y seguridad. *Am. J. Rhinol. Allergy.* 2015; 29(1):63-68.

- Older JJ. Uso rutinario de stent de silicona en la dacriocistorrinostomía. *Ophthalmic. Surg.* 1982; 13(11):911-915.

- Olurin O, Lucas AO, Oyediran AB. Histoplasmosis orbitaria debida a Histoplasma duboisii. *AJO.* 1969; 68(1):14-18.

- Olver JM. Consejos sobre cómo evitar la cicatriz en DCR. *Orbit.* 2005; 24:63-66.

- Ormrod JN. Divertículo del saco lagrimal. *BJO.* 1958; 42(9):526-528.

- Osborn DA. Crecimientos de células transicionales del tracto respiratorio superior. *J. Laryngol. Otol.* 1956; 70(10):574-588.

- Ossoff RH, Jones JA, Bytell DE. Tumor mixto benigno recurrente de la glándula lagrimal: Informe de caso con extensión intracraneal. *Otolaryngol. Head Neck Surg.* 1981; 89(4):599-601.

- Ostrowski ML, Font RL, Halpern J, et al. Carcinoma mioepitelial-epitelial de células claras originados en un adenoma pleomórfico de la glándula lagrimal. *Ophthalmology.* 1994; 101(5):925-930.

- Østergaard J, Prause JU, Heegaard S. Lesiones oncocíticas de la región oftálmico: Estudio clinicopatológico con énfasis en la expresión de citoqueratinas. *Acta Ophthalmol.* 2011; 89:263-267.

- Owens RM, Wax MK, Kostik D, et al. Melanoma maligno del saco lagrimal. *Otolaryngol. Head Neck Surg.* 1995; 113(5):634-640.

- Paarlberg JC, den Hollander JC, Hafezi F, et al. Carcinoma quístico adenoide del párpado superior (alemán). *Ophthalmologe.* 2007; 104(12):1066-1067.

- Paczesniak R. Un caso de síndrome de Sjögren (polaco). *Klin. Oczna.* 1957; 27(3):289-292.

- Pagliarani M. Contribución al conocimiento de las manifestaciones oculares debidas a infección por brucella en el hombre. *Ophthalmologica.* 1951; 122(1):31-45.

- Pai VH, Rao DK, Bhandary SV. Pérdida visual siguiendo a dacriocistectomía. *Ophthalmic. Surg. Lasers Imagin.* 2006; 37(6):494-496.

- Palamar M, Midilli R, Ozcan N, et al. Linfoma difuso primario de célula B grande del saco lagrimal simulando una dacriocistitis crónica. *Auris Nasus Larynx.* 2011; 38:643-645.

- Palioura S, Jacobiec FA, Zakka FR, et al. Adenoma pleomórfico (formalmente siringoma condroide) del margen palpebral con el aspecto de un pseudoquiste. *Surv. Ophthalmol.* 2013; 58:486-491.

- Panda A, Vasisht S, Patnaik NK. Obstrucción canalicular lagrimal siguiendo a herpes zoster oftálmico. *Indian J. Pediatr.* 1986; 53(6):817-819.

- Pang CS, Brown JD, Ganote CE, et al. Una masa en el saco lagrimal derecho en un hombre de 53 años. *Arch. Pathol. Lab. Med.* 2005; 129(11):1493-1494.

- Pârgă H. Tumor mixto de la glándula lagrimal (rumano). *Oftalmologia.* 1995; 39(2):137-140.

- Parks SL, Glover AT. Tumores mixtos benignos originados en el lóbulo palpebral de la glándula lagrimal. *Ophthalmology.* 1990; 97(4):526-530.

- Parmar DN, Rose GE. Manejo de los tumores del saco lagrimal. *Eye.* 2003; 17:599-606.

- Parnell JR, Mamalis N, Davis RK, et al. Carcinoma quístico adenoideo primario del saco lagrimal: Informe de caso. *Ophthalmic. Plast. Reconstr. Surg.* 1994; 10(2):124-129.

- Parulekar MV, Khooshabeh R, Graham C. Terapia con interferón local e intralesional en papilomas lagrimales recurrentes. *Eye (Lond).* 2002; 16:649-651.

- Pastor Pascual F, España Gregori E, Aviñó Martínez J, et al. Dacriocistitis causada por Candida lusitaniae (español). *Arch. Soc. Esp. Oftalmol.* 2007; 82(6):365-367.

- Patterson A, Fox AD, Davies G, et al. Estudios controlados de IDU en el tratamiento de la queratitis herpética. *Trans. Ophthalmol. Soc. UK.* 1963; 83:583-591.

- Paufique, Hugonnier, Garde. Dacrioadenitis y parálisis unilateral de los músculos elevadores debido al sarampión (francés). *Bull. Soc. Ophthulmol. Fr.* 1955; 9:695-697.

- Paulino AF, Huvos AG. Tumores epiteliales de las glándulas lagrimales: Estudio clinicopatológico. *Ann. Diagn. Pathol.* 1999; 3(4):199-204.

- Pauly M, Naik M, Subramanian K, et al. Enfermedad de Rosai-Dorfman con agrandamiento aislado de la glándula lagrimal. *Oman J. Ophthalmol.* 2018; 11(3):297-299.

- Paxton BR, Davidorf FH, Makley TA Jr. Carcinoma del canalículo y saco lagrimal. *Arch. Ophthalmol.* 1970; 84(6):749-753.

- Pe'er J, Hidayat AA, IIsar M, et al. Tumores glandulares del saco lagrimal. Sus modelos histopatológicos y posibles orígenes. *Ophthalmology.* 1996; 103(10):1601-1605.

- Pe'er JJ, Stefanyszyn M, Hidayat AA. Tumores no epiteliales del saco lagrimal. *AJO.* 1994; 11(8):650-658.

- Pearson GH. Tumor maligno de rápido crecimiento de la glándula lagrimal. *BJO.* 1932; 15(6):314-317.

- Pecorella I, Garner A. Oncocitoma ostensible de las glándulas lagrimales accesorias. *Histopathology.* 1997; 30:264-270.

- Penikett EJ, Rees DL. Infección por Noocardia asteroides del sistema lagrimal ocular. *AJO.* 1962; 53:1006-1008.

- Penman GG, Wolff E. Tumores primarios del saco lagrimal. *Lancet.* 1938; 2:1325.

- Pepose JS, Akata RF, Pflugfelder SC, et al. Fenotipo de las células mononucleares y reordenamiento del gen de inmunoglobulinas en biopsias de glándulas lagrimales de pacientes con el síndrome de Sjögren. *Ophthalmology.* 1990; 97:1599-1605.

- Peretz WL, Ettinghausen SE, Gray GF. Adenocarcinoma oncocítico del saco lagrimal. *Arch. Ophthalmol.* 1978; 96(2):303-304.

- Peri Y, Agmon-Levi N, Theodor E, et al. Síndrome de Sjögren, lo viejo y lo nuevo. *Best. Pract. Res. Clin. Rheumatol.* 2012; 26:105-117.

- Perlman JI, Specht CS, McLean IW, et al. Adenocarcinoma oncocítico del saco lagrimal; Informe de un caso con extensión a senos paranasales y órbita. *Ophthalmic. Surg.* 1995; 26(4):377-379.

- Perzin KH, Jacobiec FA, Livolsi VA, et al. Tumores mixtos malignos de la glándula lagrimal (carcinomas originados de tumores mixtos benignos): Estudio clínico-patológico. *Cancer.* 1980; 45(10):2593-2606.
- Perreau P, Joubaud F, Simard C, et al. Síndrome de Gougerot-Sjögren y glomerulonefritis (francés). *Sem. Hop.* 1972; 48(14):973-978.
- Perry LJ, Jacobiec FA, Zakka FR, et al. Dacriocistomucopiocele gigante en un adulto. Revisión del agrandamiento del saco lagrimal diagnóstico diferencial clínico e histológico. *Surv. Ophthalmol.* 2012; 57(5):474-485.
- Peter NM, Khooshbeh R. Linfoma sistémico de bajo grado con transformación agresiva en el saco lagrimal. *Eye.* 2012; 26:886-887.
- Pfaffenbach DD, Green WR. Glándula lagrimal ectópica. *Int. Ophthalmol. Clin.* 1971; 11:149-159.
- Pfeiffer ML, Hacopian A, Merrith H, et al. Pérdida completa de visión siguiendo a una celulitis orbitaria secundaria a dacriocistitis aguda. *Case Rep. Ophthalmol. Med.* 2016; 2016:9630698.
- Pfingst AO. Neoplasias de la glándula lagrimal con informe de tres casos. *Trans. Am. Ophthalmol. Soc.* 1925; 23:32.2-50.
- Pflugfelder SC, Crouse C, Pereira I, et al. Amplificación de secuencias genómicas del virus de Epstein-Barr en células sanguíneas, glándulas lagrimales y lágrimas de pacientes con el síndrome de Sjögren primario. *Ophthalmology.* 1990; 97:976-984.
- Pflugfelder SC, Crouse CA, Monroy D, et al. Virus de Epstein-Barr y patología de la glándula lagrimal en el síndrome de Sjögren. *Am. J. Pathol.* 1993; 143:49-64.
- Pine L, Hardin H. Actinomices israelí: Causa de Canaliculitis lagrimal en el hombre. *J. Bacteriol.* 1959; 78:164-170.
- Pine L, Hardin H, Turner L, et al. Canaliculitis lagrimal actinomicótica: Informe de dos casos con una revisión de las características que identifican al agente causal. Actinomices israelii. *AJO.* 1960; 49:1278-1288.
- Piram M, Maldinia C, Mahr A. Efecto de la raza/etnicidad sobre el riesgo, presentación y curso de enfermedades del tejido conectivo y vasculitis primarias sistémicas. *Curr. Opin. Rheum.* 2012; 24:193-200.
- Pittore B, Tan N, et al. Dacriocistorrinostomía transnasal endoscópica sin stent: Resultados en 64 procedimientos consecutivos. *Acta Otorhinolaryngol. Ital.* 2010; 30:294-298.
- Pokorny KS, Hyman BM, Jacobiec FA, et al. Coristomas epibulbares conteniendo tejido lagrimal: Distinción clínica de dermoides y datos histológicos de un origen en el lóbulo palpebral. *Ophthalmology.* 1987; 94:1249-1257.
- Polito E, Leccisotti A, Menicacci F, et al. Técnicas de imágenes en el diagnóstico del divertículo del saco lagrimal. *Ophthalmologica.* 1995; 209(4):228-232.
- Pollet-Delille E, Pollet J. Tres casos de enfermedad de Gourgerot-Sjögren: Tres inicios diferentes (francés). *Bull. Soc. Ophtalmol. Fr.* 1953; 4:432-433.
- Popa DP, Nută M, Găvan G. Divertículo del saco lagrimal (rumano). *Rev. Chir. Oncol. Radiol. ORL Oftalmol. Stomatol. Ser. Oftalmol.* 1989; 33(1):73-76.
- Popa M, Nicoară S. Cambios oculares en pacientes en diálisis (rumano). *Oftalmología.* 2000; 59(1):65-67.
- Pornpanich K, Luemsamran P, Leelaporn A, et al. Microbiología de la obstrucción del conducto naso-lagrimal adquirida primario: Epífora simple, dacriocistitis aguda y crónica. *Clin. Ophthalmol.* 2016; 10:337-342.
- Postic S. Tracoma lagrimal; estudio comparativo. *Arch. Ophthalmol. Rev. Gen. Ophthalmol.* 1957; 17(8):749-768.
- Prasannaraj T, Kumar BY, Narasimhan I, et al. Significado de la mitomicina C adyuvante en la dacriocistorrinostomía endoscópica. *Am. J. Otolaryngol.* 2012; 33(47-50):18.
- Prasher P. Fibroma esclerótico solitario como causa rara de obstrucción del conducto naso-lagrimal. *Orbit.* 2008; 27(6):441-443.
- Preechawai P, Della Roccard RC, Della Rocca D, et al. Carcinoma de células transicionales del saco lagrimal. *J. Med. Assoc. Thai.* 2005; 88(9):S138-142.
- Pugh TJ, Ballonoff A, Newman F, et al. Mejor supervivencia en pacientes con linfoma folicular de bajo grado temprano tratado con radiación: Resultados de supervivencia, epidemiología y terminación en el análisis de una base de datos. *Cancer.* 2010; 116:3843-3851.
- Pujari A, Ali MJ, Mulay K, et al. El saco lagrimal negro: Relación clínico-patológica de un melanoma maligno con la infiltración de la cresta lagrimal anterior. *Int. Ophthalmol.* 2014; 34:111-115.
- Purgason PA, Hornblass A, Loeffler M. Presentación atípica de dacriocistitis fúngica: Informe de dos casos. *Ophthalmology.* 1992; 99(9):1430-1432.
- Puttanna ST, Ramchandraian U. Endotelioma orbitario. *J. All. Indian Ophthalmol. Soc.* 1966; 14(6):239-245.

- Putterman AM. Tratamiento de la epífora con punto lagrimal ausente. *Arch. Ophthalmol.* 1973; 89(2):125-127.

- Radnót M. Hiperplasia tipo adenoma en la pared del saco lagrimal que consiste en oncocitos (alemán). *Ophthalmologica.* 1941; 101:95-100.

- Radnót M. Sobre los quistes de la glándula lagrimal (alemán). *Klin. Monbl. Augenheilkd,* 1965; 147(5):742-745.

- Radnót M, Szabó Z. Contribución a la histología patológica de las glándulas lagrimales. Incidencia de mastocitos en las glándulas lagrimales (alemán). *Acta Chir. Acad. Sci. Hung.* 1966; 7(1):55-62.

- Radnót M, Gáll J. Tumores del saco lagrimal (alemán). *Ophthalmologica.* 1966; 151(1):2-22.

- Radnót M, Lapis K, Fehér J. Tumor amiloide en la glándula lagrimal. *Ann Ophthalmol.* 1971; 3(7):727-735.

- Radnót M, Lapis K, Dózsa G. Examen ultraestructural de un linfosarcoma del saco lagrimal (francés). *Ophthalmologica.* 1971; 163(2):73-89.

- Radnót M. Laminillas anulares en tumores pigmentados del ojo y anexos (francés). *Ann. Ophthalmol.* 1972; 4(11):961-974.

- Raemdonck TY, Van den Broecke CM, Clarheout I, et al. Papiloma invertido originado primariamente en el saco lagrimal. *Orbit.* 2009; 28:181-184.

- Raflo GT, Chart P, Hurwitz JJ. Evaluación termográfica del Sistema de drenaje lagrimal. *Ophthalmic Surg.* 1982; 13(2):119-124.

- Rahangdale SR, Castillo M, Shockley W. RM en el carcinoma de células escamosas del saco lagrimal. *AJNR Am. J. Neuroradiol.* 1995; 16(6):1262-1264.

- Rahi AK, Rahi SL, Ahuja OP, et al. Aspecto histológico de la dacriocistitis. *J. All Indian Ophthalmol. Soc.* 1967; 15(5):159-164.

- Rajesh Raju G, Sandeep S. Rinosporidiosis del saco lagrimal y manejo quirúrgico mediante escisión endoscópica transnasal: Serie de casos. *Laryngoscope.* 2018; 128(12):2693-2696.

- Rama G. Tumor pigmentado de la glándula lagrimal. *Ophthalmologica.* 1953; 126(1):44-51.

- Ramelli GP, Marone C, Gebbers JO. Síndrome seco en la amiloidosis (alemán). *Schweiz Med. Wochensch.* 1990; 120(27-28):995-998.

- Ramos A, Pozo CD, Chinchurreta A, et al. Carcinoma quístico adenoideo del saco lagrimal: Informe de caso (portugués). *Arq. Bras. Oftalmol.* 2016; 79(5):333-335.

- Rasmussen PK, Ralfkiaer E, Prause JU, et al. Linfoma folicular de la región anexal ocular: Estudio nacional. *Acta Ophthalmol.* 2015; 93(2):184-191.

- Ravault MP, Moulin J, Girod M, et al. Dacrioadenitis debida a zona asociada con lesiones corneales (francés). *Bull. Soc. Ophthalmol. Fr.* 1967; 67(5):511-514.

- Ray S, Islam NM, Saha M. Estudio bacteriológico y modelo de sensibilidad antimicrobiana de dacriocistitis. *Int. J. Sci. Study.* 2018; 6(9):42-45.

- Razak AR, Siu LL, Le Tourneau C. Papel de la quimioterapia y de agentes dirigidos molecularmente en el tratamiento del carcinoma quístico adenoideo de la glándula lagrimal. *Curr. Opin. Oncol.* 2010; 22:212-220.

- Reader SR, Whyte HM, Elmes PC. Síndrome de Sjögren y artritis reumatoide. *Ann. Rheum. Dis.* 1951; 10(3):288-297.

- Rebouças JA. Micosis ocular (portugués). *Rev. Bras. Oftalmol.* 1953; 12(1):107-115.

- Reddy A, Beigi B, Linardos E. Síndrome de Rosai-Dorfman con afectación de la glándula lagrimal. *Orbit.* 2001; 20:239-242.

- Reeh MJ, Swan KC. Experiencia con tumores de los párpados. *Trans. Am. Acad. Ophthalmol. Otolaryngol.* 1950; 54:312-325.

- Reese AB. Tumores del ojo. 1951; p.455. Hoeber Nueva York.

- Reese AB. Manejo del exoftalmos unilateral. *Trans. Can. Ophthalmol. Soc.* 1963; 26:37-50.

- Reese AB. Papel del neurocirujano en el tratamiento de los tumores orbitarios. *AJO.* 1964; 58:140-141.

- Rennie IG. Oncocitoma (adenoma oxífilo) de la carúncula lagrimal. *BJO.* 1980; 64:935-939.

- Ren M, Zeng JH, Luo QL, et al. Melanoma primario maligno del saco lagrimal. *Int. J. Ophthalmol.* 2014; 7(6):1069-1070.

- Rezzoug B, Tzili N, Ali H, et al. Dacrioadenitis tuberculosa bilateral. A propósito de un caso (francés). *Pan. Afr. Med. J.* 2015; 20:26.

- Rhem MN, Wilhelmus N, Jones DB. Dacrioadenitis por el virus de Epstein-Barr. *AJO.* 2000; 129(3):372-375.

- Richards WW. Canaliculitis lagrimal actinomicótica. *AJO.* 1973; 75(1):155-157.

- Richtig E, Langmann G, Müllner K, et al. Melanoma ocular: Epidemiología, presentación clínica y relación con el nevo displásico. *Ophthalmologica.* 2004; 218(2):111-114.

- Riedel K, Stefani FH, Hampik A. Oncocitoma de los anexos oculares (alemán). *Klin. Monbl. Augenheilk.* 1983; 182(6):544-548.

- Riedel KG, Markl A, Hasenfratz G, et al. Tumores epiteliales de la glándula lagrimal: Relación clínico-patológica y manejo. *Neurosurg. Rev.* 1990; 13(4):289-298.

- Riffenburgh RS. Manifestaciones oculares de las paperas. *Arch. Ophthalmol.* 1961; 66:739-743.

- Riley FC, Henderson JW. Informe de un caso de transformación maligna de un tumor mixto benigno de la glándula lagrimal. *AJO.* 1970; 70(5):767-770.

- Rinna C, Reale G, Calvani F, et al. Adenoma pleomórfico de la glándula lagrimal: Dos casos clínicos. *Eur. Rev. Med. Pharmacol. Sci.* 2012; Sup 4:90-94.

- Riobo P. Síndrome de Sjögren (español). *Med. Cir. Guerra.* 1953; 15(9):549-550.

- Riu R, Paquotte R, Darleguy P, et al. Dacrioadenitis crónica revelando una sarcoidosis evolutiva (francés). *Bull. Soc. Ophtalmol. Fr.* 1966; 66(10):1041-1044.

- Roberts WL, Wheeler JR. Informe de un caso de carcinoma primario del saco lagrimal. *BJO.* 1944; 28(5):233-236.

- Robinette J, White C. Una presentación inusual del linfoma de célula B grande. *Cureus.* 2019; 11(11):e6180.

- Roca M, Moro G, Broseta R, et al. Sarcoidosis presentada como dacrioadenitis aguda. *Postgrad. Med.* 2018; 130(2):284-286.

- Rochels R, Bleier R, Nover A. Pneumatocele compresivo del saco conjuntival (alemán). *Klin. Monbl. Augenheilkd.* 1989; 195(3):174-176.

- Rocke J, Roydhouse T, Spencer T. Canaliculitis causada por Citrobacter freundii. *Clin. Exp. Ophthalmol.* 2016; 44(9):856-858.

- Rodger FC. Aspectos nutricionales y metabólicos de la lesión seca. *Trans. Ophthalmol. Soc. UK.* 1971; 91:153-165.

- Rodgers IR, Jacobiec FA, Gingold MP, et al. Carcinoma anaplástico de la glándula lagrimal presentado con hemorragias subconjuntivales recurrentes y mostrando diferenciación sebácea incipiente. *Ophthal. Plast. Reconstr. Surg.* 1991; 7:229-237.

- Roh JL, Kim JM. Tumor de Küttner: Presentación inusual con afectación bilateral de las glándulas lagrimal y submandibular. *Acta Otolaryngol.* 2005; 1125(7):792-796.

- Roitberg Tambur A, Friedmann A, Safirman C, et al. Análisis molecular de los genes HLA clase II en el síndrome de Sjögren primario. Un estudio de pacientes judíos israelíes y griegos no judíos. *Hum. Immunol.* 1993; 36:235-242.

- Romanes GJ. Dacriocistorrinostomía: Informe clínico de 50 casos. *BJO.* 1955; 39(4):237-240.

- Romano A, Segal E, Blumenthal M. Canaliculitis con aislamiento de Pitirosporum pachidermatis. *BJO.* 1978; 62(10):732-734.

- Romero Trevejo JL, Somavilla Lupiañez J. Canaliculitis debida a Gemella haemolisina en un caso aislado (español). *Arch. Soc. Esp. Oftalmol.* 2018; 93(6):307-309.

- Roos JC, Beigi B. Carcinoma mucoepidermoide del saco lagrimal con metástasis al seno cavernoso siguiendo a dacriocistorrinostomía tratado con radioterapia estereotáxica. *Case Rep. Ophthalmol.* 2016; 7(1):274-278.

- Rootman J, White VA. Cambios en la 7º edición de la AJCC en la clasificación TNM y recomendaciones para el análisis patológico de los tumores de la glándula lagrimal. *Arch. Pathol. Lab. Med.* 2009; 133:1268-1271.

- Rosai J, Dorfman RF. Histiocitosis sinusal con linfoadenopatía masiva: Una nueva entidad benigna reconocida clínico-histo-patológicamente. *Arch. Pathol.* 1969; 22:145-147.

- Rose GE, Wright JE. Adenoma pleomórfico de la glándula lagrimal. *BJO.* 1992; 76:395-400.

- Rose GE, Wright JE. Exanteración para la enfermedad orbitaria benigna. *BJO.* 1994; 78:14-18.

- Rose GE. ¿Reservar o no reservar? Probabilidad en el tratamiento de tumores benignos de la glándula lagrimal. *Eye (Lond).* 2009; 23:1625-1628.

- Rosenstock T, Hurwitz JJ. Obstrucción funcional de la vía de drenaje lagrimal. *Can. J. Ophthalmol.* 1982; 17(6):249-255.

- Rosenstock T, Chart P, Hurwitz JJ. Inflamación del Sistema de drenaje lagrimal –Evaluación por termografía. *Ophthalmic. Surg.* 1983; 14(3):229-237.

- Rossomondo RM, Carlton WH, Trueblood JH, et al. Un nuevo método de evaluación del drenaje lagrimal. *Arch. Ophthalmol.* 1972; 88(5):523-525.

- Roth SI, August CZ, Lissner GS, et al. Hemangiopericitoma del saco lagrimal. *Ophthalmology.* 1991; 9(8):925-927.

- Rothman S, Block M, Hauser FV. Síndrome de Sjögren asociado con linfoblastoma e hiperesplenismo. *AMA Arch. Derm. Syphilol.* 1951; 63(5):642-643.

- Ruben CM. Alternativa a la operación de 3-cortes para la insuficiencia del drenaje lagrimal. *BJO.* 1958; 42(10):626-627.
- Rubin PA, Shore JW, Jacobiec FA, et al. Hemangiopericitoma del saco lagrimal. *Ophthalmic. Surg.* 1992; 2(3):562-563.
- Rubin PA, Bilyk JR, Shore JW, et al. Imagen de resonancia magnética del Sistema de drenaje lagrimal. *Ophthalmology.* 1994; 101:235-243.
- Ryan SJ, Font RL. Neoplasias epiteliales primarias del saco lagrimal. *AJO.* 1973; 76:73-88.
- Sabio JM, Milla E, Jiménez Alonso J. Una familia multicaso con síndrome de Sjögren primario. *J. Rheumatol.* 2001; 28:1932-1934.
- Saccogna PW, Strauss M, Bardenstein DS. Linfoma del Sistema de drenaje naso-lagrimal. *Otolaryngol. Head Neck Surg.* 1994; 111(5):647-651.
- Sadick H, Riedel F, Naim R, et al. Tumor mixto benigno de la glándula lagrimal. Diagnóstico clínico y manejo quirúrgico. *ORL J. Otorhinolaryngol. Relat. Spec.* 2003; 65(5):295-299.
- Saeed BM. Dacriocistorrinostomía endoscópica sin stent: Guía clínica y procedimiento. *Eur. Arch. Otorhinolaryngol.* 2012; 269(2):545-549.
- Sagar P, Shankar R, Wadhwa V, et al. Dacriocistitis lagrimal: Informe de caso y revisión de 18 casos de la literatura. *Orbit.* 2019; 38(4):331-334.
- Sainju R, Franzco AA, Shrestha MK, et al. Microbiología de la dacriocistitis en una población adulta en el sureste de Australia. *Nepal Med. Coll. J.* 2005; 7(1):18-20.
- Sakačová P, Krásný J, Kozák J, et al. Sarcoidosis y sus manifestaciones oculares (un análisis de 6 casos informados). *Cesk. Slov. Oftalmol. Spring.* 2018; 73(5-6):189-197.
- Sakahara H, Yamashita S, Suzuki K, et al. Visualización del sistema de drenaje nasolagrimal después de terapia con ardioiodina en pacientes con cáncer de tiroides. *Ann. Nucl. Med.* 2007; 21(9):525-527.
- Sakaida H, Kobayashi M, Yuta A, et al. Carcinoma de células escamosas del conducto naso-lagrimal. *Eur. Arch. Otorhinolaryngol.* 2009; 266(3):455-458.
- Sakamoto R, Bennett ES, Henry VA, et al. La prueba de rotura del hilo de rojo fenol. Estudio inter-cultural. *IOVS.* 1993; 34:3510-3514.
- Salagar KM, Yashaswini SR. Obstrucción del conducto lagrimal en pacientes con úlcera corneal fúngica. *IP Intern. J. Ocular Oncology Oculoplasty.* 2019; 5(1):12-14.
- Salam A, Williams CP, Manners DM. Expulsión de un dacriolito lagrimal mediante un estornudo: Un caso raro. *Eur. J. Ophthalmol.* 2006; 16(1):153-155.
- Salib RJ, Afoakwah EO. Carcinoma escamoso papilar de novo del saco lagrimal. *Auris Nasus. Larynx.* 2003; 30(2):205-208.
- Salvi GL. Tratamiento de los síntomas oculares en el síndrome de Sjögren (italiano). *Boll. Ocul.* 1954; 33(12):796-806.
- Sandford-Smith JH. Obstrucción canalicular por herpes simplex. *BJO.* 1970; 54(7):456-460.
- Santamaría JA, Gallagher CF, Mehta A, et al. Histiocitoma fibroso del saco lagrimal en un niño de 11 años. *Ophthalmic. Plast. Reconstr. Surg.* 2018; 34(3):e90-e91.
- Saraç K, Hepsen IF, Bayramlar H, et al. Dacriocistografía tomográfica computarizada. *Eur. J. Radiol.* 1995; 19:128-131.
- Sarode D, Bari DA, Cain AC, et al. Beneficio de tubos de silicona en la dacriorrinostomía primaria endonasal: Revisión sistémica y meta-análisis. *Clin. Otolaryngol.* 2017; 42(2):307-314.
- Sasaki T, Tanaka N, Odagiry Y, et al. Flora microbiana en la dacriocistitis (japonés). *Nippon Ganka Gakkai Zasshi.* 1973; 77(7):644-648.
- Savage MW, Sobel RK, Hoffman HT, et al. Disfunción de la glándula saliva y obstrucción del conducto nasolagrimal: Cambios estenóticos siguiendo a terapia con I-131. *Ophthalmic. Plast. Reconstr. Surg.* 2015; 31(3):e50-52.
- Sawalha AH, Potts R, Schmid WR, et al. La genética del síndrome de Sjögren primario. *Curr. Rheumatol. Rep.* 2003; 5:324-332.
- Sclare G, Luxton RW. Fibrosis del tiroides y glándulas lagrimales. *BJO.* 1967; 51(3):173-177.
- Scofield RH, Kurien BT, Reichlin M. Inmunológicamente restringido e inhibidor anti-Ro/SSA en gemelos monocigóticos. *Lupus.* 1997; 6:395-398.
- Schaffer AJ, Jacobsen AW. Síndrome de Mikulicz: Un informe de 10 casos. *Am. J. Dis. Child.* 1927; 34:327-346.
- Schechterman L, Tyler SJ. Macroglobulinemia de Waldeström: Localización en el íleon y glándulas lagrimales. *N.Y. State J. Med.* 1970; 70(15):2025-2029.
- Schindler R, Watson TA, Oliver G. Carcinoma del saco lagrimal. *Can. J. Ophthalmol.* 1973; 8(1):161-163,
- Schmitt N, Beatty RL, Kennerdell JS. Trombosis de la vena oftálmico superior en un paciente con celulitis orbitaria inducida por dacriocistitis. *Ophthalmic. Plast. Reconstr. Surg.* 2005; 21(5):387-389.

- Schreinzer W, Breitfellner G. Melanoma maligno del saco lagrimal (alemán). *Klin. Monbl. Augenheilkd.* 1980; 176:262-265.
- Seal DV, McGill J, Flanagan D, et al. Canaliculitis lagrimal debida a Arachnia (actinomices) propiónica. *BJO.* 1981; 65(1):10-13.
- Seifert G, Geiler G. Estudio comparativo de las glándulas lagrimal y salival en conexión con la patogénesis del síndrome de Sjögren y la enfermedad de Mikulicz. *Virchow Arch. Pathol. Anat. Physiol. Klin. Med.* 1957; 330(4):402-424.
- Seiff SR, McFarland JE, Shorr N, et al. Hemangioma cavernoso de la fosa lagrimal. *Ophthalmic. Plast. Reconstr. Surg.* 1986; 2(1):21-24.
- Sen DK, Thomas A. Dacriops simple. *AJO.* 1967; 63(1):161.
- Sen DK, Mohan H, Chattejee PK. Neurilemoma del saco lagrimal. *Eye Ear Nose Throath Mon.* 1971; 50(5):179-180.
- Sen DK. Tuberculosis de la órbita y glándula lagrimal: Estudio clínico de 14 casos. *J. Pediatr. Ophthalmol. Strabismus.* 1980; 17(4):232-238.
- Sen DK, Mohan H. Fibroma del saco lagrimal. *J. Pediatr. Ophthalmol. Strabismus.* 1980; 17(6):410-411.
- Sen DK. Dacrioadenitis supurativa aguda causada por cisticercus cellulosa. *J. Pediatr. Ophthalmol. Strabismus.* 1982; 19(2):100-102.
- Shaffer RN, Ridway WL. El yoduro de furmetida en la producción de dacrioestenosis. *AJO.* 1951; 34(5 1):718-720.
- Sham CL, Woo JK, van Hasselt CA. Resección endoscópica de un papilloma invertido de la nariz y senos paranasales. *J. Laryngol. Otol.* 1998; 112(8):758-764.
- Shearn MA. Síndrome de Sjögren en asociación con escleroderma. *Ann. Intern. Med.* 1960; 52:1352-1362.
- Shearn MA. Síndrome de Sjögren. *Major Probl. Intern. Med.* 1971; 2:1-262.
- Shepler TR, Sherman SI, Faustina MM, et al. Obstrucción del conducto nasolagrimal asociado con terapia con iodo radiactivo para el carcinoma de tiroides. *Ophthalmic. Plast. Reconstr. Surg.* 2003; 19(6):479-481.
- Shiboski SC, Shiboski CH, Criswell L, et al. Colegio Americano de Reumatología, criterios de clasificación para el síndrome de Sjögren: Un enfoque de consenso basado en datos y expertos en el grupo de la Alianza Clínica Internacional Colaborativa de Sjögren. *Arthritis Care Res. (Hoboken).* 2012; 64:475-487.
- Shields CL, Shields JA, Eagle RC, et al. Revisión clínico-patológica de 142 casos de lesiones de la glándula lagrimal. *Ophthalmology.* 1989; 96:431-435.
- Shields JA, Font RL. Carcinoma de la glándula de Meibomio presentado como un tumor glandular. *Arch. Ophthalmol.* 1974; 92:304-306.
- Shields JA, Cooper H, Donoso LA, et al. Estudio inmunoquímico y ultraestructural de un tumor linfoplasmocítico IgM lambda de la glándula lagrimal. *AJO.* 1986; 101(4):451-457.
- Shields JA, Shields CL, Eagle RC, et al. Adenoma pleomórfico (tumor mixto benigno) de la glándula lagrimal. *Arch. Ophthalmol.* 1987; 105(4):560-561.
- Shields JA, Shields CL. Transformación maligna de un presunto adenoma pleomórfico de la glándula lagrimal 60 años después. *Arch. Ophthalmol.* 1987; 105(10):1403-1405.
- Shields JA, Shields CL, Eagle RC Jr, et al. Carcinoma quístico adenoideo de la glándula lagrimal simulando un quiste dermoide en un niño de 9 años. *Arch. Ophthalmol.* 1998; 116(12):1673-1676.
- Shields JA, Shields CL, Scartozzi R. Encuesta de 1264 pacientes con tumores orbitarios y lesiones simuladoras. Lectura Montgomery, 2002, parte 1. Ophthalmology. 2004; 111:997-1008.
- Shields JA, Shields CL, Epstein JA, et al. Revisión: Malignidades epiteliales primarias de la glándula lagrimal: Lectura Ramón L. Font., 2003. *Ophthal. Plast. Reconstr. Surg.* 2004; 20:10-21.
- Shrestha SP, Henning A, Parija SC. Prevalencia de rinosporidiasis del ojo y sus anexos en Nepal. *Am. J. Trop. Med. Hyg.* 1998; 59:231-234.
- Silva D. Tumores orbitarios. *AJO.* 1968; 65(3):318-339.
- Singh K, Mersol VF, Mastny VJ, et al. Adenoacantoma del saco lagrimal. *Ann. Ophthalmol.* 1977; 9(8):1027-1029.
- Singh J, Boparai MS, Ahmed KA. Presentación inusual de tumores de la glándula lagrimal. *Indian J. Ophthalmol.* 1992; 40(4):118-121.
- Singh N, Cohen PL. Las células T en el síndrome de Sjögren: Fuerza mayor no espectador. *J. Autoimmun.* 2012; 39:229-233.
- Singh G, Sharma MC, Agarwal S, et al. Carcinoma epitelial-mioepitelial de la glándula lagrimal. Caso raro. *Ann. Diagn. Pathol.* 2012; 16(4):292-297.
- Singh S, Mohammad JA. Tumores linfoproliferativos afectando al sistema de drenaje lagrimal. Revisión mayor. *Orbit.* 2019.
- Sinnreich Z. Divertículos del saco lagrimal. *Orbit.* 1998; 17(3):195-200.

- Siriwanasan R, Puranajotis S, Ittipunkul N, et al. Carcinoma de células escamosas del saco lagrimal: Informe de caso. *J. Med. Assoc. Thai.* 2004; 87(1):106-110.
- Sitole S, Zender CA, Ahmad AZ, et al. Melanoma del saco lagrimal. *Ophthalmic Plast. Reconstr. Surg.* 2007; 23:417-419.
- Sjö NC, von Buchwald C, Cassonnet P, et al. Papilomavirus humano: ¿causa de neoplasia epithelial del saco lagrimal? *Acta Ophthalmol. Scand.* 2007; 85(5):551-556.
- Sjo LD, Ralfkiaer E, Prause JU, et al. Aumento de la incidencia de linfoma oftálmico en Dinamarca desde 1980 hasta 2005. *IOVS.* 2008; 49:3283-3288.
- Sjo LD, Ralfkiaer E, Juhl BR, et al. Linfoma primario del saco lagrimal. Un estudio del grupo de trabajo de oncología oftálmica EORTC. *BJO.* 2006; 90:1004-1009.
- Sjögren H. Signos de queratoconjuntivitis seca (queratitis filiformis por hipofunción lagrimal) (alemán). *Acta Ophthalmol (Kbh).* 1933; Supp 2,1.
- Sjögren H. Algunos problemas concernientes a la queratoconjuntivitis seca y el síndrome seco. *Arch. Ophthalmol. (Copenh).* 1951; 29(1):33-47.
- Slade CS, Katz NN, Whitmore PV, et al. Papilomas conjuntival y canalicular e ictiosis vulgaris. *Ann. Ophthalmol.* 1988; 20(7):251-255.
- Slem G, Ilçayto R. Hemangioma de la glándula lagrimal en un adulto. *Ann. Ophthalmol.* 1972; 4(1):77-78.
- Smith B, Petrelli R. Herniación de las glándulas lagrimales. *Trans. Sect. Otolaryngol. Am. Acad. Ophthalmol. Otolaryngol.* 1977; 84(6):988-990.
- Smith RL, Henderson PN. Canaliculitis actinomicótica. *Aust. J. Ophthalmol.* 1980; 8(1):75-79.
- Sofinski SJ, Brown BZ, Rao N, et al. Carcinoma epidermoide de la glándula lagrimal. Informe de caso y revisión de la literatura. *Ophthalmic Plast. Reconstr. Surg.* 1986; 2(3):147-151.
- Sogave Y, Ohshima K, Azumi A, et al. Localización y frecuencia de lesiones en pacientes con enfermedad oftálmica relacionada con IgG4. *Graefes Arch. Clin. Exp. Ophthalmol.* 2014; 252:531-538.
- Sokolowski T. Quiste del canalículo lagrimal (polaco). *Klin. Oczna.* 1962; 32:53-54.
- Sokolowski T. Un quiste de la glándula lagrimal (polaco). *Klin. Oczna.* 1966; 36(3):405-407.
- Song X, Wang S, Wang J, et al. Manejo clínico y resultados en el carcinoma de células escamosas del saco lagrimal. *Head Neck.* 2019; 41(4):974-981.
- Sood NM, Ratnaraj A, Balaraman G, et al. Dacriocistitis crónica: Estudio clínico-bacteriológico. *J. All Indian Ophthalmol. Soc.* 1967; 15(3):107-110.
- Sood NM. Síndrome de Sjögren. Estudio clínico-patológico. *J. All India Ophthalmol. Soc.* 1968; 16(1):19-23.
- Spaeth ED. Tumores de la glándula lagrimal. *Trans. Am. Acad. Ophthalmol. Otolaryngol.* 1959; 63:739-751.
- Spaeth EB. Información aprendida en 50 años de exanteraciones orbitarias. *Trans. Ophthalmol. Soc. UK.* 1971; 91:611-634.
- Spaeth GL. Obstrucción del conducto nasolagrimal causada por epinefrina tópica. *Arch. Ophthalmol.* 1967; 77(3):355-357.
- Sperling RL, Krimmer BM. Tumor mixto maligno de la glándula lagrimal. Informe de caso. *Plast. Reconstr. Surg.* 1972; 50(1):81-83.
- Spratt GN. Carcinoma del saco lagrimal: Informe de un segundo caso. *Arch. Ophthal.* 1940; 24:1237-1243.
- Sprenkelsen MB, Barberan MT. Dacriocistorrinostomía endoscópica: Técnica quirúrgica y resultados. *Laryngoscope.* 1996; 106(2 Pt 1):187-189.
- Srinivasan S, Chan C, Jones L. Diferencias aparentemente dependientes del tiempo en la altura del menisco lagrimal inferior en humanos con ojo seco leve. *Clin. Exp. Optom.* 2007; 90:345-350.
- Stallard HB. Un caso de granuloma crónico del saco lagrimal. *BJO.* 1940; 24(9):457-459.
- Steele RJ, Meyer DR. Obstrucción del conducto nasolagrimal y dacriocistitis aguda asociada con mononucleosis infecciosa (virus de Epstein-Barr). *AJO.* 1993; 115(2):265-266.
- Stefanyszyn MA, Hidayat AA, Pe´er JJ, et al. Tumores del saco lagrimal. *Ophthal. Plast. Reconstr. Surg.* 1994; 10:169-184.
- Steinberg AD, Talal N. La coexistencia del síndrome de Sjögren y el lupus eritematoso sistémico. *Ann. Intern. Med.* 1971; 74(1):55-61.
- Stephen KW, Harden RM, Robertson JW. Concentración de I^{131} en las glándulas salivares sub-mandibulares de ratas y ratones. *J. Dent. Res.* 50(4):979.
- Stephenson JA, Mayland DM, Ingall G, et al. Carcinoma de células escamosas del saco lagrimal. *Otolaryngol. Head Neck Surg.* 1988; 99(5):524-527.

- Stone JH, Khosroshani A, Deshpande V, et al. Recomendaciones para la nomenclatura de la enfermedad relacionada con IgG4 y sus manifestaciones en órganos sistémicos individuales. *Arthritis Rheum.* 2012; 64:3061-3067.
- Subramaniam SS, Anand R, Mellor TK, et al. Melanoma primario del saco lagrimal en enfermedad cervical metastásica: Revisión de la literatura e informe de caso. *J. Oral Maxillofac. Surg.* 2017; 75:1438-1441.
- Sun X, Liang Q, Luo S, et al. Análisis microbiológico de la dacriocistitis crónica. *Ophthalmic. Physiol. Opt.* 2005; 25(3):261-263.
- Suzuki H, Tamura O, Okulani T. Un caso de adenocarcinoma de la glándula lagrimal (japonés). *Nihon Ganka Kiyo.* 1969; 20(7):672-676.
- Syed MI, Head EJ, Madurska M, et al. Dacriocistorrinostomía primaria endoscópica: ¿Son necesarios los tubos de silicona? Nuestra experiencia en sesenta y tres pacientes. *Clin. Otolaryngol.* 2013; 38(5):406-410.
- Szusterowska-Martinowa E, Pruszczyński M. Cilindroma de la glándula lagrimal (polaco). *Klin. Oczna.* 1979; 81(10):575-577.
- Taiara C, Smith B. Dacrioadenectomía palpebral. *AJO.* 1973; 75(3):461-465.
- Takeara Y, Isoda H, Kurihashi K, et al. Dacriocistografía RM dinámica: Un nuevo método para la evaluación de obstrucciones del conducto lácrimo-nasal. *AJR Am. J. Roentgenol.* 2000; 175:469-473.
- Talal N, Bunim JJ. El desarrollo de linfoma maligno en el curso del síndrome de Sjögren. *Am. J. Med.* 1964; 36:529-540.
- Talal N, Sokoloff L, Barth WF. Anomalías linfoides extra-salivares en el síndrome de Sjögren (sarcoma de células reticulares, "pseudolinfoma", macroglobulinemia). *Am. J. Med.* 1967; 43(1):50-65.
- Talal N. Avances en el diagnóstico y conceptos del síndrome de Sjögren (exocrinopatía autoinmune). *Bull. Rheum. Dis.* 1980; 30:1046-1052.
- Talea L. Dacrioadenitis viral aguda (rumano). *Oftalmologia.* 1991; 35(1):65-68.
- Talmud M, Malbrel C, Alame M, et al. Un caso de cilindroma de la glándula lagrimal (francés). *Bull. Soc. Ophtalmol. Fr.* 1980; 80(11):1099-1101.
- Tam YY, Lee LY, Chang KP. Carcinoma linfoepitelial del conducto naso-lagrimal. *Otolaryngol. Head Neck Surg.* 2010; 142(1):144-145.
- Tanaboonyawal S, Idowu OO, Copperman TS, et al. Dacriops –Revisión. *Orbit.* 2019; 12:1-7.
- Tani E, Seregard S, Rupp G, et al. Citología por aspiración con aguja fina e inmunocitoquímica de las masas orbitarias. *Diagn. Cytopathol.* 2006; 34:1-5.
- Tarbet KJ, Custer PL. Dacriocistorrinostomía externa: Éxito quirúrgico, satisfacción del paciente y coste económico. *Ophthalmology.* 1995; 102:1065-1070.
- Tellado MV, Mclean IW, Specht CS, et al. Citología por aspiración con aguja fina e inmunocitoquímica de masas orbitarias. *Diagn. Cytopathol.* 2006; 34:1-5.
- Telles R, Li W, Dursch TJ, et al. Índice de producción de lágrimas en el hombre desde las dinámicas capilares de la tira de Schirmer con ojos cerrados. *Colloid Surf. Physicochem. Eng. Asp.* 2017; 521:61-68.
- Tello JS, Campillo NG, Rodríguez Peralto JL, et al. Melanoma maligno del saco lagrimal. *Otolaryngol. Head Neck Surg.* 2004; 131:334-336.
- Tewari M, Choudhary S, Sherigar V, et al. Melanoma de la glándula lagrimal: Informe de caso. *J. Surg. Oncol.* 2012; 106(6):796-797.
- Tewfik NH, Platz CE, Corder P, et al. Estudio clinicopatológico de linfomas no-Hodgkin de la órbita y anexos. *Cancer.* 1979; 44:1022-1028.
- Théodossiadis G, Maschos M, Velissaropoulos P. Osteoma del saco lagrimal (francés). *Arch. Ophtalmol. Rev. Gen. Ophtalmol.* 1972; 32(3):209-212.
- Timoney PJ, Bradley M, Cowen DE. Un caso raro de ptosis progresiva causada por oncocitoma de la glándula lagrimal. *Ophthalmic. Plast. Reconstr. Surg.* 2011; 27(4):e85-87.
- Tishler M, Yaron I, Shirazi I, et al. Tratamiento con hidroxicloroquina para el síndrome de Sjögren primario. Efectos sobre los marcadores inflamatorios salivales y suero. *Ann. Rheum. Dis.* 1999; 58(4):253-256.
- Tong JT, Flanagan JC, Eagle RC Jr, et al. Tumor mixto benigno originado de una glándula lagrimal accesoria de Wolfring. *Ophthalmic Plast. Reconstr. Surg.* 1995; 11(2):136-138.
- Török M, Schnitzler A, Krasznai G. Dacrioadenitis tuberculosa (alemán). *Klin. Monbl. Augenheilkd.* 1971; 159(2):223-227.
- Tóth Z. La prueba funcional de la sección presacal de los conductos lagrimales drenantes (alemán). *Klin. Monbl. Augenheilkd Augenarztl Fortbild.* 1948; 113(2):158-167.
- Toti A. Nuevo método para conservar la cura radical de supuraciones crónicas del saco lagrimal (dacriocisto-rrinostomía) (italiano).*Clin. Med. (Pisa).* 1904; 10:385-387.
- Trehan RP. Un caso de dacriops. *Ind. Med. Gaz.* 1941; 76(1):39.

- Tricoulis D, Davaris P, Sarafianos K, et al. Fibroma de la pared orbitaria después de dacriocistectomía: Informe de caso. *Ann. Ophthalmol.* 1981; 13(10):1167-1168.

- Tse DT. Análisis de genotipos clínicos y de microdisección del efecto de la quimioterapia citorreductora intra-arterial en el tratamiento del carcinoma adenoideo quístico de la glándula lagrimal. *Trans. Am. Ophthalmol. Soc.* 2005; 103:337-367.

- Tse DT, Benedetto P, Marcos JJ, et al. Presentación atípica de un carcinoma quístico adenoideo de la glándula lagrimal. *AJO.* 2006; 141(1):187-189.

- Tse DT, Benedetto P, Dubovy S, et al. Análisis clínico del efecto de la quimioterapia intra-arterial citorreductiva en el tratamiento del carcinoma quístico adenoide de la glándula lagrimal. *AJO.* 2006; 141:44-53.

- Tsiouris AJ, Deshmukh M, Sanelli PC, et al. Dacriops bilateral: Relación clínica radiológica y características histopatológicas. *Am. J. Roentgenology.* 2005; 184(1):321-323.

- Tsubota K, Fujita H, Tauzaka K, et al. Enfermedad de Mikulicz y síndrome de Sjögren. *IOVS.* 2000; 41:1666-1673.

- Tsubota K, Fujita H, Tadano K, et al. Expresión anormal y función del ligando Fas de las glándulas lagrimales y sangre periférica en pacientes con síndrome de Sjögren con agrandamiento de las glándulas exocrinas. *Clin. Exp. Immunol.* 2002; 129:177-182.

- Tye AA. Infección actinomicótica del canalículo lagrimal. *Trans. Ophthalmol. Soc. Aust.* 1960; 20:121-124.

- Tzioufas AG, Moutsopoulos HM. Ultrasonografía de las glándulas salivares: Un enfoque evolutivo para el diagnóstico del síndrome de Sjögren. *Nat. Clin. Pract. Rheumatol.* 2008; 4:454-455.

- Tzioufas AG, Kapsogeorgou EK, Moutsopoulos HM. Patogénesis del síndrome de Sjögren: qué sabemos y qué deberíamos aprender. *J. Autoimmun.* 2012; 39:4-8.

- Udhay P, Noronha OV, Mohan RE. Dacriocistografía con tomografía computarizada helicoidal y su papel en el diagnóstico y manejo del bloqueo del sistema de drenaje lagrimal y masas cantales mediales. *Indian J. Ophthalmol.* 2008; 56:31-37.

- Ulcova Gallova Z, Brabcova H, Kokes V, et al. Historia de las enfermedades autoinmunes y oncológicas en mujeres gemelas idénticas. *Am. J. Reprod. Immunol.* 2009; 62:349-351.

- Ulivieri S, Motolese PA, Motolese I, et al. Pseudolinfoma orbitario benigno. Informe de caso. *G. Chir.* 2009; 30(6-7):299-301.

- Umehara H, Okazaki K, Masaki Y, et al. Criterios diagnósticos comprensivos para la enfermedad relacionada con IgG4 (IgG4-RD) 2011. *Med. Rheumatol.* 2012; 22:21-30.

- Unlu HH, Toprak B, Aslan A, et al. Comparación de resultados quirúrgicos en dacriocistorrinostomía endoscópica primaria con y sin intubación de silicona. *Ann. Otol. Rhinol. Laryngol.* 2002; 111(8):704-709.

- Unlu HH, Gunhan K, Baser EF, et al. Resultados a largo plazo en la dacriocistorrinostomía endoscópica ¿Realmente se necesita intubación? *Otolaryngol. Head Neck Surg.* 2009; 140(4):589-595.

- Uzura S, Matsumura K, Watanabe K, et al. Carcinoma quístico adenoideo de la glándula lagrimal: Informe de caso (japonés). *Nihon Geka Hokan.* 1990; 59(3):272-277.

- Vagarali MA, Karadesai SG, Dansur MS. Canaliculitis lagrimal debida a actinomices: Una entidad rara. *Indian J. Pathol. Microbiol.* 2011; 54(3):661-663.

- Vahdani K, Coupland SE, Ashdown ME, et al. Carcinoma sebáceo del saco lagrimal. *Ophthalmic. Plast. Reconstr. Surg.* 2019; 35(4):e89-e91.

- van Bijsterveld OP. Pruebas diagnósticas en el síndrome seco. *Arch. Ophthalmol.* 1969; 82(1):10-14.

- Vancea A, Balan N. Tuberculosis lagrimal esclerosante de las glándulas lagrimales (francés). *Ophthalmologica.* 1959; 137(5):313-320.

- Vangveeravong S, Katz SE, Rootman J, et al. Tumores originados en el lóbulo palpebral de la glándula lagrimal. *Ophthalmology.* 1996; 103(10):1606-1612.

- Vanselow NA, Dodson VN, Angell DC, et al. Estudio clínico del síndrome de Sjögren. *Ann. Intern. Med.* 1963; 58:124-135.

- Varghese CM, Varghese AM, Syed KA, et al. Dacriocistectomía: Una indicación infrecuente –Informe de caso. *Int. J. Pediatr. Otorhinolaryngol.* 2014; 78(1):139-141.

- Varin MM, Guerrier T, Devauchelle Pensec V, et al. En el síndrome de Sjögren los linfocitos B inducen a la apoptosis de las células epiteliales salivares a través de la activación de la proteín-quinasa C. *Autoimmun. Rev.* 2012; 11:252-258.

- Varshney S, Bist SS, Gupta P, et al. Divertículo del saco lagrimal debido a rinosporidiasis. *Indian J. Otolaryngol. Head Neck Surg.* 2007; 59(4):353-356.

- Vasilakis M, Brouzas D, Charakidas A, et al. Dacriocistoesclerosis. *Ophthalmic Plast. Reconstr. Surg.* 2001; 17(2):111-114.

- Vècsei VP, Huber-Spitzy V, Arocker-Mettinger E, et al. Canaliculitis: Dificultades en el diagnóstico, diagnóstico diferencial y comparación entre el tratamiento conservador y quirúrgico. *Ophthalmologica.* 1994; 208:314-317.

- Veirs ER. Ayudas para restaurar la permeabilidad en obstrucciones del sistema de drenaje lagrimal. *AJO.* 1963; 56:977-982.

- Veirs ER. Sistema lagrimal, Primer Simposium Internacional. St. Louis. C.V. Mosby Co. 1971; p81.

- Venkatesulu BP, Pathy S, Vallonthaiel AG, et al. Carcinoma epitelio-mioepitelial desde un adenoma ex pleomórfico. *BMJ Case Rep.* 2015:bcr2015210795.

- Venkitaraman R, George MK. Linfoma primario no Hodgkin del saco lagrimal. *World J. Surg. Oncol.* 2007; 5:127-129.

- Verin P, Gendre P, Vildy A, et al. Dacriocistitis tracomatosa (francés). *Bull. Mem. Soc. Fr. Ophtalmol.* 1982; 94:82-83.

- Vermoken JB, Verweij J, de Mulder PH, et al. Epirubicina en pacientes con carcinoma quístico adenoide avanzado o recurrente de cabeza y cuello. Estudio en fase II del EORTC. *Ann. Oncol.* 1993; 4:785-788.

- Verweij J, de Mulder PH, de Graeff A, et al. Estudio en fase II con mitoxantrona en carcinomas quísticos adenoides de cabeza y cuello. Grupo corporativo de cabeza y cuello EORTC. *Ann. Oncol.* 1996; 7:867-869.

- Vickers JL, Matherne RJ, Allison AW, et al. Neoplasia de células transicionales del conducto naso-lagrimal asociado con el papilomavirus tipo 11. *J. Cutan. Pathol.* 2010; 37(7):793-796.

- Vidal L, Gafter Guili A, Salles G, et al. Mantenimiento de rituximab para el tratamiento de pacientes con linfoma folicular: Revisión sistemática actualizada y un metaanálisis de ensayos aleatorios. *J. Natl. Cancer Inst.* 2011; 103:1799-1806.

- Villaret AB, Lombardi D, Schreiber A, et al. Carcinoma oncocítico del conducto naso-lagrimal tratado por resección endoscópica transnasal. *Head Neck.* 2013; 35(1):e24-e27.

- Virtanen T, Konttinen YT, Honkanen N, et al. Actividad de plasmina en el fluido lagrimal en pacientes con ojo seco por síndrome de Sjögren. *Acta Ophthalmol. Scand.* 1997; 75:137-141.

- von Holstein SL, Therkildsen MH, Prause JU, et al. Lesiones de la glándula lagrimal en Dinamarca entre 1974 y 2007. *Acta Ophthalmol. Scand.* 2013; 91(4):349-354.

- Vozmediano Serrano MT, Toledano Fernández N, Fernández Aceñero MJ, et al. Metástasis al saco lagrimal de un carcinoma de células renales. *Orbit.* 2006; 25(3):249-251.

- Vrabec F, Zahn K. Caso inusual de tumor de la glándula lagrimal (checo). *Cesk. Oftalmol.* 1955; 11(1):53-56.

- Wada K, Arai C, Suda T, et al. Carcinoma quístico adenoideo primario del conducto naso-lagrimal tratado con terapia de banda protónica. *Auris Nasus Larynx.* 2015; 42(6):496-500.

- Wadwekar B, Hansolak A, Nirmales SD, et al. Visibilidad de la cicatriz cutánea después de dacriocistorrinostomía externa. Comparación de incisión curvilínea y en W. *Saudí J. Ophthalmol.* 2019; 33:142-147.

- Wagner F. Metástasis de un carcinoma palpebral a la cavidad nasal (Metástasis a través del conducto nasolagrimal) (alemán). *Klin. Monbl. Augenheilkd. Augenarzlt. Fortbild.* 1962; 140:338-344.

- Waller RR, Riley FC, Henderson JW. Tumor mixto maligno de la glándula lagrimal. Fuente oculta de metástasis carcinomatosas. *Arch. Ophthalmol.* 1973; 90(4):297-299.

- Wang Y, Maltry A, Mokhtarzadeh A. Adenoma pleomórfico de una glándula lagrimal accesoria enmascarado como chalazión. *Ophthalmology.* 2017; 124(7):952.

- Warrak E, Khoury P. Absceso orbitario secundario a dacriocistitis aguda. *Can. J. Ophthalmol.* 1996; 31(4):201-202.

- Watanabe T, Fujinaga Y, Kawakami S, et al. Hinchazón del nervio infra-orbitario asociado con pancreatitis autoinmune. *Jpn. J. Radiol.* 2011; 29:194-201.

- Watanabe A, Wu A, Son MT, et al. Hemangiopericitoma del saco lagrimal. *Orbit.* 2016; 35(4):233-235.

- Waterhouse JP. Adenitis focal en glándulas salivares y lagrimales. *Proc. Roy. Soc. Med.* 1963; 56:911-917.

- Watillon M, Prijot E, Farra M. Enfermedad de Hodgkin: Localización lagrimal (francés). *Arch. Ophtalmol. Rev. Gen. Ophtalmol.* 1964; 24:153-155.

- Watkins LM, Janfaza P, Rubin PA. La evolución de la dacriocistorrinostomía endonasal. *Surv. Ophthalmol.* 2003; 48(1):73-84.

- Wearne MJ, Pitts J, Frank J, et al. Comparación de dacriocistografía y scintografía lagrimal en el diagnóstico de la obstrucción del conducto naso-lagrimal funcional. *BJO.* 1999; 83:1032-1035.

- Weatherhead RG. Dacriops de Wolfring. *Ophthalmology.* 1992; 99(10):1575-1581.

- Weber AL, Jacobiecs FA, Sabates NR. Enfermedad linfoproliferativa de la órbita. *Neuroimaging Clin. N. Am.* 1996; 6:93-111.

- Weeks JE. Tratado de enfermedades de los ojos. Kimpton, Londres. 1911, pp: 190.

- Weerekon L. Lepra ocular en Ceilán. *BJO.* 1969; 53(7):457-465.

- Weinberg RJ, Sartorius MJ, Buerger GF Jr, et al. Fusobacterium en presunta Canaliculitis por actinomices. *AJO.* 1977; 84(3):371-374.

- Weinberg OK, Ma L, Seo K, et al. Linfoma folicular de grado bajo: Caracterización biológica y clínica de acuerdo al origen primario nodal o extranodal. *Am. J. Surg. Pathol.* 2009; 33:591-598.

- Weis E, Rootman J, Joly TJ, et al. Tumores epiteliales de la glándula lagrimal. Clasificación patológica y comprensión actual. *Arch. Ophthalmol.* 2009; 127:1016-1028.

- Weizenblatt S. Granuloma inespecífico albergando un tubo de polietileno. *AMA Arch. Ophthalmol.* 1957; 58(1):130-134.

- Werb A. Causas inusuales de epífora. *BJO.* 1971; 55(8):559-564.

- Whaley K, Williamson J, Dick WC, et al. Síndrome de Sjögren: Sus manifestaciones clínicas y asociaciones. *S. Afr. Med. J.* 1972; 46(14):383-391.

- Whaley K, Williamson J, Chisholm DM, et al. Síndrome de Sjögren. I. Componentes secos. *Q. J. Med.* 1973; 42(166):279-304.

- White JH. Tycron para la reparación tisular. *AJO.* 1973; 75(4):731-732.

- White WL, Ferry JA, Harris NL, et al. Linfoma de los anexos oculares: Estudio clinicopatológico con identificación de linfomas del tipo de tejido linfoide asociado a mucosa. *Ophthalmology.* 1995; 102:1994-2006.

- White VA, Gascoyne RD, McNeil BK, et al. Hallazgos histopatológicos y frecuencia de clonalidad detectado por la reacción de cadena de polimerasa en lesiones linfoproliferativas de los anexos oculares. *Mod. Pathol.* 1996; 9:1052-1061.

- Wilson P. Dacrioadenitis unilateral aguda; informe de 4 pacientes. *Br. Med. J.* 1951; 1(4716):1183-1185.

- Williams R, Ilsar M, Welham RA. Papilomatosis canalicular lagrimal. *BJO.* 1985; 69(6):464-467.

- Williams JD, Agrawal A, Wakely PE Jr. Carcinoma mucoepidermoide del saco lagrimal. *Ann. Diagn. Pathol.* 2003; 7(1):31-34.

- Williamson J, Cant JS, Mason DK, et al. Síndrome de Sjögren y enfermedad tiroidea. *BJO.* 1967; 51(11):721-726.

- Williamson J, Wilson T, Wallace J, et al. Estudios de la flora bacteriana en la queratoconjuntivitis seca. *Eye Ear Nose Throat Mon.* 1971; 50(7):257-264.

- Williamson J, Gibson AAM, Wilson T, et al. Histología de la glándula lagrimal en la queratoconjuntivitis seca. *BJO.* 1973; 57:852-858.

- Winbery MM, Schmalgemeimer DH, Hambourge WE. Un ensayo simple para agentes para-simpaticolíticos usando la respuesta de lagrimeo en ratas. *J. Pharmacol. Exp. Ther.* 1949; 95(1):53-57.

- Wladis EJ, Frempong T, Gausas R. Metástasis naso-lagrimal de un carcinoma hepatocelular enmascarado como dacriocistitis. *Ophthalmic. Plast. Reconstr. Surg.* 2007; 23(4):333-335.

- Wolter JR, Stratford T, Harrell ER. Obstrucción fúngica en forma de molde del conducto nasolagrimal. *Arch. Ophthalmol.* 1956; 55:320.

- Wolter JR, Deitz MR. Candidiasis del saco lagrimal. *AJO.* 1963; 55:153-155.

- Wolter JR. Especies de pitirosporum asociadas con dacriolitos en dacriocistitis obstructiva. *AJO.* 1977; 84(6):806-809.

- Wong SC, Healy V, Olver JM. Un caso inusual de dacriocistitis tuberculosa. *Eye (Lond).* 2004; 18(9):940-942.

- Woo KI, Kim YD. Cuatro casos de dacriocistocele. *KJO.* 1997; 11:65-69.

- Woodcock M, Mollan SP, Harrison D, et al. Mitomicina C en el tratamiento del papilloma (invertido) Scheneideriano del saco lagrimal. *Int. Ophthalmol.* 2010; 30:303-305.

- Wright RE, Nayar KK. Dacrioadenitis aguda debida al diplobacilo de Morax-Axenfeld. *BJO.* 1937; 21(7):367-368.

- Wright JC, Meger GE. Una revisión del test de Schirmer para la producción lagrimal. *Arch. Ophthalmol.* 1962; 67:564-565.

- Wright JE, Fells P, Jones BR. La investigación de la proptosis. *Trans. Ophthalmol. Soc. UK.* 1970; 90:221-239.

- Wright JE, Stewart WB, Krohel GB. Presentación clínica y manejo de los tumores de la glándula lagrimal. *BJO.* 1979; 63:600-606.

- Xiao MY, Tang LS, Zhu H, et al. Mucocele del saco lagrimal en adulto. *Ophthalmologica.* 2008; 222:21-26.

- Yamada T, Kato T, Hayasaka S, et al. Adenoma pleomórfico benigno originado del lóbulo palpebral de la glándula lagrimal asociado con presión intraocular elevada. *Ophthalmologica.* 1999; 213(4):269-272.

- Yamade S, Kitagawa A. Melanoma maligno del saco lagrimal. *Ophthalmologica.* 1978; 177:30-33.

- Yamamoto M, Miyamoto N, Yamamoto H, et al. Estudio clínico e histopatológico de las diferencias entre la enfermedad de Mikulicz y el síndrome de Sjögren en la frecuencia de la apoptosis en las glándulas salivares. *8° Simposio Internacional sobre el síndrome de Sjögren.* 2002.

- Yamamoto M, Takahashi H, Sugai S, et al. Características clínicas y patológicas de la enfermedad de Mikulicz (exocrinopatía plasmocítica relacionada con IgG4). *Autoimmun. Rev.* 2005; 4:195-200.
- Yamamoto M, Harada S, Ohara M, et al. Diferencias clínicas y patológicas entre la enfermedad de Mikulicz y el síndrome de Sjögren. *Rheumatology (Oxf)*. 2005; 44:425-434.
-Yamamoto M, Takahashi H, Ohara M, et al. Una nueva conceptuación para la enfermedad de Mikulicz como enfermedad plasmocítica relacionada con IgG4. *Mos. Rheumatol.* 2006; 16:335-340.
- Yamamoto N, Mizoe JE, Hasegawa A, et al. Carcinoma sebáceo primario de la glándula lagrimal tratado con radioterapia de iones de carbono. *Int. J. Clin. Oncol.* 2003; 8:386-390.
- Yamasaki T, Kikuchi H, Yamabe H, et al. Múltiples metástasis intracraneales siguiendo una evolución maligna de un adenoma pleomórfico recurrente de la glándula lagrimal. Informe de caso. *Neurol. Med. Chir. (Tokyo)*. 1990; 30(13):1038-1042.
- Yanai S, Nakamura S, Takeshita M, et al. Translocación t(14;18)/IGH-BCL2 en el linfoma gastrointestinal folicular: Relación con características clinicopatológicas en 48 pacientes. *Cancer.* 2010; 117:2467-2477.
- Yanardag H, Pamuk ON. Afectación de la glándula lagrimal en la sarcoidosis. Características clínicas de 9 casos. *Swiss. Med. Wkly.* 2003; 133(27-28):388-391.
- Yazici B, Hammad AM, Meyer DR. Dacriolitos del saco lagrimal: Factores predictivos y características clínicas. *Ophthalmology.* 2001; 108(7):1308-1312.
- Yildirim C, Yaylali V, Esme A, et al. Resultados a largo plazo del uso adyuvante de mitomicina C en la dacriocistorrinostomía externa. *Int. Ophthalmol.* 2007; 27:31-35.
- Yip CC, Bartley GB, Habermann TH, et al. Afectación del Sistema de drenaje lagrimal por leucemia o linfoma. *Ophthal. Plast. Reconstr. Surg.* 2002; 18:242-246.
- Yip CC, McCulley TJ, Kersten RC, et al. Mucocele del conducto nasolagrimal en adulto. *Arch. Ophthalmol.* 2003; 121:1065-1066.
- Yokoi N, Bron AJ, Tiffany JM, et al. Relación entre el volumen lagrimal y la curva del menisco. *Arch. Ophthalmol.* 2004; 122:1265-1269.
- Yokota E, Etoh H, Araki Y, et al. Un caso de síndrome seco debido a amiloidosis primaria. *Jpn. J. Med.* 1984; 23(3):250-253.
- Yonekawa Y, Jacobiec FA, Zakka FR, et al. Quistes queratinizantes del punto lagrimal. *Cornea.* 2013; 32(6):883-885.
- Yoshida T, Nagata K, Mihashi S. Carcinoma de células escamosas presuntamente originado del saco lagrimal –Informe de un caso. *Kurume Med. J.* 1982; 29:S57-S59.
- Yuen HK, Cheuk W, Leung DY, et al. Presentación atípica de la enfermedad de Rosai-Dorfman en la glándula lagrimal imitando una malignidad. *Ophthalmic Plast. Reconstr. Surg.* 2006; 22:145-147.
- Yuksel D, Kosker M, Saribas F, et al. Tratamiento quirúrgico del carcinoma mucoepidermoide del saco lagrimal. *Semin. Ophthalmol.* 2014; 29(2):70-72.
- Yung MW, Hardman-Lea S. Tubo lagrimal de Ipswich: Tubo septal nasal pediculado para la reconstrucción del conducto de drenaje lagrimal. *J. Laryngol. Otol.* 2003; 117:130-131.
- Zafar A, Jordan DR, David R, et al. Dacriolitiasis del ducto lagrimal asintomático con cilia embebida. *Ophthal. Plast. Reconstr. Surg.* 2004; 20:83-85.
- Zaldivar RA, Bradley EA. Canaliculitis primaria. *Ophthal. Plast. Reconstr. Surg.* 2009; 25:481-484.
- Zappia RJ, Milder B. Función de la vía lagrimal. El test de la fluoresceína de Jones. *AJO.* 74(1):154-159.
- Zarrabi. 2 casos de dacrioadenitis aguda con queratitis dendrítica (francés). *Arch. Ophthalmol. Rev. Gen. Ophthalmol.* 1958; 18(1):57-58.
- Zeidan BA, Abu Hilal M, Al-Gholmy M, et al. Carcinoma quístico adenoideo de la glándula lagrimal metatastizando al hígado: Informe de caso. *World J. Surg. Oncol.* 2006; 4:66.
- Zeng J, Shi JT, Li B, et al. Tumores epiteliales de la glándula lagrimal en China: Estudio clinicopatológico de 298 pacientes. *Graefes Arch. Clin. Exp. Ophthalmol.* 2010; 248:1345-1349.
- Zhang C, Wu Q, Yu J, et al. Divertículo del saco lagrimal presentado como una masa en el párpado inferior con una fístula secretora. *Chin. Med. J. (Engl)*. 2014; 127(18):3359-3360.
- Zhao J, Xu Z, Han A, et al. Un enorme dacriolito del ducto de la glándula lagrimal con un núcleo piloso: Un informe del caso. *BMC Ophthalmol.* 2018; 18(1):244.
- Zhao Y, Xue K, Zhao C, et al. Tuberculosis lagrimal y nasal primaria: Informe de caso (chino). *Zhongua Er Bi Yan Hou Tou Jin Wai Ke Za Zhi.* 2019; 54(8):620-621.
- Zheng L, He S, Fan Z, et al. Relación entre la expresión de P21ras y ADN celular en el adenoma pleomórfico de la glándula lagrimal (chino). *Yan Ke Xue Bao.* 1996; 12(2):54-57.
- Zhuang A, Sun J, Shi WD. Tratamiento de la oclusión de los puntos lagrimales superior e inferior utilizando canaliculotomía retrógrada y puntoplastia. *Int. J. Ophthalmol.* 2019; 12(9):1498-1502.
- Ziegler A. Contribución al síndrome de Mikulicz (alemán). *Ien. Klin. Wochenschr.* 1949; 61(42):722-724.
- Zílelíoğlu G, Tekeli O, Uğurba SK, et al. Resultados de la dacriocistorrinostomía endonasal endoscópica no láser. *Doc. Ophthalmol.* 2002; 105:57-62.

- Zimmerman LE. Tumores no epiteliales y secundarios de la glándula lagrimal. *Trans. Aust. Coll. Ophthalmol.* 1970; 2:83-89.
- Zolog N. Tumor glómico del área prelagrimal (alemán). *Klin. Monbl. Augenheilkd.* 1966; 149(3):347-352.
- Zonis S, Gdal-on M. Divertículo congénito del saco lagrimal operado exitosamente. *Eye Ear Nose Throat Mon.* 1972; 51(1):62-64.